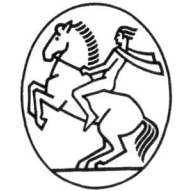

Heinrich Czembirek
Franz Frühwald
Norbert Gritzmann
(Herausgeber)

Kopf-Hals-
Sonographie

Springer-Verlag Wien New York

Prim. Prof. Dr. Heinrich Czembirek
Zentralröntgeninstitut, Krankenhaus der Stadt Wien-Lainz

Dr. Franz Frühwald
Abteilung für Diagnostische Radiologie, II. Medizinische Universitätsklinik Wien

Dr. Norbert Gritzmann
Zentrales Institut für Radiodiagnostik der Universität Wien

© 1988 by Springer-Verlag/Wien

Softcovert reprint of the hardcover 1st edition 1988

Mit 268 Abbildungen

CIP-Titelaufnahme der Deutschen Bibliothek

Kopf-Hals-Sonographie / H. Czembirek ... (Hrsg.). — Wien; New York:
Springer, 1988
ISBN-13: 978-3-7091-7445-6 (Wien)
ISBN-13: 978-3-7091-7445-6 (New York)
NE: Czembirek, Heinrich [Hrsg.]

ISBN-13: 978-3-7091-7445-6   e-ISBN-13: 978-3-7091-6946-9
DOI: 10.1007/978-3-7091-6946-9

Vorwort

Die klinische Anwendung der Sonographie im Kopf-Hals-Bereich nimmt sprunghaft zu, infolgedessen ist der Zweck dieses Werkes, dem Bedürfnis von praktizierenden und in Ausbildung stehenden Radiologen und interessierten Klinikern gerecht zu werden.

Einer Fülle von Artikeln gegenüberstehend, die in wissenschaftlichen Zeitschriften erscheinen und Themen der Sonographie von Kopf und Hals betreffen, wünscht sich der praktisch Tätige verständlicherweise oft eine Zusammenfassung der wichtigsten und interessantesten Punkte in einem Referenzwerk. Dieses Buch, dessen Autoren auf eine jahrelange Erfahrung in der Kopf-Hals-Sonographie zurückgreifen können, soll eine Antwort auf diese Nachfrage sein.

Es versteht sich als eine pragmatische Anleitung zum Gebrauch der Sonographie auf den Gebieten der Radiologie, Oto-Rhino-Laryngologie und Kieferchirurgie, aber auch der Angiologie, Neurologie, Pädiatrie, Ophthalmologie und Inneren Medizin.

Kopf-Hals-Sonographie richtet sich an den Ultraschallanwender, der sich Erfahrungen in der abdominellen Sonographie oder auf anderen Gebieten bereits erworben hat und sein Wissen verbreitern will. Technische Überlegungen sind daher auf ein Minimum reduziert. Soweit nötig, werden in jedem Kapitel kurz die erforderlichen technischen Ausstattungen beschrieben und Empfehlungen abgegeben.

Das Buch soll einerseits als Anleitung zum Selbststudium, andererseits aber auch als Nachschlagewerk bei Problemen, die bei der praktischen Arbeit auftauchen, dienen. Zu diesem Zweck wird der Text durch eine Fülle von Illustrationen ergänzt.

Da sich die Ultraschalldiagnostik wie alle digitalen, bildgebenden Verfahren stürmisch weiterentwickelt, können die im Buch behandelten Anwendungen und insbesondere die gegenüberstellenden Bewertungen verschiedener bildgebender Verfahren nur „Momentaufnahmen" des Jahres 1987 sein.

Wir möchten an dieser Stelle zahlreichen Mitarbeitern und Mitarbeiterinnen danken, die uns bei der Vorbereitung und Abfassung dieses Buches geholfen haben.

Besonderer Dank gebührt der leitenden Assistentin des Untersuchungsbereiches Ultraschalldiagnostik am Zentralen Institut für Radiodiagnostik der Universität Wien, Frau Sylvia Schultes, für die engagierte und qualitätsvolle Untersuchung von Patienten.

Die exzellenten Bildvorlagen verdanken wir Herrn Rudolf Sopr und Frau Agnes Kober, die hervorragenden Graphiken Frau Mary Pale und Frau Gislinde Kerbler. Für die Verfassung des Großteils des Manuskriptes sagen wir Frau Margarethe Simeth Dank.

Den Herren des Wiener Springer-Verlages, besonders Herrn Mag. B. Schweder und Herrn F. Chr. May, möchten wir für die Betreuung und Hilfe danken. Auch die Arbeit der Illustrations-Abteilung des Springer-Verlages verdient höchste Anerkennung.

Als Herausgeber wollen wir auch den Autoren danken, die wir für die Mitarbeit gewinnen konnten und die es uns ermöglicht haben, das Gebiet der Kopf- und Hals-Sonographie in jeder Hinsicht abzudecken.

Nicht zuletzt sei an dieser Stelle auch unseren Familien gedankt, deren ohnedies knappe Zeit mit uns durch die Arbeit an diesem Buch noch weiter beschnitten wurde.

Wien, im November 1987
                                    H. Czembirek
                                    F. Frühwald
                                    N. Gritzmann

Autorenverzeichnis

Prim. Prof. Dr. *H. Czembirek*, Zentralröntgeninstitut, Krankenhaus der Stadt Wien-Lainz, Wolkersbergenstraße 1, A-1130 Wien.

Dr. *F. Frühwald*, Abteilung für Diagnostische Radiologie, II. Medizinische Universitätsklinik, Garnisongasse 13, A-1090 Wien.

Dr. *N. Gritzmann*, Zentrales Institut für Radiodiagnostik der Universität Wien, Alser Straße 4, A-1090 Wien.

Dr. *P. Hübsch*, Abteilung für Diagnostische Radiologie, II. Medizinische Universitätsklinik, Garnisongasse 13, A-1090 Wien.

Dr. *B. Schwaighofer*, Abteilung für Diagnostische Radiologie, II. Medizinische Universitätsklinik, Garnisongasse 13, A-1090 Wien.

Prof. Dr. *P. Till*, II. Universitäts-Augenklinik, Alser Straße 4, A-1090 Wien.

Doz. Dr. *D. Tscholakoff*, I. Medizinische Universitätsklinik, Lazarettgasse 14, A-1090 Wien.

Dr. *G. Zoder*, Kinderklinik Glanzing, Glanzinggasse 37, A-1190 Wien.

Inhaltsverzeichnis

3 Nasennebenhöhlen 49
Von N. Gritzmann und F. Frühwald

4 Faciale Weichteile 59
Von F. Frühwald

5 *Mundhöhle und Oropharynx (Zunge, Mundboden, Tonsillen)* 71
Von F. Frühwald

6 *Speicheldrüsen* 93
Von N. Gritzmann

7 Halsanatomie 119
Von N. Gritzmann

8 Pathologie der vorderen und seitlichen Halsweichteile 130
Von N. Gritzmann

9 Duplexsonographie der Halsgefäße 163

Von H. Czembirek, D. Tscholakoff und N. Gritzmann

10 Venen 181
Von P. Hübsch, N. Gritzmann und F. Frühwald

11 Sonographie der Schilddrüse 189
Von H. Czembirek, D. Tscholakoff und N. Gritzmann

12 Nebenschilddrüsen 202
Von N. Gritzmann

13 Haut 211
Von B. Schwaighofer, F. Frühwald und N. Gritzmann

1
Neurosonographie des Schädels im Säuglingsalter

D. Tscholakoff und G. Zoder

Einleitung

Die Sonographie des Gehirns von Neugeborenen ist heute als Routinemethode bei der diagnostischen Abklärung intracranieller Veränderungen im Säuglingsalter etabliert. Mit der Entwicklung von Real-time-Geräten und hochfrequenten Schallköpfen wurden die Voraussetzungen für technisch hochqualitative Untersuchungen am

Krankenbett geschaffen. Dies ist vor allem für Frühgeborene, die heute im Inkubator auf der Intensivstation untersucht werden können, von Bedeutung. Ein für das kranke Neugeborene belastender Transport zur Computertomographie ist heute in den meisten Fällen nicht mehr notwendig. Ein weiterer wesentlicher Vorteil ist die Tatsache, daß für eine sonographische Untersuchung des Gehirnschädels eine Sedierung nicht erforderlich ist. Insgesamt ist die Real-time-Sonographie eine nichtinvasive, beliebig wiederholbare Untersuchungsmethode, die heute praktisch in jedem größeren Krankenhaus zur Verfügung stehen sollte.

Seit dem Routineeinsatz der Sonographie zu Beginn der achtziger Jahre konnten große klinische Studien eine ausgezeichnete Korrelation von sonographischen Befunden mit pathologischen Ergebnissen zeigen (Volpe 1987, Grant 1986). Mit der Verbesserung der Überlebensrate von Frühgeborenen kommt der neurosonographischen Untersuchung ein hoher Stellenwert sowohl in diagnostischer als auch in prognostischer Hinsicht zu. Der technische Fortschritt, welcher eine deutliche Verbesserung des Auflösungsvermögens der Untersuchungsgeräte brachte, hat die Real-time-Sonographie des Schädels bei Frühgeborenen und reifen Neugeborenen zum diagnostischen Verfahren der 1. Wahl gemacht. Computertomographische Untersuchungen oder Magnetresonanztomographie werden heute nur noch in speziellen Fällen benötigt.

1 Untersuchungstechnik

1.1 Apparative Voraussetzungen

Unsere Untersuchungen werden mit einem Real-time-Sektorscanner (ATL) durchgeführt. Bei der Transducerauswahl kommen Schallköpfe mit 7,5 und 5 MHz für die Untersuchung des kindlichen Gehirns in Frage. Je nach anatomischer Gegebenheit wird versucht, mit der jeweils höchsten Frequenz (= höchstes Auflösungsvermögen), mit der noch das gesamte Hirn penetriert werden kann, zu untersuchen. Üblicherweise wird für Frühgeborene der 7,5-MHz-Schallkopf verwendet, Termingeborene und ältere Säuglinge werden mit einem 5-MHz-Transducer untersucht. In seltenen Fällen muß man auf einen 3-MHz-Schallkopf zurückgreifen, wenn man durch den Schädelknochen untersuchen will (transaxiale Schnittführung).

1.2 Untersuchungsablauf

Die Neugeborenen werden entweder auf einer vorgewärmten Untersuchungsliege oder direkt im Inkubator untersucht. Solange die Fontanelle für den Schallkopf gut zugänglich ist, ist jede Patientenposition möglich. Eine Sedierung bzw. Narkose ist nicht notwendig. Gewärmtes Gel wird auf die vordere Fontanelle des Kindes aufgetragen, damit eine gute Ankopplung des Schallkopfes an die Kopfhaut gewährleistet ist. Die vordere Fontanelle dient als akustisches Fenster und ist der routinemäßig verwendete Zugang bei der sonographischen Untersuchung des kindlichen Gehirns. Seltener werden die hintere Fontanelle, offene Schädelnähte oder operative Defekte im Schädelknochen benützt. Als unteres Limit eines akustischen Fensters wird eine Minimalfläche von 0,5 × 0,5 cm angesehen.

Ein systematischer Untersuchungsablauf, bei dem als Mindestdokumentation 6 coronale und 5 sagittale bzw. parasagittale Schnittbilder dokumentiert werden, hat sich bewährt. Der Schallkopf wird auf die vordere Fontanelle aufgesetzt und das gesamte sonographisch einsehbare Gehirn wird in coronaler Schnittführung von frontal bis occipital untersucht. Wenn ausreichend Kontaktgel auf die vordere Fontanelle aufgetragen wurde, reichen leichte Kippbewegungen aus, um die entsprechenden sonographischen Schnitte zu erzielen. Frontal beginnend ist der erste zu dokumentierende Schnitt ein coronaler Schnitt durch die frontalen Lappen unmittelbar rostral der Vorderhörner der Seitenventrikel. Der 2. coronale Schnitt verläuft durch die Vorderhörner der Seitenventrikel, der 3. durch die Foramina Monroi. Der nachfolgend zu dokumentierende coronale Schnitt ist auf Höhe der Lamina quadrigemina und des 4. Ventrikels lokalisiert. Schließlich werden durch weitere Kippung des Transducers nach occipital das Trigonum der beiden Seitenventrikel und die Occipitallappen dokumentiert. Danach wird der Transducer um 90 Grad gedreht und mit dem mediansagittalen Schnitt durch den 3. Ventrikel fortgesetzt. Zwei parasagittale Schnitte durch jede der Hirnhälften werden entlang der Seitenventrikel und lateral der Seitenventrikel durch den Temporallappen geführt. Die Ultraschallanatomie der beschriebenen Schnitte wird ausführlich im nächstfolgenden Abschnitt besprochen. Bei der Beurteilung der Sonogramme wird auf die Symmetrie und auf die reguläre Verteilung und Echostruktur der Gyri und Sulci geachtet. Weiters werden Form und Größe des Ventrikelsystems und die äußeren Liquorräume beurteilt. Die Echogenität von Stammganglien und Hirnparenchym wird ebenfalls im Seitenvergleich beurteilt. Abweichungen von der normalen Anatomie bzw. pathologische Veränderungen werden in zwei Ebenen dokumentiert.

2 Anatomie und Sonoanatomie

2.1 Sonomorphologie der intracraniellen Strukturen

Sulci, Fissuren, Blutgefäße, Ventrikelwände und die Grenze zwischen weißer und grauer Hirnsubstanz bilden multiple akustische Grenzflächen, welche die sonographische Abbildung detaillierter Hirnanatomie ermöglichen. Die neonatale Calvaria bildet eine gekrümmte Echolinie von hoher Amplitude, welche im Bereich der Nähte bzw. in der Region der Fontanelle unterbrochen ist. Ebenso ist die Falx cerebri als echoreiche Linie erkennbar, wenn der Interhemisphärenspalt etwas erweitert ist und dadurch als echoarme Zone zur Darstellung kommt. Auch die Gehirnoberfläche mit den pulsierenden Blutgefäßen kommt als echoreiche Linie zur Darstellung. Der dünne Mantel an grauer Hirnsubstanz imponiert als echoarmer Streifen unmittelbar unterhalb der Hirnoberfläche. Sulci und Fissuren haben eine variable Echogenität, abhängig von der Weite und den Gefäßen, die durch sie ziehen. Liquor ist echofrei, sowohl im Bereich der innern als auch äußeren Liquorräume. Blutgefäße verursachen Reflexe mit höherer Amplitude, welche Fissuren, Sulci und zum Teil auch Zisternen mit Echose ausfüllen. Wie die Falx cerebri gibt auch das Tentorium Reflexe hoher Amplitude.
Das Hirnparenchym Frühgeborener unterscheidet sich von dem reifer Neugeborener, indem es insgesamt echoärmer und homogener erscheint. Zusätzlich sind weniger Gyri ausgebildet und der Subarachnoidalraum ist weit (Abb. 1). Fast regelmäßig ist ein liuqorgefüllter Raum inferior des Corpus callosum erkennbar, der dem Cavum septi pellucidi entspricht und dessen posteriore Ausdehnung als Cavum vergae bezeichnet wird.

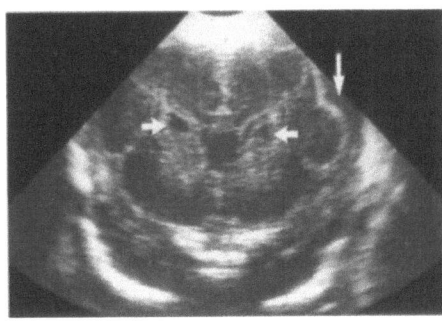

Abb. 1. Coronalschnitt durch die Vorderhörner des Gehirns bei einem Frühgeborenen. Das Hirnparenchym homogen, echoarm, die Gyri spärlich ausgebildet, der Subarachnoidalraum weit (Pfeil). Kleine bilaterale periventrikuläre Cysten (kurze Pfeile)

2.2 Standardschnitte

2.2.1 Coronale Schnittführung

C 1. Coronaler Schnitt durch beide Frontallappen (FL) (Abb. 2 A, B)

Zwei nach cranial konkave Echolinien entsprechen dem Boden der vorderen Schädelgrube (VSG). Median ist das Os ethmoidale erkennbar (ETH). Der Interhemisphärenspalt (IHS) kommt als echoreiche Linie median zur Darstellung, von der annähernd horizontal die Sulci abgehen. Das frontale Marklager des Centrum semiovale (CS) ist als unscharf begrenzte, etwas echoreichere Zone als die umgebende graue Hirnsubstanz erkennbar.

C 2. Coronalschnitt durch die Vorderhörner der Seitenventrikel (Abb. 3 A, B)

Die beiden Vorderhörner der Seitenventrikel (SV) kommen mit ihrer „Flügelform" unmittelbar lateral des Cavum septi pellucidi (CSP) zu liegen. An die laterale Wand der Seitenventrikel angrenzend ist das Caput des Nucleus caudatus (NC) lokalisiert. Das Corpus callosum (CC) ist ein dünnes, echoarmes Band, welches median die Mittellinie überkreuzt und cranial des Cavum septi pellucidi liegt. In den lateralen Abschnitten des Sektor-Ultraschallbildes ist die Fissura Sylvii (FS) zu sehen. Basal die Hippokampusregion (H), caudal des Nucleus caudatus kommen zwei größere, ovale, in ihrer Echogenität etwas inhomogene Strukturen zur Darstellung, die den Thalami entsprechen (T).

C 3. Coronalschnitt auf Höhe der Foramina Monroi (Abb. 4 A, B)

Unmittelbar posterior der Vorderhörner der Seitenventrikel kommunizieren diese mit dem 3. Ventrikel (III) über die Foramina Monroi (FM). Der Nucleus caudatus liegt weiterhin inferior lateral der Seitenventrikel. Darunter schließt der Thalamus (T) als laterale Wandbegrenzung des 3. Ventrikels (III) an.

C 4. Coronalschnitt auf Höhe der Lamina quadrigemina (Abb. 5 A, B)

Weiter occipital ist intraventrikulär am Boden der Seitenventrikeln eine scharf begrenzte, echoreiche Struktur erkennbar, die dem Plexus chorioideus (PC) entspricht.

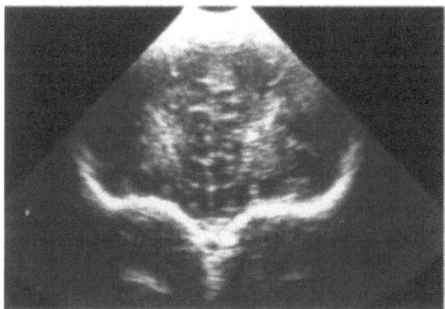

Abb. 2 A. 1. Coronaler Schnitt (C 1) durch beide Frontallappen

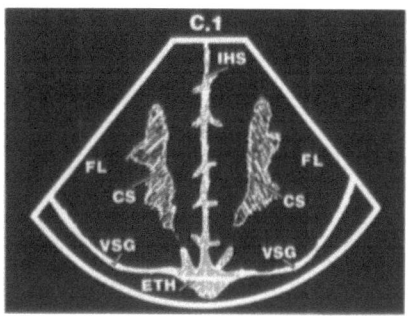

Abb. 2 B. Schema (C 1) zu 2 A. Erklärung siehe Text

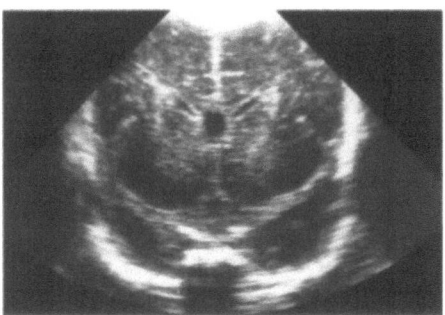

Abb. 3 A. 2. Coronalschnitt (C 2) durch die Vorderhörner der Seitenventrikel

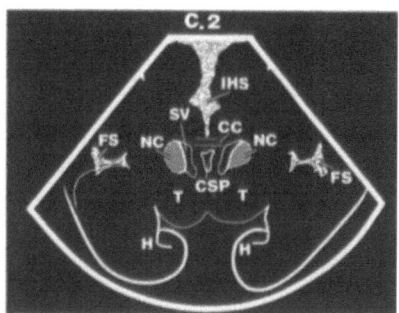

Abb. 3 B. Schema (C 2) zu 3 A. Erklärung siehe Text

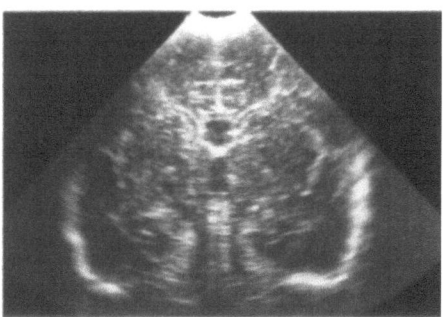

Abb. 4 A. 3. Coronalschnitt (C 3) auf Höhe der Foramina Monroi

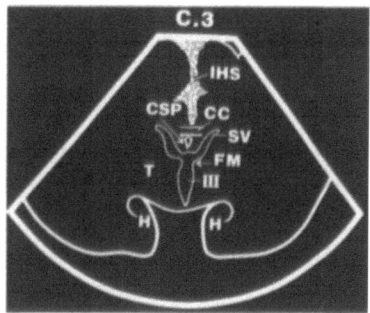

Abb. 4 B. Schema (C 3) zu 4 A. Erklärung siehe Text

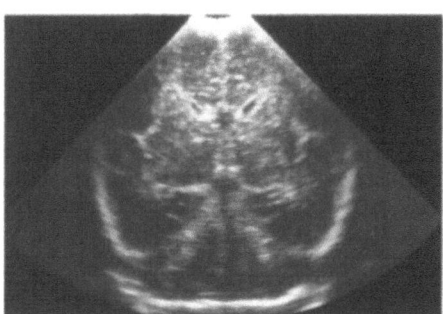

Abb. 5 A. 4. Coronalschnitt (C 4) auf Höhe der Lamina quadrigemina

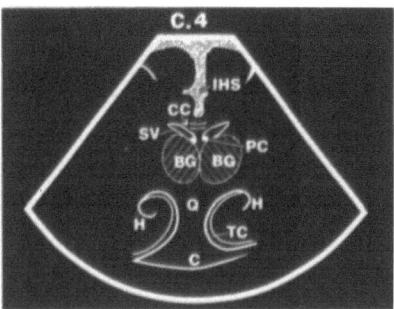

Abb. 5 B. Schema (C 4) zu 5 A. Erklärung siehe Text

Unmittelbar caudal davon liegen die Basalganglien (BG). Die Region der Lamina quadrigemina (Q) kommt zwischen den Echolinien des Tentorium cerebelli (TC) zur Darstellung. Das Cerebellum (C) zeigt eine höhere Echogenität als das Großhirn. Zwischen Cerebellum und Schädelcalotte liegt als echofreier Raum die Cisterna cerebellomedullaris.

C 5. Coronalschnitt durch das Trigonum der Seitenventrikel (Abb. 6 A, B)

Im Trigonum der Seitenventrikel (SV) kommen die Glomus des Plexus chorioideus (PC) beidseits als ovale echoreiche, scharf begrenzte Areale zur Darstellung. Dazwischen ist das Splenium des Corpus callosum (CC) zwischen einer doppelten Echolinie erkennbar. Die konkave Echolinie posterior-dorsal des Cerebellums (C) entspricht dem Os occipitale (OCC).

C 6. Coronalschnitt durch die Occipitallappen (Abb. 7 A, B)

Zentral in den Occipitallappen (OL) kommt das Marklager (CS) je nach Reife des Neugeborenen als mehr oder weniger echoreiche, unscharf begrenzte Zone zur Abbildung. Die Sutura lambdoidea (SL) bewirkt einen Spalt in der Echolinie der Schädelkalotte.

2.2.2 Sagittale Schnittführung

S 1. Median-sagittaler Schnitt durch den 3. Ventrikel (Abb. 8 A, B)

Exakt median eingestellte Sagittalschnitte sind nicht erstrebenswert, da die fibröse Falx zuviel Ultraschallenergie absorbiert und eventuell Schallschatten produzieren kann. Statt dessen versucht man mit einem minimalen Winkel unmittelbar lateral der Falx einen Sagittalschnitt durch die Mittellinienstrukturen des Gehirns zu führen. Auf solchen Schnitten ist das Corpus callosum (CC) in seiner gesamten Ausdehnung vom Rostrum bis zum Splenium corporis callosi darstellbar. Der Gyrus cinguli (GC) formt einen unmittelbar superior des Corpus callosum liegenden, echoarmen Bogen. Der Gyrus cinguli ist durch den Sulcus cinguli mit einer je nach Reifegrad mehr oder weniger welligen, echoreichen Linie nach cranial begrenzt. Der echofreie Liquorraum unterhalb des Corpus callosum entspricht dem Cavum septi pellucidi (CSP). Noch weiter caudal kommt der 3. Ventrikel (III) zur Darstellung. Ein normal weiter Ventrikel ist auf Sagittalschnitten nur vage abzugrenzen. Die nach frontal gerichteten Recessus supraopticus und infundibularis wie auch der nach occipital gerichtete Recessus pinealis sind jedoch oft erkennbar. Über dem Aquädukt (A) ist die Verbindung zum 4. Ventrikel (IV) klar auf den median-sagittalen Sonogrammen zu identifizieren. Der echoreiche Vermis cerebelli (C) umschließt den 4. Ventrikel von occipital, ventral ist der Hirnstamm mit der Pons (P) ebenfalls exakt abgrenzbar. Eine echofreie Zone zwischen Os occipitale und Kleinhirn entspricht der Cisterna cerebellomedularis. Sie ist bei Frühgeborenen physiologischerweise weiter als bei reifen Neugeborenen.

S 2. Parasagittalschnitt entlang eines Seitenventrikels (Abb. 9 A, B)

Mit dieser Schnittführung versucht man, die Längsausdehnung des Seitenventrikels in einer Ebene zu erfassen, wobei rostral das Vorderhorn (VH) des Seitenventrikels vom

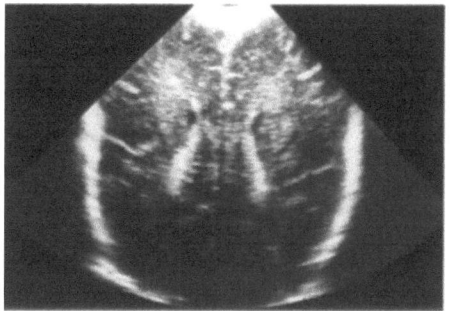

Abb. 6A. 5. Coronalschnitt (C 5) durch das Trigonum der Seitenventrikel

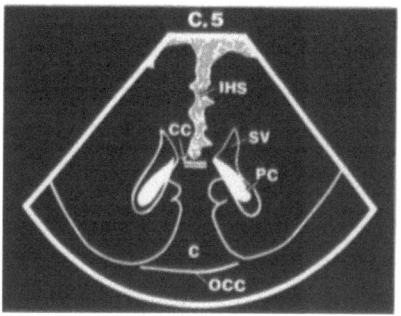

Abb. 6B. Schema (C 5) zu 6A. Erklärung siehe Text

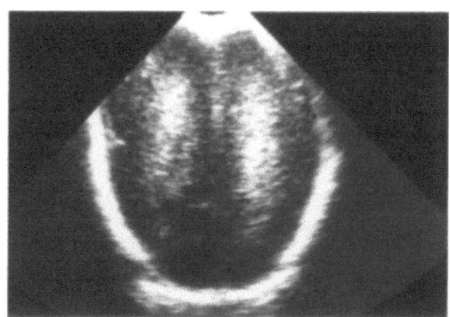

Abb. 7A. 6. Coronalschnitt (C 6) durch die Occipitallappen

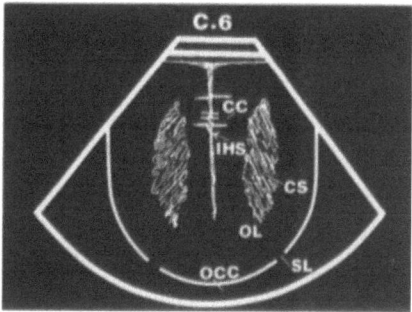

Abb. 7B. Schema (C 6) zu 7A. Erklärung siehe Text

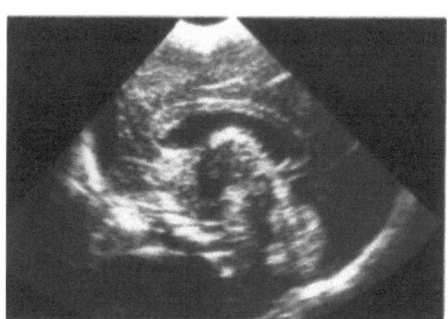

Abb. 8A. 1. median-sagittaler Schnitt (S 1) durch den 3. Ventrikel

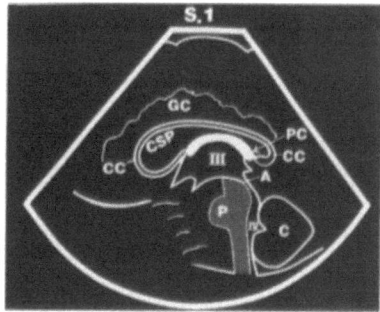

Abb. 8B. Schema (S 1) zu 8A. Erklärung siehe Text

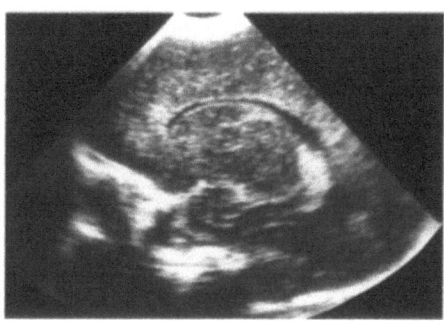

Abb. 9A. 2. Sagittalschnitt (S 2) entlang eines Seitenventrikels

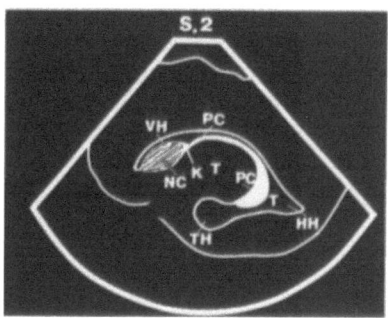

Abb. 9B. Schema (S 2) zu 9A. Erklärung siehe Text

Caput des Nucleus caudatus (NC) nach caudal begrenzt wird. Zentral im Seitenventrikel kommt der Plexus chorioideus (PC) echoreich zur Darstellung. Die größte Ausdehnung des Plexus chorioideus (= Glomus) ist im Trigonum (T) erkennbar. Hinterhorn (HH) und Temporalhorn (TH) sind oft nicht gleichzeitig in einer Ebene mit dem Plexus chorioideus und dem Vorderhorn des Seitenventrikels darstellbar. In solchen Fällen werden zusätzliche parasagittale Schnitte dokumentiert, damit der gesamte Seitenventrikel abgebildet werden kann. Die wichtigste anatomische Region auf diesem Parasagittalschnitt ist jedoch die „caudo-thalamische Kerbe" (K), da von dieser Region die meisten Keimlagerblutungen ihren Ausgang nehmen.

S 3. Parasgittalschnitt lateral der Seitenventrikel durch einen Temporallappen (TL) (Abb. 10 A, B)

Die Fissura Sylvii (FS) zeigt zentral Pulsationen, die von den Ästen der A. cerebri media stammen. Die periventriculäre weiße Hirnsubstanz (CS) ist nur unscharf abgrenzbar.

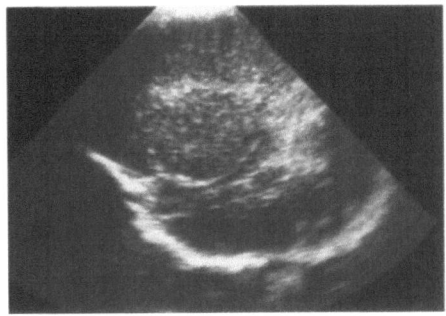

Abb. 10 A. 3. Sagittalschnitt (S 3) lateral der Seitenventrikel durch die Temporallappen

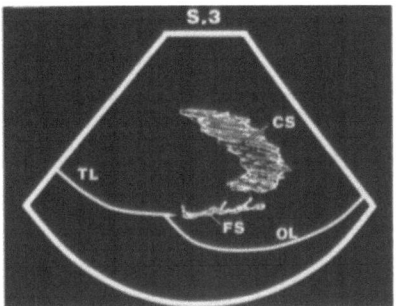

Abb. 10 B. Schema (S 3) zu 10 A. Erklärung siehe Text

3 Intracranielle Blutungen

Die in der Neonatalperiode häufig vorkommenden intracraniellen Blutungen stellen ein ernstes klinisches Problem dar. Überleben und Überlebensqualität der betroffenen Patienten werden maßgeblich von ihrem Auftreten bestimmt. Das Spektrum der intracraniellen Blutungen beim Neugeborenen hat sich in den letzten Jahren gewandelt. Die früher häufig beobachteten und mit einer traumatischen Geburt assoziierten subduralen Blutungen haben durch die Verbesserung der geburtshilflichen Methoden deutlich abgenommen. Gleichzeitig hat der Einsatz der modernen neonatologischen Intensivmedizin zu einem drastischen Sinken der neonatalen Mortalität geführt. Insbesondere Frühgeborene mit einem Geburtsgewicht von unter 1500 g weisen eine deutlich verbesserte Überlebensrate auf. Im Gegensatz zu den subduralen Blutungen, welche vor allem bei Termingeborenen vorkommen, werden primär subarachnoidale Blutungen häufiger bei Frühgeborenen beobachtet. Dies trifft auch für die selten auftretenden intracerebellaren Blutungen zu. Primär intraparenchymale Blutungen stellen eine Rarität dar. Sie sind bei reifen Neugeborenen zu finden und werden mit Geburtstraumata oder Gerinnungsstörungen in Zusammenhang gebracht.

Während die intraventriculären Blutungen beim Frühgeborenen vor allem von einer Keimlagerblutung ausgehen, ist beim Termingeborenen der Plexus chorioideus häufig die Blutungsquelle.

Die häufigste intracranielle Blutung der Frühgeborenen ist die Keimlagerblutung, sie besitzt nahezu epidemischen Charakter an modernen neonatologischen Intensivstationen (Volpe). Da dieser Blutungstyp von außerordentlicher Wichtigkeit ist, soll in der Folge speziell auf ihn eingegangen werden. Bislang basierten die Erkenntnisse über Inzidenz der Keimlagerblutung bei Neugeborenen auf Obduktionsstudien. Heute ermöglichen die neuen bildgebenden Verfahren eine frühzeitige Erfassung *in vivo*. Die ersten Berichte über die sonographische Diagnostik von subependymalen Blutungen (SEB) gehen auf das Jahr 1979 zurück. Seit 4—5 Jahren zählt die cerebrale Sonographie zur Routinediagnostik an neonatologischen Zentren. Durch die Sonographie wurden neue Erkenntnisse über Zeitpunkt, Morphologie, Verlauf und Komplikationen von intracraniellen Blutungen gewonnen. Es gelang auch, diejenigen Patienten mit dem höchsten Blutungsrisiko zu identifizieren.

3.1 Keimlagerblutung (= subependymale Blutung)

Als Synonyma werden die Begriffe Marklagerblutung, subependymale Blutung (SEB), Matrix-germinalis-Blutung verwendet. Kurz sollen die wichtigsten pathormorphologischen Grundlagen beleuchtet werden. Das Keimlager ist subependymal entlang der gesamten Ausdehnung des Nucleus caudatus gelegen (Abb. 11 A, B). Es besteht aus embryonalem Gewebe mit aktiver Zellproliferation. Von hier aus nimmt die neuronale Migration von Glioblasten zur Formierung von Cortex und Hirnkernen ihren Ausgang. Die größte Aktivität erreicht das Keimlager zwischen der 24.—34. Gestationswoche, danach beginnt die Involution; diese verläuft von posterior nach anterior. Demnach ist die Lokalisation der Blutung innerhalb des Marklagers abhängig vom Gestationsalter. Bei sehr unreifen Frühgeborenen mit einem Gestationsalter von weniger als 28 Wochen, bei welchen das Keimlager im Bereich des Corpus nuclei caudati noch persistiert, kann eine Blutung in dieser Lokalisation vorliegen. Bei ca. 80—90% der Patienten mit Marklagerblutung ist diese auf Ebene der caudo-thalamischen Kerbe und unmittelbar anterior davon lokalisiert (Abb. 11 A) (Bowie et al. 1983). Zum Geburtstermin ist die Matrix germinalis meist komplett zurückgebildet; dies erklärt das seltene Vorkommen von Keimlagerblutungen bei Termingeborenen (Grant 1987).
Während der Zeit seiner größten metabolen Aktivität weist das Keimlager, im Vergleich zum restlichen Gehirn, eine überproportional reiche Gefäßversorgung auf.

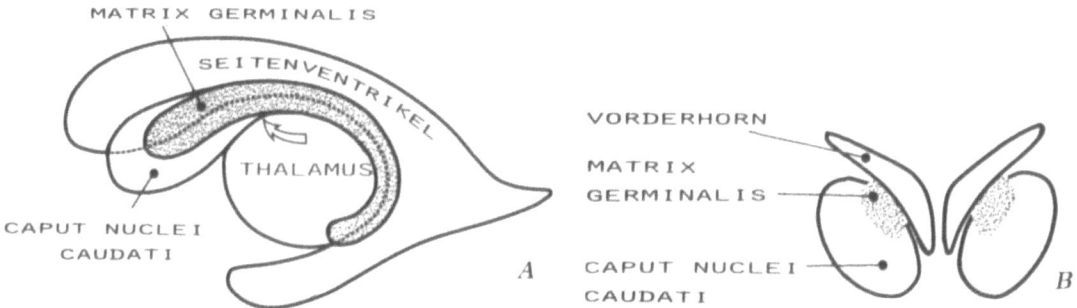

Abb. 11 A, B. Sagittales und coronales Schema zeigen die Lokalisation der Matrix germinalis (= Keimlager). Caudothalamische Kerbe (Pfeil)

Die Vaskularisation erfolgt durch fragile Kapillaren mit primitivem Wandaufbau. Abrupte Druckschwankungen können somit leicht zur Ruptur dieser Gefäße führen. Wie die post mortem durchgeführten Injektionsstudien von Pape und Wigglesworth aufzeigen, nehmen die Keimlagerblutungen von diesem kapillaren Netzwerk, und nicht wie früher angenommen von der Vena terminalis, ihren Ursprung.

Bedingt durch seinen Zellreichtum und den Mangel an mesenchymalen Elementen ist das Marklager von gelatinöser Konsistenz. Somit kann der Ausbreitung einer Blutung wenig Gewebewiderstand entgegengesetzt werden. Ein weiterer Faktor, welcher dafür verantwortlich ist, daß primär kapillare Blutungen ein bedrohliches Ausmaß erreichen können, ist eine ausgeprägte fibrinolytische Aktivität innerhalb des Keimlagers.

Die Pathogenese der subependymalen Blutung ist multifaktoriell; wichtigste Voraussetzung ist jedoch die Frühgeburtlichkeit. Als wesentlicher prädisponierender Faktor gilt eine Störung der Autoregulation des cerebralen Blutflusses, wie dies beim asphyktischen Neugeborenen sowie bei Frühgeborenen mit Atemnotsyndrom vorkommt. Hyperkapnie und Hypoxie führen zu einer Vasodilatation und somit zu einer plötzlichen Erhöhung des cerebralen Blutflusses (Volpe 1987). Besondere Bedeutung in der Genese der SEB wird Fluktuationen des cerebralen Blutflusses beigemessen, wie sie bei maschinell beatmeten Frühgeborenen mit Atemnotsyndrom zu finden sind (Perlman et al. 1983).

Der Entstehungszeitpunkt der Keimlagerblutung ist bei 50% der Frühgeborenen innerhalb der ersten 24 Lebensstunden anzusetzen. Bei 90% der Patienten entsteht sie innerhalb der ersten 72 Stunden (Dolfin et al. 1983). Selten wird ein spätes Auftreten von Blutungen in der zweiten oder dritten Lebenswoche registriert. Eigene Serienuntersuchungen konnten bei einigen Patienten einen mehrzeitigen Verlauf dokumentieren. Die Inzidenz der Keimlagerblutung bei Frühgeborenen variiert in der Literatur zwischen 30 und 90% (Bejar 1980, Cooke 1981).

Inzidenz und Schweregrad der Keimlagerblutungen im eigenen Krankengut von 887 Risikoneugeborenen, welche in einem Zeitraum von zwei Jahren untersucht wurden, sind in Abb. 12 zusammengefaßt. Bei Frühgeborenen mit einem Geburtsgewicht unter 1000 g lag eine Inzidenz von 72%, in der Gewichtsgruppe zwischen 1000 und 1500 g von 54% vor. 36% der Frühgeborenen mit einem Geburtsgewicht von 1501 bis 2000 g und 25% der Patienten mit einem Geburtsgewicht von 2001 bis 2500 g hatten eine

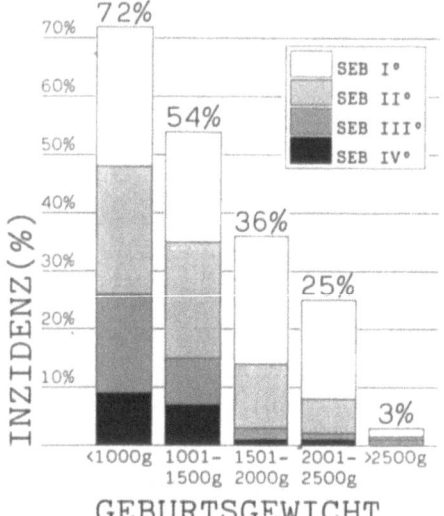

Abb. 12. Histogramm der Keimlagerblutungen von 887 Risikoneugeborenen aufgeschlüsselt hinsichtlich Inzidenz und Schweregrad

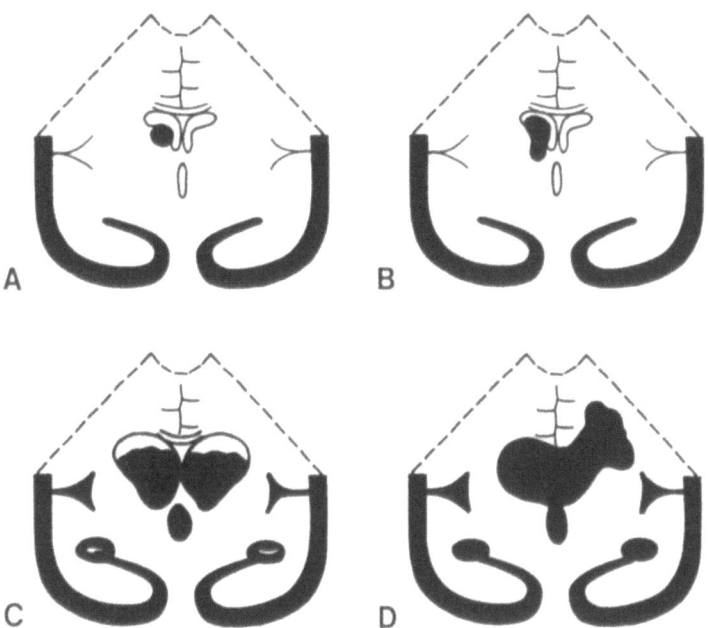

Abb. 13 A. Schema zur Klassifikation der SEB Grade I—IV (nach Papile) *A* SEB I = uni- oder bilaterale Blutung innerhalb der Matrix germinalis. *B* SEB II = SEB I + intraventrikuläre Blutung ohne Ventrikeldilatation. *C* SEB III = SEB II + Ventrikeldilatation. *D* SEB IV = SEB III + intraparenchymale Einblutung

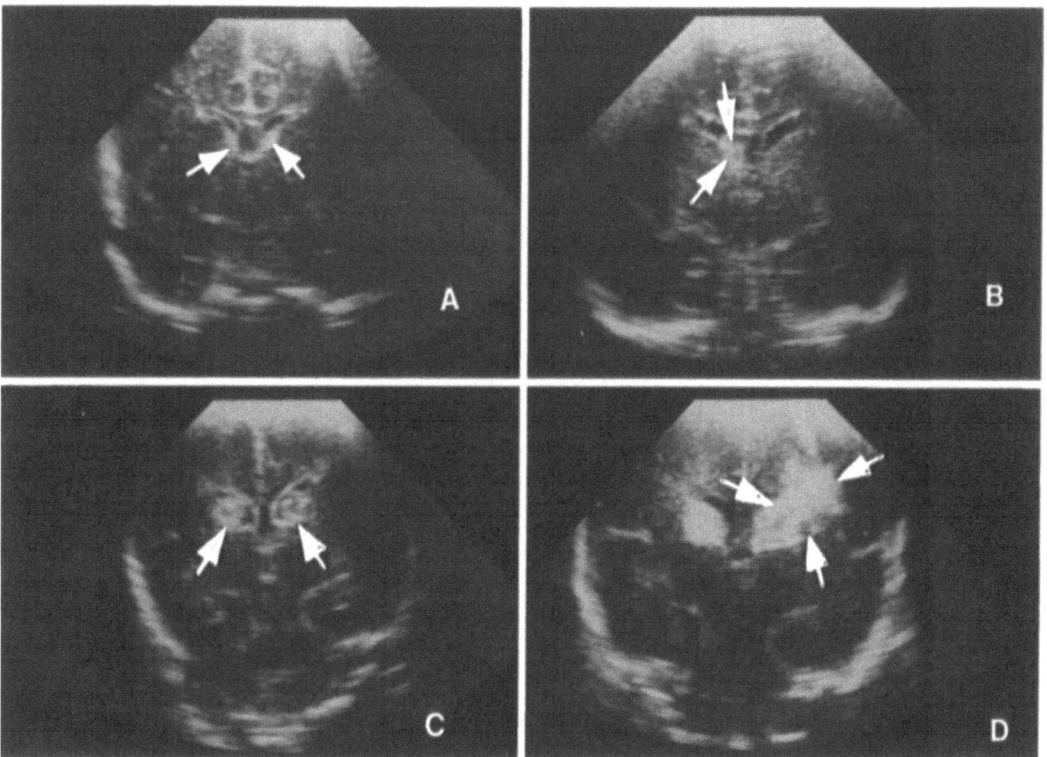

Abb. 13 B. Sonographische Beispiele von SEB I—IV, coronale Sonogramme *A* SEB I — bilaterale echoreiche Foci in der Region des Nucleus caudatus (Pfeile) *B* SEB II — rechtsseitige Keimlagerblutung mit Einbruch in den rechten Seitenventrikel (Pfeile) *C* SEB III — beide Seitenventrikel dilatiert mit intraventrikulärem Blut (Pfeile) *D* SEB IV — homogene, echoreiche Blutung, welche die Seitenventrikel ausfüllt und linksseitig eine Ausdehnung in das angrenzende Hirnparenchym aufweist (Pfeile)

Keimlagerblutung. Erwartungsgemäß war die Inzidenz bei Neugeborenen, welche ein Geburtsgewicht über 2501 g hatten, mit 3% niedrig.

Die Klassifikation subependymaler Blutungen erfolgt bis dato nach keinem einheitlichen Prinzip. Große Verbreitung findet die Einteilung nach Papile und Burstein in die Schweregrade I—IV, welche nach computertomographischen Gesichtspunkten erstellt wurde. Aus diesem Grund wurden von verschiedenen Autoren Modifikationen vorgenommen, um den Bedürfnissen der Schädelsonographie besser gerecht zu werden (Huthcon & Fleischer 1981, Levene 1985).

An unserer Abteilung ist das Klassifikationssystem von Papile und Burstein (1978) in Verwendung. In Abb. 13 A sind die Schweregrade I—IV schematisch dargestellt; sonographische Beispiele sind in Abb. 13 B zu sehen.

In unserem Krankengut registrierten wir in 82% der Fälle leichtergradige Subependymalblutungen der Stadien I und II, 18% der Patienten hatten schwere Blutungen III. und IV. Grades. Inzidenz und Schweregrad verhielten sich, wie auch von anderen Autoren beschrieben, umgekehrt proportional zum Geburtsgewicht (Volpe 1987). Je unreifer ein Neugeborenes ist, um so mehr steigt die Wahrscheinlichkeit, daß es an einer höhergradigen SEB erkranken wird. Die maschinelle Beatmung mit ihren potentiellen Komplikationen erhöht ebenfalls das Blutungsrisiko. Es besteht auch eine Korrelation zwischen dem Schweregrad des Atemnotsysndroms und dem der Keimlagerblutung. Eine Progredienz der Läsionen ist bei 20—40% der Patienten zu erwarten; das maximale Ausmaß wird zumeist 3—5 Tage nach Erstellung der Erstdiagnose erreicht. Es ist sonographisch möglich, alle Schweregrade der Keimlagerblutung zu identifizieren.

3.1.1 Stadium I

Die SEB I ist eine Blutung, welche auf das Keimlager im Nucleus caudatus beschränkt ist. Sie ist inferolateral der Vorderhörner und/oder der Pars centralis der Seitenventrikel gelegen. Bei der überwiegenden Mehrheit der Patienten ist sie im Bereich oder unmittelbar anterior der caudothalamischen Kerbe lokalisiert. Die SEB I ist als runde oder ovale, glatt begrenzte Struktur in beiden Schnittebenen darstellbar. Im Initialstadium ist ihre Echogenität stark erhöht und entspricht der des Plexus chorioideus (Abb. 14 A). Vom Plexus chorioideus läßt sie sich dennoch gut abgrenzten, da sie keine Pulsationen aufweist; außerdem ist anterior der Foramina Monroi niemals Plexusgewebe vorhanden. In ihrer Ausdehnung kann sie von wenigen Millimetern bis zu 2 cm variieren. Große Keimlagerblutungen können das Ventrikellumen obliterieren und eine Abgrenzung zu einer intraventrikulären Blutung erschweren. Subependymale Blutungen treten uni- oder bilateral auf. In Übereinstimmung mit Donn (1985) zeigen unsere Untersuchungsergebnisse, daß bei Patienten mit unilateraler SEB I die linke Seite statistisch signifikant häufiger betroffen ist als die rechte. Von einer symmetrischen, bilateralen Keimlagerblutung im Initialstadium ist unbedingt die physiologische Struktur des Fornix abzugrenzen. Im Vergleich zur symmetrischen SEB I sind die Crura fornices weiter median gelegen; außerdem bleibt der Befund in Verlaufskontrollen konstant, was bei einer Marklagerblutung nicht der Fall ist. Die Evolution einer Keimlagerblutung zeigt im Sonogramm einen charakteristischen Verlauf. Die beginnende Organisation einer SEB I ist sonographisch daran zu erkennen, daß das Zentrum der Blutung echoärmer wird. Innerhalb von Wochen findet bei fast allen Patienten die Transformation des Hämatoms zu subependymalen Cysten statt. Im Ultraschall sind sie als einzelne oder multiple echofreie Areale mit glatter Wandbegrenzung innerhalb

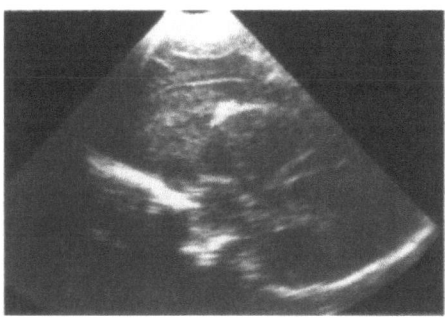 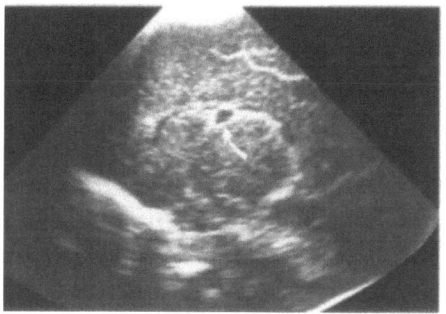

Abb. 14 A. Parasagittalschnitt entlang eines Seitenventrikels. SEB I in der Region der caudothalamischen Kerbe (zwischen den Kreuzen)

Abb. 14 B. Selber Patient wie 14 A drei Wochen später. Typische Umwandlung der kleinen Blutungszone in eine Cyste (Pfeil)

des Marklagers zu erkennen. Der sonographische Nachweis dieser Cysten gelingt oft nur auf dem nach median gekippten Sagittalschnitt (Abb. 14 B).

Eigene Serienuntersuchungen ließen erkennen, daß diese subependymalen Cysten bei der Mehrzahl der Patienten im Alter von 3 Monaten, bei den restlichen Säuglingen im Alter von 4 bis 5 Monaten nicht mehr nachzuweisen sind. Bei einigen Patienten war eine Resorption der Blutung mit drei Monaten ohne cystisches Zwischenstadium zu beobachten.

Als Differentialdiagnose zur SEB I kommen Verkalkungen und Pseudocysten innerhalb der Matrix germinalis in Frage, wie sie bei intrauterinen Infektionen mit Röteln-, Toxoplasmose- oder Cytomegalieviren beschrieben werden. Auch Patienten, welche an tuberöser Hirnsklerose Bourneville erkranken, weisen subependymal gelegene, echoreiche Foci auf. Abschließend soll nochmals die streng extraventriculäre Lokalisation der SEB I betont werden. Als Folgeerscheinung kann somit niemals ein posthämorrhagischer Hydrocephalus auftreten. Die Bedeutung der SEB I ist darin zu sehen, daß sie Ausgangspunkt für eine intraventrikuläre Blutung und/oder eine Ausbreitung in das umgebende Hirnparenchym sein kann.

3.1.2 Stadien II und III

Ein Einbruch in das Ventrikelsystem entsteht, indem die Keimlagerblutung durch das dünne Ependym rupturiert. Die Diagnose einer intraventriculären Blutung ist äußerst wichtig, da als Folge ein posthämorrhagischer Hydrocephalus auftreten kann.

Sonographisch ist die SEB II dadurch gekennzeichnet, daß innerhalb der normalerweise echofreien Seitenventrikel Echos mit hoher Amplitude vorhanden sind; die Seitenventrikel sind dabei nicht dilatiert. Die hohe Echogenität der frischen Blutung ist auf akustische Grenzflächen innerhalb des Fibrinnetzes zurückzuführen.

Kleine intraventriculäre Blutungen können diagnostische Schwierigkeiten bereiten. Sie können dem Plexus chorioideus aufgelagert sein, welcher dadurch verdickt erscheint und eine irreguläre Begrenzung aufweist. Im Verlauf ist eine Normalisierung der Plexuskonfiguration zu beobachten. Isolierte Hämatome sacken an den tiefsten Punkt ab, sie sind in diesen Fällen in den Hinterhörnern nachweisbar.

Die SEB III imponiert im Sonogramm im Akutstadium als echoreiches Areal, welches die Seitenventrikel ausfüllt und gleichzeitig ausweitet. Sie wird daher auch „Ausgußblutung" genannt; zumeist ist die Blutung bilateral, auch der III. Ventrikel kann davon betroffen sein. Durch Dilatation der Seitenventrikel und des III. Ventrikels entsteht auf dem coronalen Schnittbild die Form eines Ypsilons.

Häufig kommt es zu einer Ausbreitung der intraventrikulären Blutung in den Subarachnoidalraum. Dieser Umstand dürfte maßgeblich an der Entstehung des posthämorrhagischen Hydrocephalus beteiligt sein. Der Nachweis dieser sekundären Subarachnoidalblutung gelingt sonographisch nur unbefriedigend. Als Leitsymptom der Subarachnoidalblutung wurde von Quisling (1983) eine Verbreiterung der Fissura Sylvii angesehen. Da der Subarachnoidalraum bei sehr kleinen Frühgeborenen normalerweise weit ist, ist dieses Zeichen unspezifisch.

Innerhalb von 5 bis 6 Wochen kommt es zur kompletten Resorption der intraventriculären Blutung. Als Audruck der einsetzenden Lyse wird das Blutungszentrum zunächst echoärmer und im späteren Verlauf echofrei. Während der resorptiven Vorgänge kann das Hämatom in einzelne Fragmente zerfallen. Bei manchen Patienten bleibt das Blutkoagulum jedoch in toto erhalten. Dadurch kann es die Struktur eines „Ventrikels im Ventrikel" annehmen (Abb. 15).

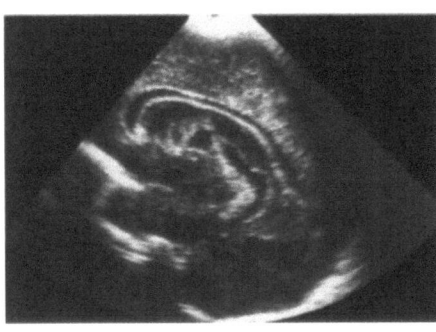

Abb. 15. Parasgittalschnitt durch einen Seitenventrikel bei Z. n. intraventrikulärer Blutung vor 5 Wochen. Bild des „Ventrikels im Ventrikel" durch beginnende Lyse im Zentrum des Blutkoagulum

3.1.3 Stadium IV

Die Diagnose einer SEB IV ist schwerwiegend, da die Mortalität unter den betroffenen Patienten hoch ist. Bei den überlebenden Patienten ist im hohen Maße mit einer Störung der neuromotorischen Entwicklung zu rechnen. Zusätzlich zu intraventriculären Blutung kommt es bei ca. 20% der Patienten zu einer haemorrhagischen, intracerebralen Mitbeteiligung.

Die meist unilaterale Involvierung der weißen Hirnsubstanz tritt lateral der massivsten intraventrikulären Blutung auf; bevorzugte Lokalisation ist die Frontoparietalregion. Obwohl oft von einer Ausbreitung der Ventrikelblutung im Sinne einer „Wühlblutung" gesprochen wird, deuten neue pathologische Beobachtungen sowie Studien mit Positronenemissionstomographie darauf hin, daß diese intracerebralen Läsionen venöse hämorrhagische Infarkte repräsentieren (Volpe 1987). Sonographisch stellt sich das frische Hämatom als echoreiches Areal mit irregulärer Wandbegrenzung dar. Keimlagerblutung, intraventriculäre Blutung und intraparenchymatöse Blutung bilden einen homogenen Echokomplex. Auch ausgedehnte Blutungen, welche nahezu eine Hemisphäre einnehmen, kommen vor. In diesen Fällen kann ein Masseneffekt, welcher sonographisch an einer Mittellinienverlagerung erkennbar ist, vorliegen.

Die resorptiven Vorgänge sind mit jenen, welche bei der intraventriculären Blutung beschrieben wurden, vergleichbar. Im sonographischen Verlauf wird das Zentrum der Blutung zunächst echoärmer, dann echofrei durch Verflüssigung des Hämatoms. Zu diesem Zeitpunkt ist die äußere Begrenzung echoreich; von Grant wurde dieses

Phänomen als „Rindenphase" bezeichnet. In der Folge kommt es durch Retraktion des Blutkoagulums zu einer kontunierlichen Verkleinerung des Hämatoms. Die Zeitspanne, innerhalb der es zur Ausbildung einer echofreien porencephalen Zyste kommt, ist variabel. Von Grant wurde ein Zeitraum von zwei Wochen bis zwei Monaten angegeben. Die porencephale Cyste entspricht in ihrer Größe meist exakt der vorausgegangenen Blutung. Eine Ausnahme bilden jene Fälle, welche durch Auftreten eines posthämorrhagischen Hydrocephalus mit erhöhtem intracraniellen Druck kompliziert sind. In dieser Situation kommt es zu einer beträchtlichen Größenzunahme der porencephalen Cyste. Da eine direkte Kommunikation zwischen porencephalen Cyste und Seitenventrikel besteht, ist ein gutes Ansprechen nach Shuntimplantation zu beobachten. Bei suffizienter Drainage können die Cysten an Größe abnehmen oder sogar verschwinden.

3.1.4 Komplikationen

Wie bereits zuvor erwähnt, besteht die Gefahr, daß durch Progredienz aus einer leichtgradigen SEB eine höhergradige Blutung entsteht. Als potentielle Komplikation jeder intracraniellen Blutung mit Ventrikeleinbruch gilt die Entwicklung eines posthämorrhagischen Hydrocephalus (PHH). Es existiert ein direkter Zusammenhang zwischen der Menge an intraventrikulärem Blut und der Wahrscheinlichkeit, daß ein PHH entstehen wird. Demnach ist nach jedem Ventrikeleinbruch die Entwicklung eines PHH möglich und bei Diagnosestellung einer intraventriculären Blutung ist ein engmaschiges sonographisches Monitoring der Ventrikelweite unbedingt notwendig, zumal bei Frühgeborenen die Ventrikeldilatation zunächst klinisch stumm verläuft. Serienuntersuchungen konnten zeigen, daß bei fast allen Patienten als Folge einer intraventrikulären Blutung ein gewisses Maß an Ventrikeldilatation vorliegt. In der Mehrzahl der Fälle kommt es nach einem phasenhaften Verlauf mit initialer Ventrikelexpansion und darauffolgender Stabilisierung schließlich zur Normalisierung der Ventrikelweite. Vom Ventrikelsystem sind die Occipitalhörner als erstes und auch am schwersten von der Dilatation betroffen.

Bei progredienten PHH ist zwischen einer akuten und einer subakut-chronischen Verlaufsform zu differenzieren. Die Ventrikeldilatation manifestiert sich bei der akuten Form innerhalb weniger Tage, bei der subakut-chronischen Form innerhalb von Wochen. Während die Chancen auf einen spontanen Stillstand der Ventrikelerweiterung bei der langsam progredienten Form relativ gut sind, ist dieser Verlauf bei der akuten Form nur selten zu erwarten. Der akute PHH scheint durch eine Störung der Liquorresorption auf Ebene der subarachnoidalen Villi hervorgerufen zu sein. Als Ursache der subakut-chronischen Form werden Verklebungen im Bereich der hinteren Schädelgrube ausgelöst, durch eine basale, obliterierende Arachnoiditis, angenommen (Volpe). Daher ist meistens ein posthämorrhagischer Hydrocephalus vom kommunizierenden Typ zu beobachten (Abb. 16). Selten liegt ein obstruktiver Hydrocephalus vor, mit Verschlußebene auf Höhe des Aquaeductus sylvii. Ursächlich dürfte hierbei eine reaktive Gliose vorliegen.

Beweisend für eine Kommunikation zwischen dilatiertem Ventrikelsystem und Subarachnoidalraum ist die sonographisch dokumentierte Abnahme der Ventrikelweite nach erfolgter Lumbalpunktion. In manchen Fällen müssen auch größere Liquormengen (10—15 ml) abgelassen werden, um eine deutliche Abnahme der Ventrikelweite zu erzielen. In Form von täglichen Serienlumbalpunktionen kann diese Maßnahme therapeutisch genützt werden. Nach Anlegen einer externen Ventrikolostomie oder

eines ventrikuloatrialen bzw. ventrikuloperitonealen Shunts kann der Erfolg dieser
Entlastung sonographisch überwacht werden. Intracrielle Drains stellen sich sonographisch als echoreiche Doppellinie mit nachfolgendem Schallschatten dar. Die Lage
des Shuntkatheters wird kontrolliert und die Weite des Ventrikelsystems dokumentiert
(Abb. 17). Eine „Überdrainage" ist im Sonogramm an den schlitzförmigen, kollabier-
ten Seitenventrikel zu erkennen. Als Kompikation können subdurale Flüssigkeitsansammlungen im Sinne eines Mantelkollaps auftreten (Abb. 18). Bei fehlender Entlastung ist ein stationärer Befund oder eine Zunahme der Weite des Ventrikelsystems zu
registrieren.

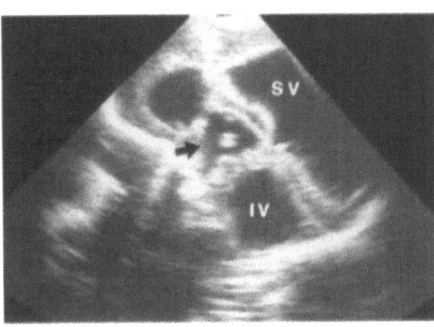

Abb. 16. Posthämorrhagischer, kommunizierender
Hydrocephalus (Median-Sagittal-Schnitt). Erweiterung des Seitenventrikel (*SV*), 3. Ventrikels (Pfeil) und
4. Ventrikels (*IV*)

Eine gefürchtete Komplikation ist die Ventriculitis, welche etwa bei 5% der Patienten
auftritt. Sonographisch imponiert die Ventrikulitis im Initialstadium durch punktför-
mige Echoreflexe, welche von bandförmigen Echolinien (Septen bzw. Pseudomembranen) innerhalb des Ventrikellumens gefolgt werden (Abb. 19). Als Folge einer
Ventrikulitis nach posthämorrhagischen Hydrocephalus können Patienten eine ausgeprägte Erweiterung des 4. Ventrikels aufweisen, welche auch nach Shuntimplantation
persistiert. Dies ist Ausdruck eines stark erhöhten intracriellen Druckes und ist
prognostisch als äußerst ungünstig zu werten.
Neben den Gefahren des posthämorrhagischen Hydrocephalus und einer Ventriculitis,
kann im Anschluß an eine Keimlagerblutung auch eine cerebrale Atrophie auftreten.
Sonographische Merkmale dieses langsam entstehenden, über Monate dauernden
Prozesses, sind die gleichzeitige Erweiterung der inneren und äußeren Liquorräume.
Dabei ist der Interhämisphärenspalt V-förmig erweitert, die Sulci verbreitert und eine
Ventrikeldilatation erkennbar.

3.1.5 Prognose

Aus eigenen Untersuchungen geht hervor, daß die SEB-Stadien I und II die
Überlebenschancen der betroffenen Patienten nicht beeinträchtigen. Anders sieht es
bei den höhergradigen Keimlagerblutungen der Stadien III und IV aus, die Mortalität
innerhalb der Patienten mit SEB-Stadium III beträgt 60% und die der Patienten mit
SEB-Stadium IV 78%. Geburtsgewicht und Mortalität bei den letztgenannten
Gruppen verhalten sich umgekehrt proportional. Mit Ausnahme eines Patienten
verstarben alle Frühgeborenen mit dem Geburtsgewicht unter 1000 Gramm, welche
eine Keimlagerblutung der Stadien III oder IV hatten.
Anhand eigener Nachfolgeuntersuchungen konnten wir zeigen, daß die neuromotorische Entwicklung vom Patienten mit SEB-Stadium I bzw. Stadium II oder Plexusblutungen sich statistisch nicht signifikant von einer Kontrollgruppe ohne Hirnblutungen

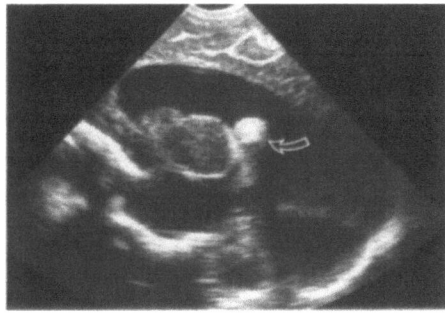

Abb. 17. Parasagittalschnitt durch einen Seitenventrikel nach Shuntimplantation (Pfeil)

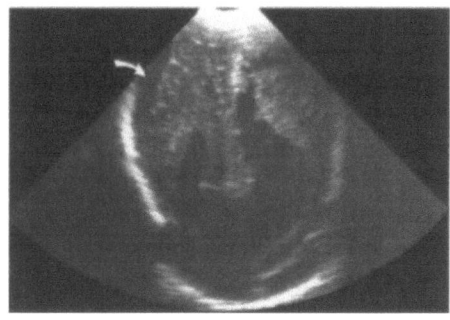

Abb. 18. Coronaler Schnitt auf Höhe des Trigonum der Seitenventrikel bei Z. n. SEB IV links und Shuntimplantation. Nach forcierter Drainage — Mantelkollaps rechts parieto-occipital (Pfeil)

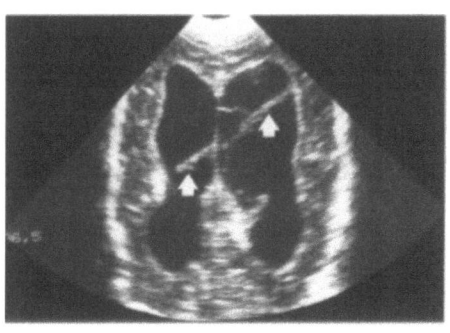

Abb. 19. Coronaler Schnitt auf Höhe des Trigonum. Z. n. Posthämorrhagischem Hydrocephalus und Shuntimplantation. Sonographische Zeichen der Ventrikulitis mit Pseudomembranen (Pfeile)

unterscheidet. Von 4 Patienten mit SEB-Stadium IV entwickelte sich ein Kind normal, zwei wiesen einen suspekten und ein Patient einen eindeutig auffälligen Befund auf. Diese neuen Erkenntnisse stehen im Gegensatz zu früheren Literaturberichten, welche jede Form von Keimlagerblutung als einen Indikator für eine schlechte neuromotorische Entwicklung ansahen. Derzeitige Erfahrungen zeigen, daß das Ausmaß der Parenchyminvolvierung der entscheidende prognostische Faktor für die neuromotorische Entwicklung zu sein scheint (Guzzetta et al. 1986). Auch unsere Ergebnisse der Nachuntersuchungen von Patienten mit Keimlagerblutungen stehen im Einklang mit den neueren Erkenntnissen anderer Autoren und geben Anlaß zu einer optimistischeren Einstellung gegenüber der betroffenen Patientengruppe.

3.2 Andere Blutungsformen

3.2.1 Plexusblutung

Die Diagnose einer Blutung des Plexus chorioideus ist immer per exclusionem zu stellen. Wenn intraventriculär Blut vorhanden ist und als Blutungsquelle weder eine

Keimlagerblutung noch eine Parenchymblutung mit Ventrikeleinbruch in Frage kommen, kann erst dann als Ursache eine Plexusblutung angenommen werden. Innerhalb des Plexus chorioideus gehen die Blutungen meist vom Glomus aus. Beim reifen Neugeborenen ist der Plexus häufigste Blutungsquelle einer intraventriculären Blutung.

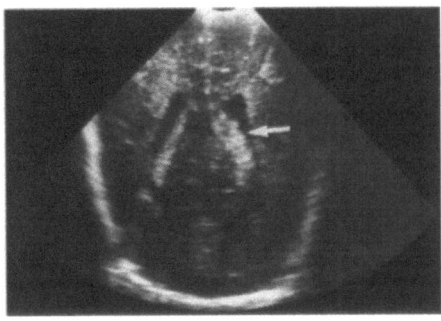

Abb. 20. Coronalschnitt auf Höhe des Trigonum der Seitenventrikel. Plexusblutung links, erkennbar am verdickten, irregulär begrenzten echoreichen Plexus chorioideus (Pfeil)

Im eigenen Patientenkollektiv von 887 sonographisch untersuchten Risikoneugeborenen wiesen 46 Patienten (5,2%) Plexusblutungen auf. Im Sonogramm gilt eine Asymmetrie des Plexus in Kombination mit einer einseitigen Ventrikelerweiterung als verdächtiger Befund. Der betroffene Plexus ist verdickt und weist durch Blutauflagerungen eine irreguläre Begrenzung auf (Abb. 20). Zur Diagnosestellung sind Verlaufsbeobachtungen erforderlich, bei welchen der Plexus wieder symmetrisch wird. Als Residuum einer abgelaufenen Plexusblutung ist zumeist eine geringgradige Dilatation des ipsilateralen Seitenventrikels festzustellen. Auch hier ist zu beachten, daß als Folge der intraventrikulären Blutung ein posthämorrhagischer Hydrocephalus entstehen kann. Daher sind sonographische Verlaufskontrollen indiziert.

3.2.2 Primär intraparenchymale Blutung

Primär intraparenchymale Blutungen kommen selten vor. Sie treten vor allem bei reifen Neugeborenen nach Asphyxie sowie bei Vitamin-K-Mangel und Isoimmunthrombozytopenie auf. Sehr selten wird ihr Vorkommen in Zusammenhang mit einem Hirntumor oder einer zugrundeliegenden arteriovenösen Malformation beschrieben. Sonographisch ist diese Blutungsform als intraparenchymal gelegene, echoreiche, runde Raumforderung charakterisiert, welche sich eindeutig vom intakten Keimlager abgrenzen läßt.

In der Folge entwickelt sich meist eine porencephale Zyste, bei Einbruch in das Ventrikelsystem ist die Entstehung eines posthämorrhagischen Hydrocephalus möglich. Primär intraparenchymale Blutungen lassen sich sonographisch von haemorrhagischen Infarkten jedoch nicht unterscheiden.

3.2.3 Intracerebellare Blutung

In Obduktionsberichten wird die intracerebellare Blutung mit einer Häufigkeit von 15 bis 25% in der Gruppe der „very low birthweight" — Kinder angegeben. Eine Diagnosestellung *in vivo* ist schwierig zu erzielen. Einige Fallberichte zeigten, daß bei sorgfältiger Exploration der hinteren Schädelgrube eine cerebellare Blutung sonographisch diagnostiziert werden kann (Foy). Innerhalb des Kleinhirns gehen die Blutungen meist vom Cortex, seltener vom Dach des 4. Ventrikels aus. Diagnostische Schwierigkeiten ergeben sich aus der Tatsache, daß das normale Kleinhirn und insbesondere der Vermis relativ echoreich ist. Dennoch ist die Echogenität einer frischen cerebellaren Blutung sonographisch noch höher als die des umgebenden Kleinhirngewebes (Abb. 21). Es ist wichtig, die Symmetrie der Echogenität beider Kleinhirnhemisphären zu vergleichen. Eine Abgrenzung einer primär intracerebellaren Blutung von einer subduralen Blutung im Bereich der hinteren Schädelgrube kann schwierig, manchmal unmöglich sein (Grant 1983).

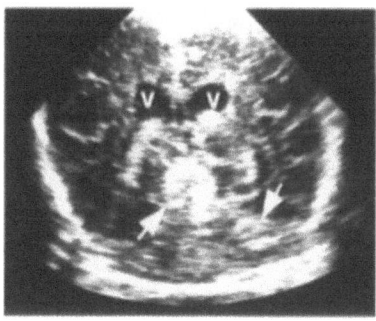

Abb. 21. Coronalschnitt durch die hintere Schädelgrube. 2 echoreiche Areale (Pfeile) entsprechend einer frischen, infratentoriellen Blutung. Mäßig dilatierte Seitenventrikel (*V*)

3.2.4 Subdurale Blutung

Subdurale Blutungen sind durch die Verbesserung geburtshilflicher Methoden heute nur noch selten zu finden und werden in Zusammenhang mit Geburtrauma oder einer Gerinnungsstörung gebracht. Sie entstehen durch Einriß der Dura im Bereich des Tentorium, der Falx oder durch Blutung der oberflächlichen Brückenvenen. Oft sind subdurale Blutungen in der hinteren Schädelgrube lokalisiert. Die Lokalisation einer subduralen Blutung innerhalb des Ultraschallsektorbildes ist Voraussetzung für die sonographische Diagnose. Hier können transaxiale Schnitte durch die Schädelkalotte hilfreich sein. Konvexitätsblutungen sind sonographisch echofreie, sichelförmige Zonen zwischen Kalotte und Hirnparenchym. Im Bereich des Tentorium sind sie primär echoreich.

3.2.5 Primär subarachnoidale Blutung

Die sonographische Diagnostik der primär subarachnoidalen Blutung ist außerordentlich limitiert. Als unspezifisches Merkmal einer subarachnoidalen Blutung wird eine Erweiterung des Subarachnoidalraumes im Bereich der Fissura silvii und des Interhemispherenspaltes angegeben. Dies ist jedoch bei sehr unreifen Frühgeborenen auch in Normalfällen zu beobachten, so daß hier eine Abgrenzung zur Blutung nicht möglich ist. Ebenso ist eine sichere Differenzierung zwischen einer primär subarachnoidalen und einer subduralen Blutung nicht möglich.

4 Ischämische Läsionen

Die Lokalisation ischämischer cerebraler Läsionen ist abhängig vom Reifungsgrad des Gehirns. Während bei asphyktischen reifen Neugeborenen Schädigungen vorwiegend im Bereich des Cortex und der Basalganglien auftreten, ist die Noxe bei Frühgeborenen vor allem im Bereich der periventrikulären weißen Substanz lokalisiert.

Es ist zwischen Grenzzoneninfarkten vom Erwachsenentyp und vom fetalen Typ zu unterscheiden (Pape und Wigglesworth 1979). Bei reifen Neugeborenen und Erwachsenen sind die arteriellen „Wasserscheiden"-Zonen zwischen A. cerebri ant. und A. cerebri media sowie zwischen A. cerebri media und A. cerebri posterior lokalisiert. Demnach sind Grenzzoneninfarkte von diesem Typ im Bereich des Cortex und der subcorticalen weißen Substanz zu finden. Grenzzoneninfarkte vom fetalen Typ hingegen sind auf die periventriculäre weiße Substanz beschränkt. Diese Region ist bei Frühgeborenen äußerst vulnerabel, da sie zwischen den corticalen und zentralen arteriellen Versorgungssystemen liegt. Die periventriculäre Region ist ca. 3—10 mm lateral der Ventrikelwand gelegen.

Neuropathologische Studien zeigen, daß es bei etwa einem Viertel der Patienten zur sekundären Einblutung in das Infarktareal kommt. Eine sonographische Differenzierung zwischen der hämorrhagischen und der nichthämorrhagischen Form ist unmöglich.

4.1 Periventrikuläre Leukomalazie (PVL)

In ihrer klassischen neuropathologischen Studie wiesen Banker und Larroche 1962 erstmals auf die hohe Inzidenz der periventriculären Leukomalazie bei Frühgeborenen hin und brachten sie mit dem späteren Auftreten einer spastischen Di- oder Tetraplegie in Zusammenhang. In den Anfangsjahren der cerebralen Sonographie galt das Hauptinteresse der Diagnostik intracranieller Blutungen. Dies änderte sich erst 1983, als mehrere Autoren über die Möglichkeit berichten, periventriculäre Läsionen *in vivo* sonographisch identifizieren zu können. Nach den derzeitigen Erfahrungen kann die PVL in ihrem gesamten phasenhaften Verlauf sonographisch verfolgt werden.

Als entscheidender ätiologischer Faktor in der Entstehung der periventrikulären Leukomalazie (PVL) wird eine Hypoperfusion angenommen. Im Initialstadium der PVL steht als echographisches Korrelat der Koagulationsnekrose eine ausgeprägte periventrikuläre Echogenitätserhöhung im Vordergrund. Diese Echovermehrung hat ein „flammenförmiges" Aussehen und weist eine unscharfe Randbegrenzung auf (Abb. 22). Sie entspricht in ihrer Echogenität der des Plexus chorioideus und sie ist in allen Schnittebenen reproduzierbar. Die PVL tritt meist symmetrisch bilateral auf, unilaterale Formen sind selten. Innerhalb der periventriculären Echovermehrung können auch Foci höherer Intensität vorkommen. Die PVL im Initialstadium darf nicht mit der sogenannten physiologischen periventrikulären Echogenitätsvermehrung, welche sowohl bei Frühgeborenen als auch bei reifen Neugeborenen passager auftritt, verwechselt werden (Abb. 10 A) (Grant 1986). Dieses Phänomen, welches auch „periventrikulärer Hof" genannt wird, verschwindet zumeist in der 3.—5. Lebenswoche.

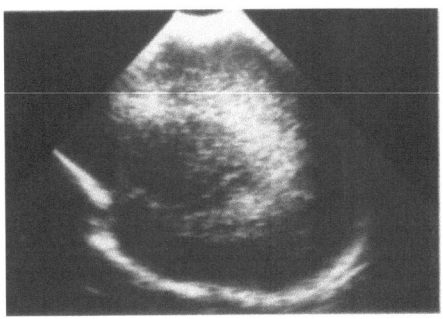

Abb. 22. Parasagittalschnitt durch einen Temporallappen bei periventrikulärer Leukomalazie (PVL). Ausgedehnte Echovermehrung mit unregelmäßiger Begrenzung in typischer Lokalisation

Häufig ist die PVL mit subependymalen Blutungen mit oder ohne Ventrikeleinbruch assoziiert; wobei oft ein zweizeitiger Verlauf von PVL und SEB zu beobachten ist. Nach unseren Erfahrungen kommt es nach einer variablen Zeitspanne von 6 bis 28 Tagen zur Entwicklung von Cysten innerhalb der echoreichen, periventrikulären Areale. Die Cystengröße ist unterschiedlich und variiert zwischen 2 bis 10 mm im Durchmesser haltenden Zysten, die auch konfluieren können. Durch massive cystische Degeneration kann das Bild einer sogenannten „Mottenfraßnekrose" entstehen (Abb. 23). Zum Nachweis auch kleinster Cystchen ist ein hochauflösender 7,5-MHz-Schallkopf notwendig. Eigene Beobachtungen zeigten, daß im weiteren Verlauf Anzahl und Größe der Cysten wieder rückläufig waren. Bei 11 von 12 sonographisch kontrollierten Patienten waren im Alter von 3 1/2 Monaten keine periventriculären Cysten mehr nachzuweisen. Leider ändert dieser Umstand nichts an der Prognose der Patienten. Histologische Untersuchungen zeigten, daß Cysten durch reaktive Gliose und Narbenbildungen ersetzt werden.

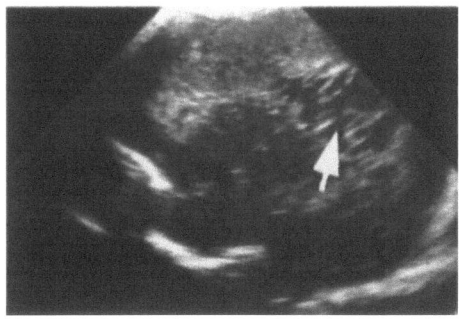

Abb. 23. Parasgittalschnitt durch den Temporallappen bei cystischer PVL. „Mottenfraßähnliche" cystische Veränderungen (Pfeil) in typischer Lokalisation

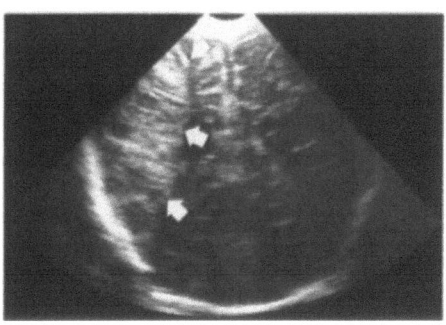

Abb. 24. Coronaler Schnitt bei einem Patienten mit Hirninfarkt (Pfeile), dem Versorgungsgebiet der A. cerebri media entsprechend

Bei Patienten mit cystischer PVL kann es später zu einer generalisierten cerebralen Atrophie kommen. 7 von 13 Patienten mit cystischer PVL zeigten diese Veränderungen, welche mit einer mäßigen bis deutlichen Ventrikelerweiterung und einem Auseinanderklaffen des Interhemisphärenspaltes im Sonogramm einhergehen.
Kernspintomographische Untersuchungen von Patienten mit cystischer PVL ließen eine ausgeprägte Verzögerung und Verminderung in der Myelinisierung erkennen (Dubowitz 1985). Patienten mit cystischer PVL unterscheiden sich bezüglich ihrer Überlebenschancen nicht von einem vergleichbaren Normalkollektiv. Allerdings zeigten die an unserer Abteilung durchgeführten neuromotorischen Entwicklungskontrollen, daß diese Erkrankung unausweichlich mit einem schweren motorischen Defizit einhergeht. Alle Patienten mit bilateraler cystischer PVL entwickelten eine spastische Di- oder Tetraplegie. Die Tatsache, daß die unteren Extremitäten immer stärker als die

oberen Extremitäten von der Spastizität betroffen sind, läßt sich daraus erklären, daß die zu den Beinen deszendierenden corticospinalen Bahnen am nähesten zur Ventrikelwand verlaufen.

4.2 Infarkte im Versorgungsbereich der großen Hirnarterien

Dieser Infarkttyp kommt vor allem bei Termingeborenen vor; häufig ist das Versorgungsgebiet der A. cerebri media davon betroffen. Sonographisch ist der frische Infarkt durch eine Echogenitätserhöhung im betroffenen Strömungsgebiet charakterisiert. Beim Infarkt der A. cerebri media kommt es initial zu einer wolkigen Echogenitätserhöhung, welche auf dem Coronalschnitt vom Cortex bis zur lateralen Seitenventrikelwand reicht und nur die frontale parasagittale Region ausspart (Abb. 24). Der Seitenventrikel der betroffenen Hemisphäre ist komprimiert und schlitzförmig, eine Mittellinienverlagerung zur Gegenseite kann ebenfalls vorliegen. Dopplersonographisch können in diesem Stadium auffallend kräftige Pulsationen am Rand des Infarktareals zu sehen sein. Im weiteren Verlauf können Cysten innerhalb des betroffenen Gebietes entstehen; meist tritt eine Erweiterung des ipsilateralen Seitenventrikels auf.

4.3 Generalisiertes Hirnödem

Die sonographische Diagnose eines Hirnödems kann Schwierigkeiten bereiten und nicht in allen Fällen möglich sein. Nach schwerer peripartaler Asphyxie kann es bei reifen Neugeborenen zur Ausbildung eines Ödems kommen. Im Anfangsstadium ist eine generalisierte Erhöhung der Echogenität des Hirnparenchyms, welche auch „bright brain" genannt wird, zu verzeichnen, die normalen anatomischen Strukturen sind verwaschen, die Seitenventrikel sind komprimiert (Abb. 25). Im Real-time-Verfahren kann zusätzlich eine Verminderung der arteriellen Pulsationen gesehen werden. Die Dopplerkurve intracranieller Arterien (wie z. B. die der A. pericallosa) kann eine starke Erhöhung des diastolischen Flow in diesem Stadium aufweisen.
Als Folge eines Hirnödems treten Zeichen einer inneren und äußeren Atrophie mit den Charakteristika der erweiterten Seitenventrikel und des weit klaffenden Interhemisphärenspaltes auf.
Periventriculär und subcortical kann es zur Ausbildung von Nekrosen kommen, welche sonographisch als Cysten unterschiedlicher Größe imponieren.
Auch hypoxisch-ischämische Schädigungen der Basalganglien und des Thalamus werden bei asphyktischen Termingeborenen beobachtet. Sonographisch ist eine ausgeprägte Echogenitätsvermehrung des Thalamus und der Basalganglien zu sehen.

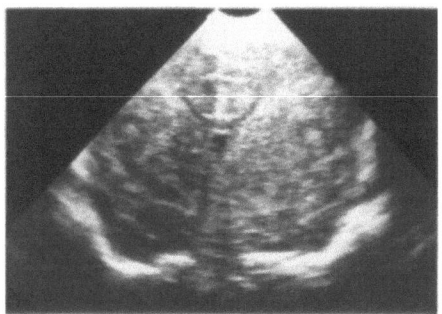

Abb. 25. Coronaler Schnitt auf Höhe der Foramina Monroi bei ausgeprägtem Hirnödem. Generalisierte Erhöhung der Echogenität des Hirnparenchyms mit komprimiertem Ventrikelsystem

5 Congenitale Malformationen

Cerebrale Malformationen stellen ein wichtiges Kapitel innerhalb der intracraniellen Pathologie von Neugeborenen und Säuglingen dar. Eine exakte diagnostische Abklärung kongenitaler Malformationen ist bedeutend für die genetische Beratung der betroffenen Familien. Die Inzidenz cerebraler Fehlbildungen variiert je nach Zusammensetzung des untersuchten Patientenkollektivs. Im eigenen Krankengut fanden wir bei 2,1% der Risikoneugeborenen cerebrale Fehlbildungen; in Tabelle 1 sind die Diagnosen zusammengefaßt.

Tabelle 1. Cerebrale Malformationen (n = 35)

	n	verstorben
Congenitaler Hydrocephalus	9	6
Balkenagenesie	9	2
Arnold-Chiari-II-Malformation	8	5
Agenesie des Septum pellucidum	6	2
Holoprosencephalie	1	1
Dandy-Walker-Dyndrom	1	1
Arachnoidalcyste	1	0

Alle Mittellinienfehlbildungen, wie Holoprosencephalie, Agenesie des Septum pellucidum und Agenesie des Corpus callosum, sind sonographisch diagnostizierbar. Abhängig vom Zeitpunkt, an dem die normale Entwicklung des Prosencephalos gestört wird, können verschiedene Schweregrade wie die alobäre, die semilbäre und die lobäre Form der Holoprosencephalie auftreten (Leech und Shumann 1986). Die *alobäre Holoprosencephalie* ist die schwerste Form einer Mittellinienfehlbildung. Durch das Ausbleiben einer Differenzierung in 2 Großhirnhemisphären ist an Stelle der Seitenventrikel und des 3. Ventrikels ein singulärer Hohlraum getreten, welcher auf dem Coronarschnitt eine typische Hufeisenform aufweist. Die Mittelhirnkerne weisen eine Herzform auf, welche durch Fusion von Thalami und Corpora striata entstanden ist. Corpus callosum, Falx cerebri und Fornix fehlen, ein stark rarefiziertes Hirnparenchym und ein meist hypoplastisches Kleinhirn sind sonographisch erkennbar (Abb. 26).

Für das *Fehlen des Septum pellucidum* kommen 2 unterschiedliche Mechanismen in Frage: die echte Agenesie als Dysraphie tritt meist in Kombination mit anderen Fehlbildungen wie z. B. Arnold-Chiari-II-Malformation auf. Sekundär kann diese

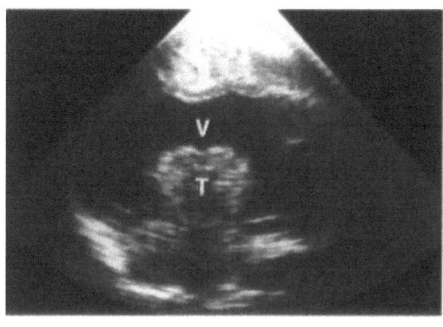

Abb. 26. Coronalschnitt bei semilobärer Holoprosenzephalie. Singulärer Ventrikelhohlraum (*V*), Fusion der Thalami (*T*)

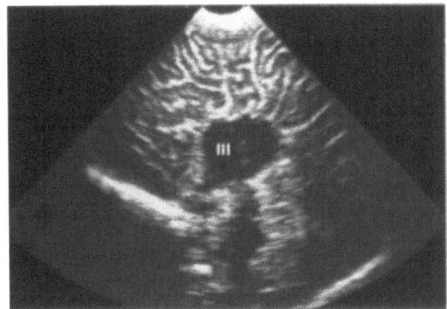

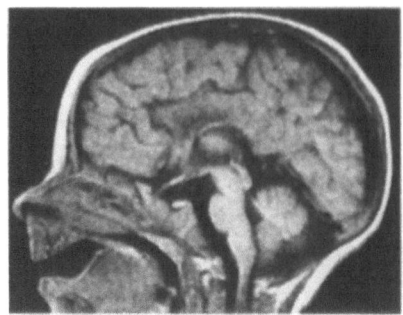

Abb. 27A. Median-sagittaler Schnitt bei Agenesie des Corpus callosum. Radiär vom dilatierten 3. Ventrikel (*III*) ausgehende Gyri und Sulci

Abb. 27B. Sagittales MR-Tomogramm bei Agenesie des Corpus callosum

Fehlbildung auch auf intrauterine Zerstörung eines bereits angelegten Septums zurückzuführen sein. Weiters ist postpartal auch eine Ruptur des Septum pellucidum im Rahmen eines Hydrocephalus mit erhöhtem intracraniellen Druck möglich. Der sonographische Nachweis einer Agenesie des Septum pellucidum ist einfach: auf dem coronalen Schnittbild sind die Vorderhörner und Seitenventrikel zu einem singulären Hohlraum verschmolzen.

Eine weitere Fehlbildung der Mittellinie ist die *totale oder partielle Agenesie des Corpus callosum*. Auch hier werden 2 Entstehungsmechanismen diskutiert: während die primäre Form auf eine fehlende Anlage des Corpus callosum vor der 12. Gestationswoche zurückzuführen ist, entsteht die sekundäre Form durch partielle oder totale Zerstörung des Balkens, hervorgerufen durch Infarkte im Versorgungsgebiet der A. cerebri ant. Beim partiellen Balkenmangel fehlt zumeist der posteriore, ungleich seltener der anteriore Abschnitt des Balkens. Da die normale Entwicklung des Balkens von anterior nach posterior erfolgt, dürfte der partielle anteriore Balkenmangel durch sekundäre Zerstörung eines primär normal angelegten Balken hervorgerufen werden. Das Corpus callosum als bandförmige, echoarme Struktur der Mittellinie ist bei kompletter Agenesie weder in der coronalen, noch in der median sagittalen Schnittebene nachzuweisen. Die Vorderhörner der Seitenventrikel sind „lateralisiert" und meist schmal, die Hinterhörner der Seitenventrikel dilatiert. Das Probst-Bündel verursacht die typisch kokave Form der inneren Seitenventrikelkontur. Der III. Ventrikel ist aszendiert und häufig dilatiert, dadurch entsteht die sogenannte „Stierkopfkonfiguration". Auf dem median sagittalen Schnittbild ist der typische radiäre Verlauf der Gyri und Sulci vom Dach des III. Ventrikels aus zu sehen (Abb. 27 A, B). Der normalerweise parallel zum Balken verlaufende Gyrus cinguli ist nicht zu identifizieren. Mögliche assoziierte Veränderungen sind Hydrocephalus, Agenesie des Septum pellucidum und Mittellinienlipome.

Die *Arnold-Chiari-II-Malformation* ist bei mehr als 90% aller Patienten mit Meningomyelocele zu finden. Auf dem median sagittalen Schnittbild ist der dilatierte III. Ventrikel mit seinem plumpen Recessus und der prominenten Massa intermedia erkennbar. IV. Ventrikel und Kleinhirn sind nach caudal verlagert, die Cisterna magna fehlt immer und somit liegt das Cerebellum direkt der Hinterhauptsschuppe an (Abb. 28). Bei der Mehrzahl der Patienten mit Meningomyelocele ist gleichzeitig eine Ventrikeldilatation unterschiedlicher Ausprägung vorhanden.

Charakteristisch für das *Dandy-Walker-Syndrom* sind die zystische Dilatation des IV. Ventrikels, die meist komplette Vermisagenesie sowie die Verlagerung beider hypoplastischer Kleinhirnhemisphären nach anterolateral (Abb. 29 A, B). Das Dandy-Walker-Syndrom kann ebenfalls mit einer anderen Fehlbildung wie Agenesie des Corpus callosum oder mit einer Störung der neuronalen Migration vergesellschaftet sein. Differentialdiagnostisch muß eine Arachnoidalzyste in der hinteren Schädelgrube ausgeschlossen werden. Der Nachweis eines normal weiten IV. Ventrikels ermöglicht dies.

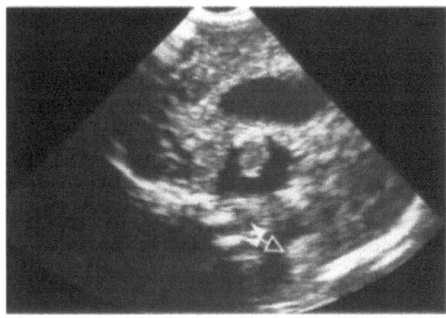

Abb. 28. Median-sagittaler Schnitt durch den 3. Ventrikel bei Arnold-Chiari-II-Malformation. Herniation der Kleinhirntonsillen (Pfeil) in das Foramen magnum

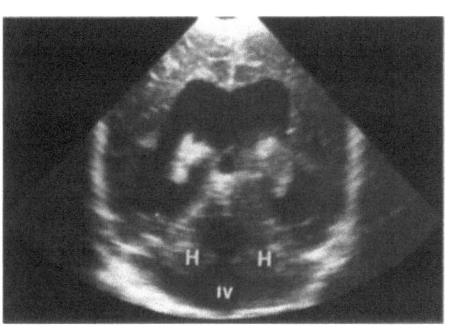

Abb. 29 A. Coronalschnitt durch die hintere Schädelgrube bei Dandy-Walker-Syndrom. Charakteristische Dilatation des 4. Ventrikels (*IV*) mit Verlagerung beider hypoplastischer Kleinhirnhemisphären (*H*) nach anterolateral

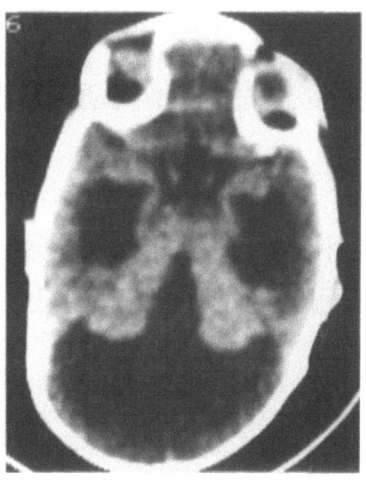

Abb. 29 B. Computertomogramm beim selben Patienten wie Abb. 27 A

Arachnoidalzysten können supra- oder infratentoriell lokalisiert sein. Sie imponieren als echofreie runde Raumforderungen mit glatter Wandbegrenzung im Sonogramm.

Ein häufiger Zuweisungsgrund zur cerebralen Sonographie ist der Verdacht auf Hydrocephalus. Unter *congenitalem Hydrocephalus* versteht man eine Ausweitung des Ventrikelsystems, welche bereits in utero ihren Anfang genommen hat. Der Begriff congenitaler Hydrocephalus ist dabei als Sammelbegriff für Ventrikeldilatationen verschiedenster Ätiologien zu verstehen. In der Mehrzahl der Fälle ist eine Entwicklungshemmung des Gehirns als Ursache anzunehmen. Prinzipiell kann jedoch jede Veränderung, die in den Kreislauf von Liquorproduktion bis Liquorresorption eingreift, einen Hydrocephalus hervorrufen. Es ist daher unbedingt notwendig, andere mögliche Verschlußursachen [Blutung, Tumor (Abb. 30), AV-Malformation, Infektion] auszuschließen. Nach weiteren kongenitalen Anomalien muß ebenfalls geforscht werden. Die Sonographie hat sich im Nachweis oder Ausschluß eines Hydrocephalus aus folgenden Gründen bewährt:

1. Eine gute Abgrenzung des Ventrikelsystems ermöglicht die exakte Beurteilung von Form, Symmetrie und Größe der inneren Liquorräume. Eine Erweiterung der externen Liquorräume ist ebenfalls sonographisch nachweisbar.
2. Die Lokalisation einer Verschlußetage auf Höhe der Foramen Monroi oder des Aquädukts ist sonographisch möglich.

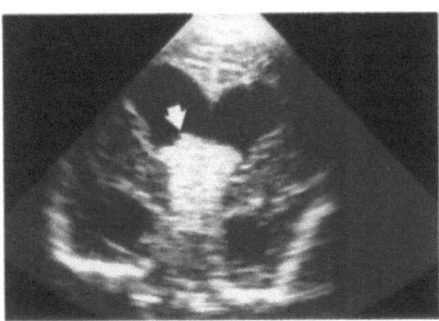

Abb. 30. Coronaler Schnitt auf Höhe der Foramina Monroi. Verschluß-Hydrocephalus, verursacht durch einen echoreichen Tumor (Pfeil) im III. Ventrikel entsprechend einem Plexuspapillom. Obstruktion und Liquorüberproduktion verursachen den Hydrocephalus

3. Es wurden verschiedenste Meßtechniken zur sonographischen Quantifizierung der Ventrikeldilatation entwickelt (Ventrikelindex, Planimetrie, Volumetrie, Winkelbestimmungen) (Levene 1985).
4. Die Beurteilung der Dynamik einer Ventrikeldilatation ist durch Verlaufskontrollen möglich und hilft in der Indikationsstellung zur neurochirurgischen Intervention.

6 Wertung der Schädelsonographie im Vergleich zur Computertomographie und Magnetresonanztomographie

Wenn man das diagnostische Spektrum und die Effektivität mehrerer bildgebender Verfahren miteinander vergleicht, so ist neben der Treffsicherheit, der Sensitivität und Spezifität einer Methode auch der Grad an Invasivität, die Verfügbarkeit und nicht zuletzt die Kosten des Untersuchungsverfahren zu berücksichtigen.
Obwohl Vergleichsstudien zwischen CT und Sonographie sowie erste klinische Ergebnisse mittels MRT bei Erkrankungen im Schädelbereich von Neugeborenen vorliegen, existiert noch keine umfassende Vergleichsstudie, welche sämtliche drei Methoden miteinander vergleicht. Aus diesem Grunde basiert die folgende Diskussion mehr auf eigenen klinischen Erfahrungen und ist daher sicher subjektiv.
Eine Ventrikeldilatation ist sowohl computertomographisch als auch sonographisch mit großer Treffsicherheit zu diagnostizieren. Dies trifft natürlich auch für die MR-Tomographie zu, die ähnlich der Computertomographie komplexe Ventrikeldistensionen z. B. im Rahmen kongenitaler Malformationen besonders gut zur Darstellung bringt (Abb. 27 B). Neurosonographisch sind ventriculäre Septen, das Ependym und das unmittelbar periventriculär gelegene Hirnparenchym besser beurteilbar. Kommunikationen zwischen Ventrikelsystem und porencephalen Zysten sind sonographisch ebenfalls leichter darzustellen.
Bei der Keimlagerblutung und der intraventriculären Blutung ist die Sonographie der Computertomographie oder auch der MR-Tomographie vorzuziehen. Die Treffsicherheit den verschiedenen Untersuchungsmethoden ist zwar vergleichbar, allerdings ist die praktische Anwendung der Neurosonographie leichter und effizienter.

Bei extracerebralen Blutungen (subduralen Blutungen und subarachnoidalen Hämatomen) sowie bei primär intraparenchymalen Blutungen, welche nicht vom Keimlager ausgehen, sind die Computertomographie und die MR-Tomographie gegenüber der Sonographie im Vorteil.

Durch die umfassende Darstellung des gesamten Gehirns mit guter Kontrastauflösung für frische Blutungen (hyperdens im Computertomogramm) ist die Treffsicherheit der CT höher als die der Sonographie. Bei akuten Blutungen ist die Röntgen-Computertomographie der MR-Tomographie ebenfalls vorzuziehen, da frische Hämatome auf MR-Tomogrammen in vielen Fällen isointens zum umliegenden Hirnparenchym sind. Die periventriculäre Leukomalazie ist sonographisch besser und leichter abgrenzbar. Die Hirnatrophie wird jedoch mit MRT und CT durch Beurteilung der gesamten Hirnoberfläche einfacher diagnostiziert. Die Differenzierung von grauer und weißer Hirnsubstanz zur Beurteilung des Myelinisierungsgrades gelingt praktisch nur mit der MR-Tomographie.

Die Tabellen 2 und 3 sollen eine Übersicht über Vor- und Nachteile der verschiedenen Untersuchungstechniken sowie Einsetzbarkeit bei den verschiedenen Krankheitsgruppen geben.

Tabelle 2. Vorteile und Nachteile von US, MRT, CT

	US	MRT	CT
Invasivität	keine	keine	ionis. Strahlen
Wiederholbarkeit	beliebig	beliebig	begrenzt
Limitierter Zugang	offene Fontanelle	keine	keine
Sedierung	nicht notwendig	notwendig	notwendig
Verfügbarkeit	sehr gut	begrenzt	gut
Kosten	gering	hoch	mittel

Tabelle 3. Einsetzbarkeit von US, MRT, CT

	US	MRT	CT
Congenitale Malformationen	+ +	+ + +	+ +
Keimlager-, intraventriculäre Blutung	+ + +	+ +	+ +
Andere Blutungen	+ +	+ + +	+ + +
Hydrocephalus	+ + +	+ + +	+ + +
Ischämie, periventriculäre Leukomalazie	+ + +	+ + +	+ +
Tumoren, AV-Malformationen	+	+ + +	+ +

+ + + Sehr geeignet.
+ + Gut geeignet.
+ Begrenzt geeignet.

Literatur

Banker BQ, Larroche JC (1962) Periventricular leukomalacia of infancy. Arch Neurol 7: 386—409

Bejar R, Curbelo V, Coen RW, et al (1980) Diagnosis and follow-up of intraventricular and intracerebral hemorrhages by ultrasound studies of infant's through the fontanelles and sutures. Pediatrics 66: 661

Bowie JD, Kirks DR, Rosenberg ER, Clair MR (1983) Caudothalamic groove: Value of identification of germinal matrix hemorrhage by sonography preterm neonataes. AJR 141: 1317—1320

Cooke RWI (1981) Factors associated with periventricular haemorrhage in very low birthweight infants. Arch Dis Child 56: 425

Dolfin T, Skidmore MB, Fong KW, et al (1983) Incidence, severity and timing of subependymal and intraventricular hemorrhages in preterm infants born in a perinatal unit as detected by serial real-time ultrasound. Pediatrics 71: 541

Donn SM, Bowerman RA (1985) Unilateral germinal matrix hemorrhage in the newborn. J Ultrasound Med 4: 251

Dubowith LMS, Bydder GM, Muskin J (1985) Developmental sequence of periventricular leukomalacia. Correlation of ultrasound, clinical and nuclear magnetic resonance functions. Arch Dis Childhood 60: 349—355

Foy P, Dubbins PA, Waldroup L et al. (1982) Ultrasound demonstration of a cerebellar hemorrhage in a neonate. J Clin Ultrasound 10: 196—198

Grant EG (1986) Neurosonography of the preterm neonate. Springer, Berlin Heidelberg New York Tokyo

Grant EG, Schellinger D, Richardson JD (1983) Real-time ultrasonography of the posterior fossa. J Ultrasound Med 2: 73

Guzzetta F, Shackelford GD, Volpe S, Perlmann JM, Volpe JJ (1986) Periventricular intraparenchymal echodensities in the preamture newborn: critical determinant of neurologic outcome. Pediatrics 78: 995—1006

Hutchon AA, Fleischer AC (1981) A classification of neonatal intracranial hemorrhage. New Engl J Med 305: 284

Levene MI, Williams JL, Fawer CL (1985) Ultrasound of the infant brain. SIMP, Oxford Philadelphia

Pape KE, Wiggelsworth (1979) Haemorrhage, ischaemia and the perinatal brain. SIMP, London

Papile LA, Burstein J, Burstein R, Koffler H (1978) Incidence and evolution of subependymal and intraventricular hemorrhage: a study of infants with birthweight less than 1500 g. J Pediatr 92: 529

Perlman JM, McMenamin JB, Volpe JJ (1983) Fluctuating cerebral blood-flow velocity in respiratory-distress syndrome. New Engl J Med 309: 204

Quisling RG, Reeder JD, Setzer ES, Kande JV (1983) Temporal comparative analysis of computed tomography with ultrasound for intracranial hemorrhage in premature infants. Neuroradiology 24: 205—211

Volpe JJ (1987) Neurology of the newborn, 2nd edn. Saunders, Philadelphia

2
Echographie der Orbita

P. Till

Einleitung

Bereits seit den frühen sechziger Jahren war eine für die Gewebsdiagnostik entwickelte A-Bildmethode als Vorläufer der standardisierten Echographie erfolgreich in der Differentialdiagnostik orbitaler Tumoren angewandt worden (Böck et al. 1969). Im Rahmen der Weiterentwicklung gelang es später, mit der standardisierten Echographie bis zu 70 intraokulare und bis zu 60 orbitale und periorbitale Krankheitsherde oder Gruppen von Läsionen zu unterscheiden (Ossoinig 1979).

Die standardisierte Echographie beruht vor allem auf der Verwendung eines speziell für die Gewebsdifferenzierung gebauten A-Bildgerätes, des Modells 7200 MA der Kretztechnik (Abb. 1) (Ossoinig 1973, Partel et al. 1977). Das Gerät und die dafür entwickelten Untersuchungstechniken sind standardisiert. Dieses standardisierte A-Bild wird durch Kontakt-B-Bild und Dopplerverfahren ergänzt.

1 Technische Grundlagen

Ein 5 mm weiter, scheibenförmiger Kristall am Ende eines zylindrischen Schallkopfes sendet einen zylindrischen Schallstrahl aus, dessen tragende Frequenz 8 MHz ($\pm$ 10%) beträgt. Diese Frequenz garantiert einerseits eine genügende Eindringtiefe des

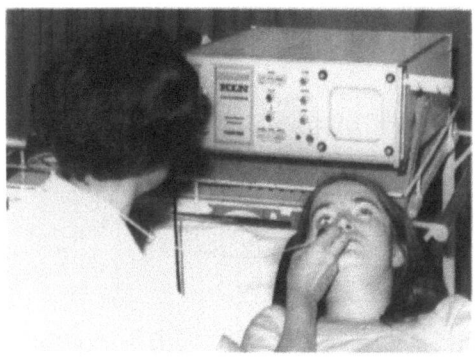

Abb. 1. Standardisiertes A-Bildgerät (Kretztechnik 7200 MA). Dem am Rücken liegenden Patienten wird nach Tropfanästhesie bei der transokularen Untersuchung der Schallkopf auf den Augapfel gesetzt

Ultraschalls, so daß alle Orbitaabschnitte einschließlich der Orbitaspitze untersucht werden können und andererseits das für eine Gewebsdiagnostik notwendige Auflösungsvermögen. Der bei hoher Geräteempfindlichkeit etwa 4 mm betragende wirksame Durchmesser des Schallstrahls läßt sich durch Senken der Empfindlichkeit auf etwa 1 mm reduzieren; dieses Pseudofokussieren erhöht die Genauigkeit echographischer Messungen (z. B. Messungen orbitaler Tumorgrößen) beträchtlich. Die vom Schallkopf empfangenen Echos werden im Empfänger des Gerätes zunächst einem Schmalbandverstärker zugeführt, dessen maximale Leistung bei 8 MHz liegt. Damit lassen sich auch sehr schwache Gewebeechos genügend verstärken, ohne daß störendes Rauschen auftritt. Im Demodulator des Gerätes werden die empfangenen Echosignale dann so weiterverarbeitet, daß die an und für sich eher geringen akustischen Unterschiede zwischen verschiedenen normalen und abnormen Geweben im Echogramm maximal und optimal zur Geltung kommen. Eine spezifische S-förmige Verstärkung der Signale stellt das Kernstück dieser ganz auf Gewebsdiagnostik abgestimmten Singnalverarbeitung im 7200 MA dar. Eine Reihe weiterer, für das Aussehen und den diagnostischen Wert eines A-Bild-Echogrammes bedeutender Geräteparameter wurde im 7200 MA so gewählt, daß eine optimale Signalverabeitung ermöglicht wird. Dazu gehören z. B. ein niederer, das Rauschen gerade noch unterdrückender Schwellenwert, eine nach oben hin nur durch die Form der Verstärkerlinie begrenzte Signalhöhe, ein spezifisches Filtern der Hochfrequenz und ein spezifisches Verhältnis zwischen maximaler Signalhöhe und horizontaler Bilddehnung (2 unterschiedliche Einstellungen für die Untersuchung des Bulbus und der Orbita).

Alle für den Gerätetyp 7200 MA gewählten Parameter der Signalverarbeitung müssen in jedem einzelnen Gerät genau wiedergegeben und sorgfältig so aufeinander abgestimmt werden, daß jede Geräte-/Schallkopfkombination von denselben oder ähnlichen Geweben dieselben oder ähnlichen Echogramme liefert. Diese „innere" Standardisation (Ossoinig 1973 und 1977) erfordert großes technisches und klinisches Fachwissen sowie viel praktische Erfahrung und kann daher vom einzelnen Untersucher in der Regel weder durchgeführt noch verläßlich geprüft werden. Die innere Standardisation wird derzeit in zwei Zentren durchgeführt: an der Universitäts-Augenklinik in Iowa City ganzjährig, an der II. Universitäts-Augenklinik in Wien während der Ultraschallkurse. Ohne diese besondere Feineinstellung unterscheiden sich selbst Geräte des Typs 7200 MA mitunter so sehr voneinander, daß mit ihnen erzielte Resultate nicht mehr bedingungslos vergleichbar und keineswegs immer optimal sind. Je mehr ein Gerät in seiner Signalverarbeitung vom Idealtyp (Standard) abweicht, desto schwieriger und qualitativ minderer wird die mit einem solchen Gerät angestrebte Gewebsdiagnostik. Neben den inneren Abgleichungen müssen auch einige äußere Einstellungen des Gerätes optimal gewählt werden: die horizontale Bilddehnung für die Bulbus — oder die Orbitauntersuchung und vor allem die Geräteempfindlichkeit der Geräte-/Schallkopfkombination. Nur ein 8-MHz-Standard-Schallkopf ist für eine solche äußere Standardisation zulässig. Die Bilddehnung wird durch einfachen Tastendruck gewählt. Die Gesamtempfindlichkeit wird mit Hilfe des mit jedem Gerät gelieferten Gewebephantoms (Till 1976) auf „Gewebeemfindlichkeit" eingestellt.

2 Untersuchungstechnik

2.1 Orbita

Krankheitsherde der Augenhöhle und ihrer Umgebung werden mit dem standardisierten A-Bildverfahren in der sogenannten Basisuntersuchung nachgewiesen bzw. ausgeschlossen. Das A-Bildgerät wird dazu auf Gewebsempfindlichkeit und Orbita-Dehnung eingestellt. Man setzt den Schallkopf zunächst auf den Augapfel (nach Tropfanästhesie) und verschiebt ihn unter gleichzeitigem Schwenken so vom Limbus zum Fornix, daß der Schallstrahl die Gewebe der Augenhöhle (zwischen Bulbuswand und knöcherner Orbitawand) entlang des dem Schallkopf gegenüberliegenden Meridians durchwandert. Dieses *transokulare Verfahren* wird entlang acht verschiedener Meridiane durchgeführt. Danach setzt man den Schallkopf auf die Lidoberfläche (Kontaktmedium ist Methylzellulose) und schwenkt ihn derart, daß der Schallstrahl den vordersten Orbitaabschnitt durchstreift. Auch dieses *paraokulare Verfahren* wird entlang der 8 Meridiane angewendet.

Während der dynamischen Basisuntersuchung beobachtet der Untersucher sorgfältig das Aussehen des Echogrammes und hält nach Veränderungen im Echogramm Ausschau, die einen Krankheitsherd anzeigen. Die Abb. 2 zeigt A-Bildechogramme 3

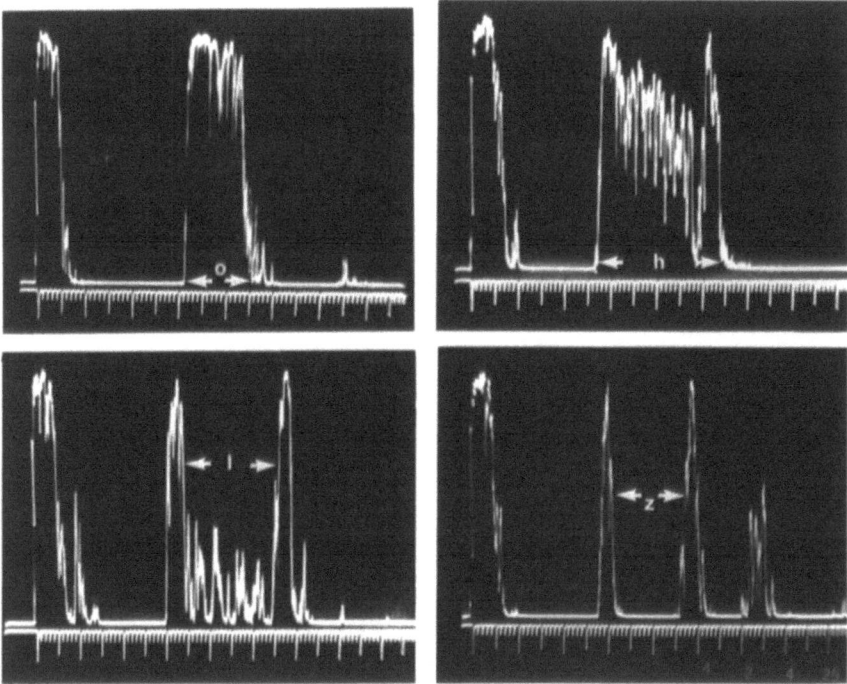

Abb. 2. Normales transokulares Orbitaechogramm (*o*) und transokulare Echogramme eines kavernösen Hämangioms des Erwachsenen (*h*), eines Lymphoms (*l*) und einer seriösen Zyste (*z*)

verschiedener Krankheitsherde im Vergleich zum normalen Orbitaechogramm, wobei das wichtigste Kriterium für einen Krankheitsherd der verringerte Reflexionsgrad ist, der sich im verbreiterten Orbitaechogramm als „Defekt" zeigt.

Gleichzeitig mit dieser intraorbitalen Auswertung beobachtet der Untersucher den rechts von den Orbitzacken gelegenen Echogrammausschnitt, der den jenseits der Knochenwand gelegenen Strukturen entspricht. Die normalerweise mit Luft gefüllten Nebenhöhlen verursachen keine Echos, da selbst dünne Luftschichten den Schallstrahl bei 8 MHz zur Gänze reflektieren. Daher beweist das bloße Auftreten von Echosignalen im extraorbitalen Echogrammabschnitt automatisch krankhafte Veränderungen im Sinusbereich. Erreichen solche extraorbitalen Zacken (bei Gewebeempfindlichkeit des Gerätes) eine Höhe von 100% der Echogrammhöhe, zeigen sie außerdem an, daß die knöcherne Orbitawand defekt ist (Abb. 3).

Während der Basisuntersuchung läßt man das Patientenauge vom Schallkopf stets wegblicken und erreicht damit einen größeren Spielraum für das Verschieben des Schallkopfes zwischen Limbus und Fornix. Diese Blickrichtung hilft auch, ein Durchschallen der Augenlinse zu vermeiden; die Linse würde den Schallstrahl abschwächen sowie brechen und so das Orbitaechogramm verzerren. Schließlich verhindert eine solche Blickrichtung, daß die äußeren Augenmuskel und der Sehnerv,

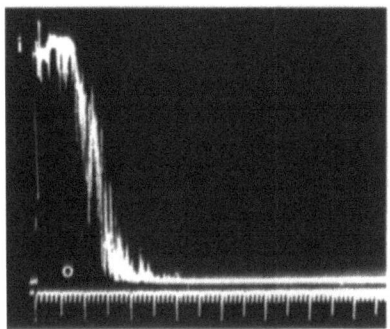

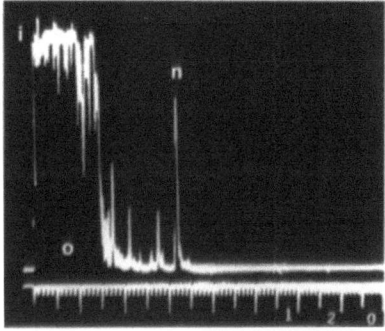

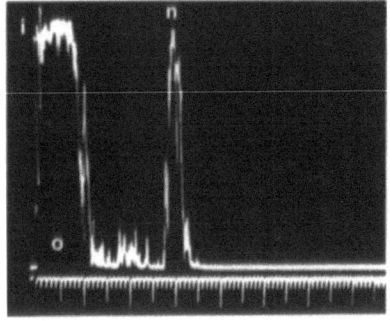

Abb. 3. Paraokulare Echogramme bei normaler Orbita und Nebenhöhle (oben), bei Sinusitis (Mitte) und bei Mukozele mit Defekt in der knöchernen Orbitawand (unten). i Initialzacke (Frontfläche des Schallkopfes bzw. Hautoberfläche); o normales Orbitagewebe; n dem Schallkopf gegenüberliegende Wand der Nebenhöhle

welche so wie Orbitatumoren einen niedrigen Reflexionsgrad besitzen, Krankheitsherde vortäuschen. Blickt das Auge bei der Basisuntersuchung vom aufgesetzten Schallkopf weg, werden äußere Augenmuskel und Sehnerv so schräg getroffen, daß sie im Echogramm nicht erscheinen.

2.2 Äußere Augenmuskel

Im Anschluß an die Basisuntersuchung stellt man die geraden und schrägen äußeren Augenmuskel im Echogramm dar. Man läßt dazu den Patienten geradeaus blicken und setzt den Schallkopf gegenüber dem jeweiligen Muskel auf den Bulbus. Der Schallstrahl wird dann so auf den Muskel gerichtet, daß dieser im Querschnitt erscheint (Abb. 4). Der Schallstrahl wird von vorn nach hinten geschwenkt, so daß der Muskelquerschnitt dynamisch vom Ansatz der Sehne am Augapfel bis zu Orbitaspitze dargestellt wird.

2.3 Sehnerv

So wie die äußeren Augenmuskel, läßt sich auch der Sehnerv echographisch in seiner Dicke darstellen und durch gezieltes Schwenken des Schallstrahles läßt sich der Sehnervenquerschnitt dynamisch vom Sehnervenkopf bis in die hintere Orbita und in die Orbitaspitze verfolgen (Abb. 5).

Der Vergleich beider Augenhöhlen ist für die Basisuntersuchung sowie die Beurteilung der äußeren Augenmuskel und des Sehnerven ungemein wichtig. Der geübte Untersucher benötigt für so eine Untersuchung der Augenhöhlen eines Patienten und ihrer Umgebung etwa 15 Minuten, wenn keine Läsion vorliegt. Ein Krankheitsherd läßt sich in der Regel innerhalb der ersten 5 Minuten einer solchen Untersuchung auffinden. Die Treffsicherheit der standardisierten Echographie beim Nachweis bzw. Ausschluß orbitaler Tumoren und Pseudotumoren liegt bei nahezu 100% und wird von keiner anderen diagnostischen Methode erreicht. Ebenso ist die Genauigkeit echographischer Dickenmessungen des Sehnervs und der äußeren Augenmuskel unerreicht: sie beträgt 0,3 mm für den Muskelansatz am Augapfel, 0,5 mm für den Muskelbauch sowie den vorderen Sehnervabschnitt und 0,75 mm für die hinteren Abschnitte des Sehnerven und der Augenmuskel.

Die zuvor beschriebene standardisierte Echographie beruht ausschließlich auf dem A-Bild. Das B-Bild kann zwar mit einer sehr ähnlichen Untersuchungstechnik ebenfalls zum Nachweis bzw. Ausschluß orbitaler Krankheitsherde benützt werden, doch sind die damit erzielbaren Ergebnisse nicht so gut wie die der standardisierten A-Bildmethode. Dies läßt sich im wesentlichen durch 3 Faktoren erklären: 1. Der A-Bild-Schallkopf ist kleiner und kann infolgedessen während des transokularen Untersuchungsgangs ausgiebiger geschwenkt und im paraokularen Untersuchungsverfahren besser auf die Lidhaut aufgesetzt werden; hinter der Orbitawand in der vorderen Augenhöhle liegende Herde lassen sich deshalb mit dem A-Bild eher darstellen. 2. Frequenz und höhere Empfindlichkeit des A-Bildgerätes (7200 MA) garantieren eine vollständige Untersuchung tief in der Augenhöhle liegender Gewebe (einschließlich der Orbitaspitze). 3. Wegen seines größeren Informationsgehaltes und seiner besseren Trennschärfe eignet sich das A-Bild für den Nachweis kleiner Krankheitsherde sowie Läsionen mit hohem Reflexionsgrad besser als das B-Bild.

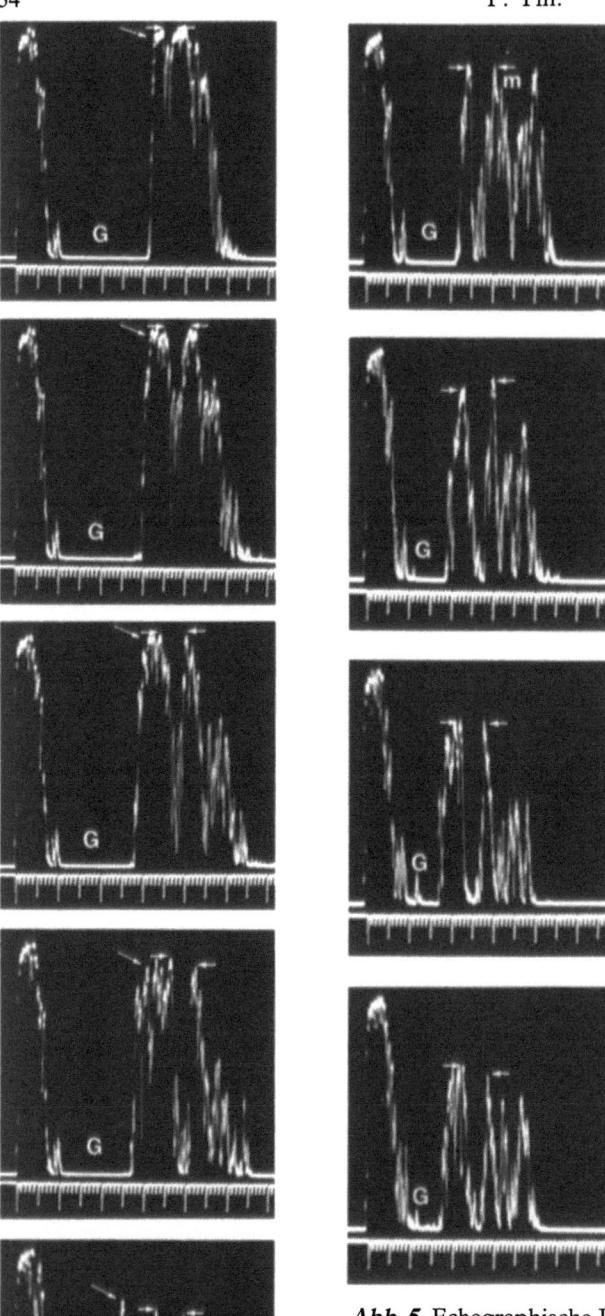

Abb. 5. Echographische Darstellung des Sehnervs. Defekt im Orbita-echogramm entspricht dem Sehnervenquerschnitt; *m* medialer gerader Augenmuskelquerschnitt; *G* Glaskörper

←————————————————————————

Abb. 4. Echographische Darstellung des medialen gerade Augenmuskels. Defekt im Orbitaechogramm entspricht dem Muskelquerschnitt bzw. Sehnenquerschnitt (oben). *G* Glaskörper; ↑ Bulbuswandzacke

3 Pathologische Veränderungen der Orbita

3.1 Differentialdiagnostik

Orbitale und periorbitale Krankheitsherde können mit quantitativen, topographischen und kinetischen Methoden echographisch etwa 70 histologischen Typen oder Gruppen von Läsionen zugeordnet werden (Tabelle 1). Diese Differentialdiagnostik basiert vor allem auf dem standardisierten A-Bild, wird aber durch die Dopplermethode und das Kontakt-B-Bild sowie klinische Patientendaten in wertvoller Weise ergänzt.

Tabelle 1. Läsionen und Gruppen von Läsionen in der Orbita und der periorbitalen Region, die mit der standardisierten Echographie differenziert werden können

A. Pseudoexophthalmus (einseitige hohe Achsenmyopie u. a.)

B. Entzündungen
    Ödem
    Cellulitis (geringe Infiltration)
    Dichte Infiltration (hart)
    Abszeß
    Thrombose des Sinus cavernosus
    Skleritis, Episkleritis

C. Tumoren und Pseudotumoren
    1. Vaskuläre Tumoren
        Hämangiom des Erwachsenen (immer kavernös)
        Hämangiom des Kindes (gemischt kavernös-kapillar; selten nur kavernös)
        „Solide" Hämangiome (Hämangiopericytom, Hämangioendotheliom, Angiofibrom, Angiosarkom)
        Lymphangiom
        Hämatom in Lymphangiom
        Intracranielle arteriovenöse Fistel
        Orbitale arteriovenöse Mißbildung
        Orbitales Aneurysma
        Varix

    2. Cysten
        Epitheliale Einschlußzysten (seröse Cysten)
        Dermoidcyste
        Epidermoidcyste
        Blutcyste
        Angeborener Anophthalmus mit Cyste

    3. Metastatische Tumoren
        Typisches infiltrativ wachsendes metastatisches Carcinom von einem entfernt liegenden Primärtumor
        Scirrhöses metastatisches Carcinom (von entfernt liegendem primär scirrhösem Carcinom)
        Orbitale Infiltration von einem benachbarten Sinuscarcinom
        Orbitale Infiltration von einem benachbarten Lidcarcinom (vor allem expansives Wachstum)
        Neuroblastom

    4. Tränendrüsentumoren
        Dacryoadenitis
        Lymphom
        Pleomorphes Adenom
        Adenoid-Cystisches Carcinom

    5. Tumoren der tränenabführenden Wege
        Vergrößerter Tränensack
        Dacryocystitis

(Fortsetzung S. 36)

Tabelle 1 (Fortsetzung)

Dacryocele (Mucocele des Tränensackes und des Tränen-Nasen-Kanals)
Neoplasma des Tränensackes und Tränen-Nasen-Kanals

6. Subperostale, knöcherne und periorbitale Tumoren
   Subperiostales Hämatom — und Abszeß
   NNH-Erkrankung
   Orbitale Mucocele
   Eosinophiles Granulom
   Periorbitales Carcinom (Carcinom d. NNH)
   Supraorbitales Meningeom (des Keilbeins, geht nicht von den Sehnervscheiden aus)
   Congenitale Knochendefekte (Recklinghausensche Krankheit)
   Meningo(encephalo)cele
   Fibröse Dysplasie (Hyperostose, intraossäres Meningeom)

7. Andere Tumoren und Pseudotumoren
   Entzündl. Pseudotumor — Lymphom
   Sklerosierender Pseudotumor
   Rhabdomyosarkom
   Schwannom
   Neurofibromatose

8. Erkrankungen der extraokularen Muskeln
   Endokrine Orbitopathie (E. O.)
   Myositis
   Tumoren: metastatisches Carcinom
               Pseudotumor — Lymphom zusammen mit anderen orbitalen Läsionen
   Hämatom
   Hyperämie
   Hypertrophie

9. Erkrankungen des Sehnervs
   Sehnervverdickung
      bei Entzündungen: Neuritis
                        Ischämische Opticusneuropathie (vordere und hintere)
      bei Tumoren: Gliom
                   Pseudotumor
                   Sarcoidose
                   Schwannom
   Sehnervscheidenverdickung
      E. O.
      Meningeom
      Sekundär bei Sehnervverdickung
      Vermehrte Subarachnoidalflüssigkeit
      Erhöhter intracranieller Druck
      Kompressive Opticusneuropathie
      (Trauma, E. O., entzündlicher Tumor)
      Arachnoidale Cyste
   Sehnervverdünnung
      Sehnervatrophie
      Sehnervhypoplasie

10. Traumatische Läsionen
    Diffuse Blutung
    Umschriebenes Hämatom
    Emphysem
    Blow-out fracture
    Knochensplitter
    Fremdkörper

3.2 Tumoren und Pseudotumoren

Zur echographischen Differentialdiagnostik orbitaler Tumoren und Pseudotumoren benützt man neun akustische Kriterien (Tabelle 2); sie werden am besten in der von der Tabelle angezeigten Reihenfolge mit der quantitativen, topographischen und kinetischen Echographie ermittelt. Keines dieser Kriterien ist für ein bestimmtes Gewebe spezifisch. In ihrer Gesamtheit aber sind die Kriterien häufig für den jeweiligen Krankheitsherd typisch oder sogar pathognomonisch. Bei Vorliegen periorbitaler Krankheitsherde spielen neben den 9 Kriterien auch das Bestehen sowie die Beschaffenheit knöcherner Defekte der Orbitawand eine wichtige differential-diagnostische Rolle (Abb. 3).

Abb. 6 illustriert 8 paraoculare A-Bildechogramme, die für 7 verschiedene Gewebetypen bzw. Gruppen von Läsionen charakteristisch sind. Diese Echogrammbeispiele werden im folgenden als Modell einer echographischen Gewebsdiagnostik benützt: sie unterscheiden sich in mehrfacher Hinsicht klar voneinander und spiegeln die innere Struktur, den Reflexionsgrad, die Schallschwächung, die Begrenzung und die Vaskularität der ihnen zugrunde liegenden Gewebe wider.

Tabelle 2. Methodik und akustische Hauptmerkmale für die standardisierte Echographie orbitaler Läsionen (einschließlich Erkrankungen der äußeren Augenmuskeln)

I. Basisuntersuchung zum Nachweis von Läsionen A

II. Spezielle Analyse zur Differentialdiagnostik

A.	Quantitative Echographie	1. Innere Struktur A
		2. Reflexionsgrad A
		3. Absorption A
B.	Topographische Echographie	4. Begrenzung A
		5. Lage und Ausdehnung A, B
		6. Form
C.	Kinetische Echographie	7. Gefäßhältigkeit bzw. Blutfluß A, D
		8. Beweglichkeit bzw. Bewegung A, B
		9. Konsistenz A

III. Lokalisation A, B

IV. Messungen A

A A-Bild, *B* B-Bild, *D* Doppler (Ossoinig).

Tabelle 3. Klassifikationen des Reflexionsgrades homogen strukturierter Gewebe

Reflexionsgrad	Zackenhöhe (% d. Echogrammhöhe)	Beispiel
Extrem hoch	95%—100%	normales Fettgewebe
Hoch	60%—95%	kavernöses Hämangiom des Erwachsenen
Mittelhoch	40%—60%	Gliom
Niedrig	5%—40%	Pseudotumor/Lymphom
Extrem niedrig	0%—5%	seröse Cyste

Nur die ersten 10—15 µsec des Tumorechogrammes (von links) werden bewertet (Oberflächenzacken zählen nicht).

3.2.1 Differentialdiagnostische Kriterien

Die *innere Struktur* eines Krankheitsherdes gilt als homogen, wenn seine Echozacken gleiche oder ähnliche Höhe (kürzester Abstand zwischen Zackenspitze und Basislinie des Echogramms) und Länge (kürzester Abstand zwischen Spitze und Basis der Zacke) aufweisen (A, B, E) oder wenn die Zackenhöhe im Echogramm von links nach rechts gleichmäßg ab- bzw. zunimmt (C, G); die Struktur eines Krankheitsherdes wird auch

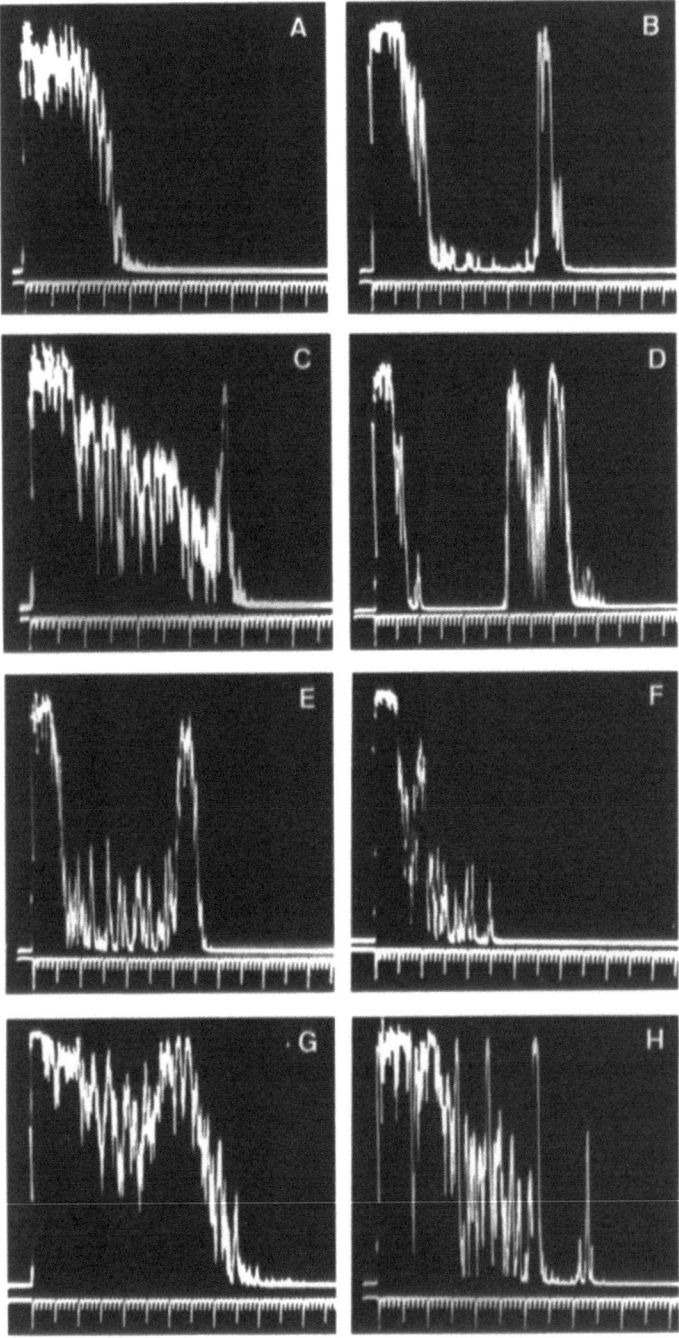

Abb. 6. Paraokulare Echogramme: *A* normales Orbitagewebe; *B* Mukozele des Sinus ethmoidalis; *C* kavernöses Hämangiom des Erwachsenen; *D* A-V-Fistel (transokular); *E* Lymphom; *F* entzündlicher Pseudotumor; *G* metastatisches Karzinom; *H* Carcinom der Nasennebenhöhle

dann als homogen bezeichnet, wenn keine Echozacken aus dem Inneren der Läsion registriert werden (Abb. 2 Z). Man bezeichnet ein Gewebe als heterogen, wenn die Gewebezacken in Höhe und Länge stark variieren (H). Der *Reflexionsgrad* eines Gewebes, ein besonders wichtiges differentialdiagnostisches Kriterium, wird nach der Höhe der Zacken im Anfangsteil des Gewebeechogrammes beurteilt. Homogen strukturierte Gewebe lassen sich in 5 Klassen einteilen (Tabelle 3). Die *Schallschwächung* in einem Gewebe läßt sich am Winkel kappa des Gewebeechogrammes ablesen. Dieser Winkel wird von der Basislinie und einer gedachten, durch die Zackenmitten gelegten Geraden gebildet. Winkel über 60° zeigen starke Schallschwächung im Gewebe an; Winkel zwischen 30° und 60° drücken eine mittlere Schallschwächung aus (C), während Winkel unter 30° eine geringe Schallschwächung angeben (E). Echogramme, deren Zackenhöhe von links nach rechts zunächst ab-, dann aber wieder zunimmt (V-Form), drücken keine spezifische Schallschwächung aus, sondern zeigen infiltratives Wachstum des Krankheitsherdes an (G).

Auftreten und Aussehen von Oberflächenzacken zeigen die *Begrenzung* eines Gewebes an. Gewebe werden als diffus bezeichnet, wenn sie nur durch die knöcherne Orbitawand, die Hüllen der äußeren Augenmuskeln oder die Scheiden des Sehnervs

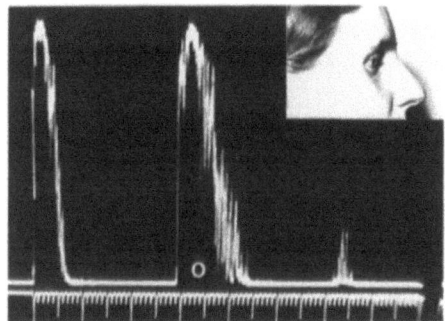

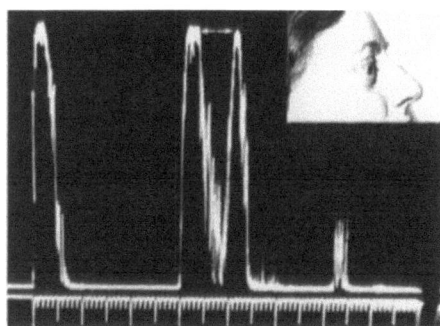

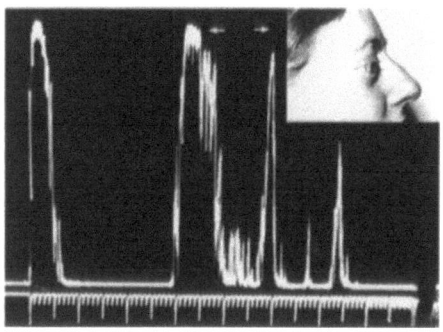

Abb. 7. Transokulare Echogramme: vor (oben) und während (Mitte + unten) des Valsalva-Versuches. Die zuerst im normalen Orbitagewebe (*o*) nicht sichtbare Varize (Enophthalmus) wird mit zunehmendem Exophthalmus als größer werdender Defekt sichtbar. Intermittierender Exophthalmus auch bei längerem Bücken

begrenzt werden; sie rufen im Echogramm keine Oberflächenzacke hervor (F). Infiltrativ wachsende Tumoren lassen breite, aufgesplitterte, allmählich aufsteigende und wieder abfallende Oberflächenzacken registrieren (G). Scharf abgegrenzte (eingekapselte) Läsionen verursachen steil ansteigende und zumeist hohe sowie schmale Oberflächenzacken (B, C, E). Unregelmäßig begrenzte Krankheitsherde zeigen im Echogramm Oberflächenzacken, die beim Schwenken des Schallstrahls in ihrem Aussehen stark variieren und ihre Lage dabei sprunghaft ändern (H).

Das in Abb. 6 mit D bezeichnete Echogramm zeigt niedere „Blutzacken", die deshalb verwaschen aussehen, da sie sich auf dem Bildschirm während des Photographierens fortlaufend und sehr rasch in vertikaler Richtung bewegen. Diese spontane Bewegung rührt vom raschen Fließen des Blutes (innerhalb einer erweiterten supraorbitalen Vene) her — sie ist pathognomonisch für eine arteriovenöse Fistel im Sinus cavernosus mit Drainage durch die Augenhöhle. Die Vaskularität orbitaler Krankheitsherde wird außerdem mit dem Dopplerverfahren nachgewiesen und beurteilt. Die *Konsistenz* eines Gewebes wird durch Drücken mit dem Schallkopf bestimmt; während sich das Echogramm einer weichen, serösen Zyste bei Schallkopfdruck sofort deutlich verschmälert, wird das kavernöse Hämangiom des Erwachsenen erst unter längerem Druck langsam entleert und so allmählich kleiner. Eine erweiterte, arterialisierte obere Orbitalvene bei arteriovenöser Fistel beginnt unter Druck zunächst zu pulsieren und kollabiert nach stärkerem Druck. Eine Orbitavarize zeigt sich überhaupt erst beim Pressen, während eines Valsalva-Versuches, als allmählich zunehmend breiter werdendes Venenechogramm (Abb. 7).

Die Beweglichkeit eines Tumors läßt sich während der echographischen Untersuchung durch direktes Beobachten von Mitbewegungen der Tumorzacken bei Bewegungen der

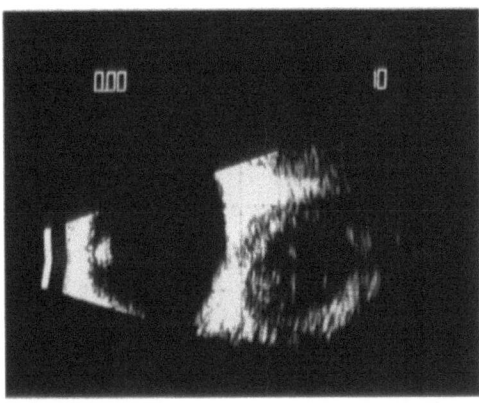

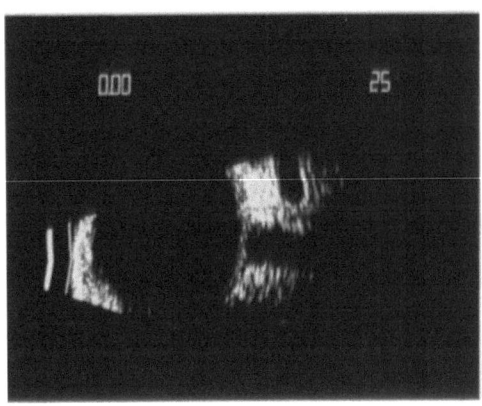

Abb. 8. Kontakt-B-Bilder (Ocuscan 400): ovaler Tumor unterhalb des Sehnervs (oben); erweiterte Orbitalvene oberhalb des Sehnervs (unten)

Lider und des Augapfels feststellen. Das B-Bildverfahren eignet sich ausgezeichnet zum Dokumentieren der Form und Lagebeziehung eines Krankheitsherdes (Abb. 8). Ein erfahrener Untersucher kann mehr als 90% der gefundenen orbitalen Läsionen in etwa 70 histologischen Typen und Gruppen von Krankheitsherden unterscheiden; die Treffsicherheit einer derart weitgehenden Differentialdiagnostik liegt derzeit bei 80%.

3.3 Erkrankungen der äußeren Augenmuskeln

Verdickungen äußerer Augenmuskeln können echographisch aufgrund folgender Beobachtungen verschiedenen Krankheitsbildern zugeordnet werden: Zahl der in einer oder beiden Augenhöhlen eines Patienten erkrankten Muskeln, Ausmaß und Ort der Verdickungen, innere Struktur sowie Reflexionsgrad der betroffenen Muskeln und ihr Verhalten bei Verlaufkontrollen.

Bei endokriner Orbitopathie sind mehrere Muskeln in beiden Augenhöhlen des Kranken vor allem in ihren hinteren Abschnitten verdickt. Selbst beim sogenannten einseitigen Exophthalmus finden sich echographisch verdickte Muskeln zumeist auch in der anderen „normalen" Orbita; ein echt einseitiges Krankheitsbild ist äußerst selten

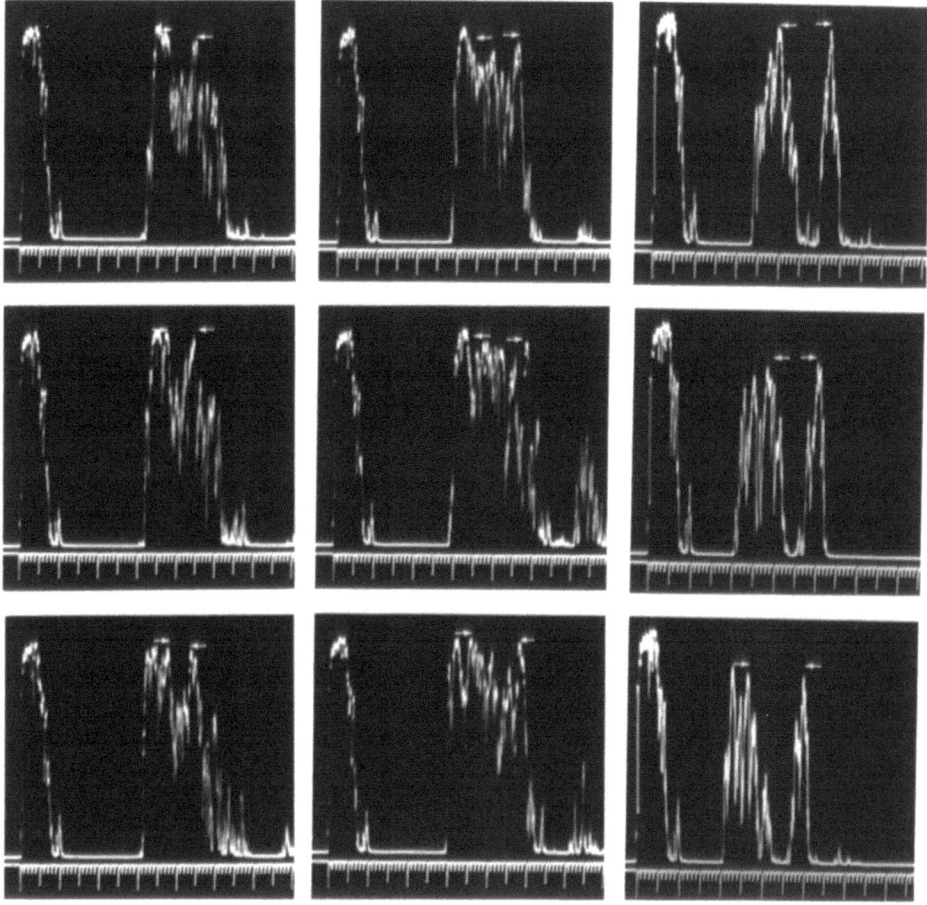

Abb. 9. Echogramme enorm verdickter extraokularer Muskel bei endokriner Orbitopathie (E. O. = mittlere Reihe) und bei metastatischem Carcinom (rechte Reihe) im Vergleich zum normalen Muskel (linke Reihe). Defekt im Orbitaechogramm bei E. O. wegen des hohen Reflexionsgrades des verdickten Muskels nicht so deutlich zu sehen wie beim normalen Muskel oder beim sehr homogen aufgebauten Muskel mit metastatischem Karzinom (niedriger Reflexionsgrad)

und in der Regel nur kurzfristig am Beginn der Erkrankung zu beobachten. Die Struktur der Muskeln ist eher heterogen; ihr Reflexionsgrad ist hoch (Abb. 9, mittlere Reihe). Während echographischer Verlaufskontrollen zeigen sich kurzfristig deutliche Veränderungen sowohl hinsichtlich der Zahl und der Art der betroffenen Muskeln als auch im Ausmaß ihrer Verdickungen.

Eine weitere recht häufige Erkrankung der Augenmuskeln ist die orbitale akute Myositis, die klinisch nicht so selten mit einer hinteren Scleritis verwechselt oder bei Fehlen der Schmerzhaftigkeit überhaupt nicht als orbitale Erkrankung diagnostiziert wird. Die echographischen Zeichen der akuten Myositis sind eine Verdickung und starke Homogenisierung (niederer Reflexionsgrad) des betroffenen Muskels; alle Muskelabschnitte einschließlich der am Bulbus ansetzenden Sehne sind befallen (Abb. 10) und häufig ist nur ein Muskel in einer Augenhöhle erkrankt.

Ein bei älteren Patienten gelegentlich auftretendes Krankheitsbild ist ein metastatisches Carcinom innerhalb der Muskelscheiden, welches einen Muskel enorm auftreibt, ohne auf benachbarte Strukturen überzugreifen (Abb. 9, rechte Reihe). Der Muskel ist eher unregelmäßig verdickt und sehr homogen; sein Reflexionsgrad ist niedrig. Trotz seiner Größe ist so ein Muskel noch begrenzt funktionsfähig. In diesen Fällen finden sich häufig, aber keineswegs immer Hinweise auf ein vor Monaten oder Jahren operiertes oder bestrahltes Carcinom. Verdickungen der äußeren Augenmuskeln lassen sich echographisch auch bei Hyperämie (z. B. bei arteriovenöser Fistel), Hämatom der

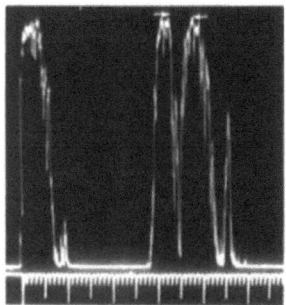

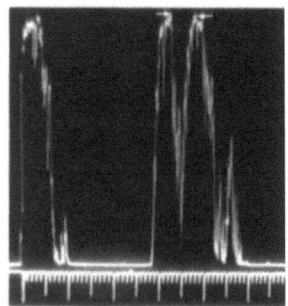

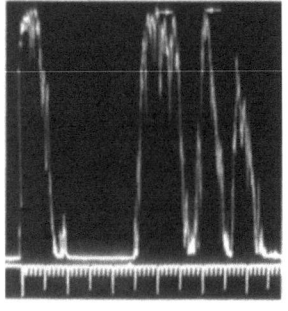

Abb. 10. Echogramm des lateralen geraden Augenmuskels bei Myositis 14 Tage nach Beginn der Cortisongabe. Die klinischen Symptome sind bereits verschwunden, die Muskelverdickung zurückgegangen, der Reflexionsgrad jedoch noch eindeutig erniedrigt; die Kortisonmedikation muß noch fortgesetzt werden, bis bei laufenden echographischen Verlaufskontrollen der Muskel wieder normal reflektiert (s. Abb. 9 linke Reihe)

Muskelscheiden, chronischer Myositis (z. B. bei chronischem Nebenhöhlenkatarrh, Hyperostose, Keilbeinmeningeom usw.), orbitalem Pseudotumor, Lymphom u. a. nachweisen.

3.4 Erkrankungen des Sehnervs

Läsionen des Sehnervs können echographisch als geschwollener Nerv, verdickte Nervenscheiden, vermehrte Flüssigkeit im Subarachnoidalraum des Nervs, Gliom, Meningeom der Nervenscheiden oder Atrophie des Sehnerv klassifiziert werden.
Abb. 11 demonstriert den verdickten Sehnervendurchmesser bei kompressiver Optikusneuropathie mit Computer-Gesichtsfeld-Depression bei malignem endokrinem Exophthalmus vor Therapiebeginn (links) und die gebesserte Gesichtsfeld-Funktion mit wieder normalem Sehnervendurchmesser 3 Wochen nach Therapie mit Plasmapherese, Cortison und Immunsuppression.

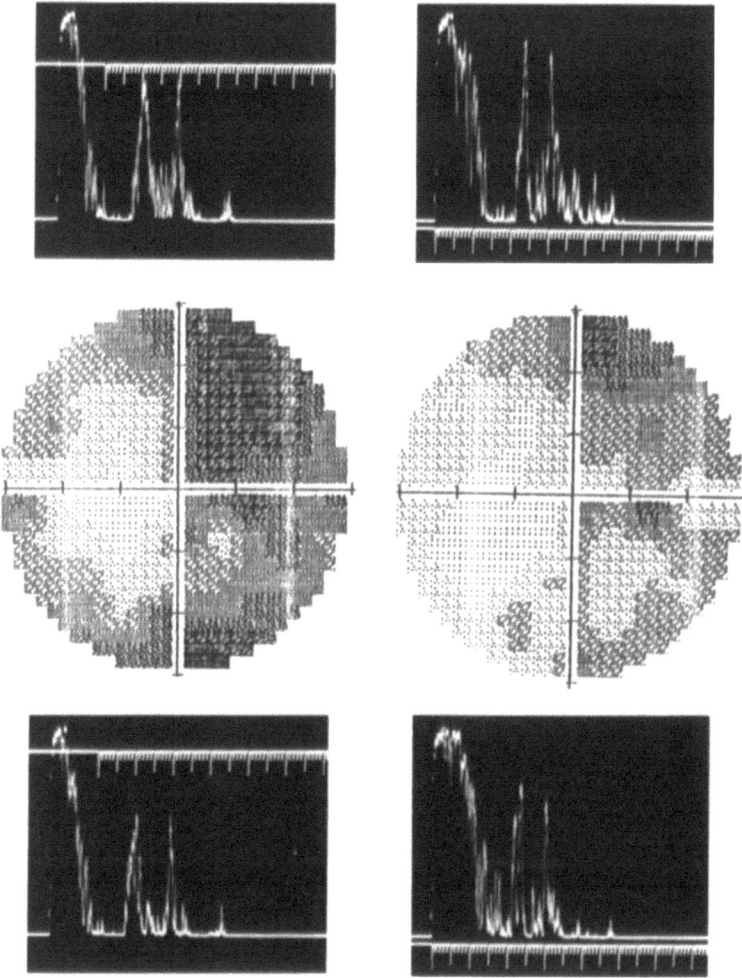

Abb. 11. Echogramme und Gesichtsfelder bei kompressiver Optikusneuropathie vor (linke Reihe) und 17 Tage nach Therapiebeginn (rechte Reihe) bei E. O. Der verdickte Sehnervdurchmesser und die Gesichtsfelddepression haben sich bereits gebessert

4 Klinische Bedeutung

Die hohe Treffsicherheit und Meßgenauigkeit sowie das hohe differential diagnostische Potential geben der standardisierten Echographie die führende Rolle in
der Diagnostik orbitaler Erkrankungen. Die Echographie ist völlig harmlos und eignet
sich deshalb auch ausgezeichnet für Verlaufskontrollen. Die Ultraschallgeräte sind
tragbar und können daher in der Ambulanz, im Operationssaal und am Krankenbett
eingesetzt werden. Die Ultraschalldiagnostik erfordert nur wenig Mitarbeit des
Patienten und läßt sich bei jedem Patienten unabhängig von Alter und Zustand
durchführen; nur Kleinkinder im Alter von 6 Monaten bis 4 Jahren benötigen eine
Narkose. Weitere Vorteile der Echographie sind dynamische Aussagen (z. B. über
Durchblutung) und relativ niedrige Kosten . Im folgenden werden einige Anwen-
dungsgebiete der standardisierten Echographie beschrieben, die ihre über eine
Erstdiagnose hinausgehende große klinische Bedeutung aufzeigen.
Die hohe Spezifität der echographischen Diagnose gestattet es dem Augenarzt, den
Aufwand einer Durchuntersuchung orbitaler Patienten einzuschränken und spezielle
Untersuchungsmethoden gezielter anzuwenden; so führt der echographische Nachweis
einer arteriovenöser Fistel, der oft bereits während der ersten Minute einer Ultraschall-
untersuchung gelingt, zum unmittelbaren Einsatz einer Carotis-Angiographie. Die
doch eingreifende Methode würde sonst wegen ihrer Invasivität erst am Ende einer
langen Reihe röntgenologischer und anderer Untersuchungen (wenn überhaupt)
berücksichtigt werden. Patienten mit spontanen arteriovenösen Fisteln werden oft

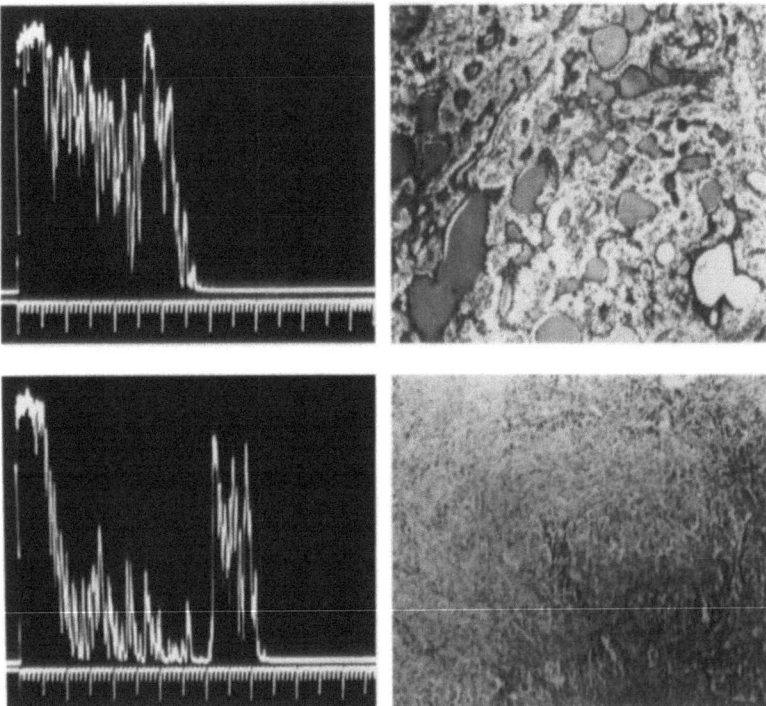

Abb. 12. Paraokulare Echogramme und histologische Schnitte eines pleomorphen Adenoms (oben) und
eines Lymphoms der Tränendrüse (unten). Die Histologie erklärt den unterschiedlichen Reflexionsgrad
der Echogramme: zahlreiche Grenzflächen beim pleomorphen Adenom der Tränendrüse (oben) verursachen starke Echosignale, während das Lymphom (unten) nur aus Zellen und Zellgruppen besteht

monatelang wegen der gestauten episcleralen Gefäße antiphlogistisch behandelt; die echographische Diagnostik kann bei alten Patienten auch die Carotis-Angiographie vermeiden helfen, wenn sie bei Verlaufskontrollen arteriovenöser Fisteln einen spontanen Verschluß anzeigt.

4.1 Operationsplanung

Echographischen Befunde spielen auch eine wichtige Rolle beim *Planen eines operativen Eingriffs*. Bei Nachweis eines epithelialen Tränendrüsentumors z. B. ist eine Totalexstirpation über eine Krönleinsche temporäre Orbitotomie absolut angezeigt, da eine Probeexzision und damit Eröffnung der Tumorkapsel die Rezidivrate enorm erhöhen würde.

Die echographische Diagnose eines Tränendrüsenlymphoms dagegen erfordert eine Probeexzision, um nach dem histologischen Befund die spezifische NHL-Therapie einleiten zu können (Abb. 12). Dann kann bei echographischen Verlaufskontrollen der Therapieerfolg kontrolliert werden.

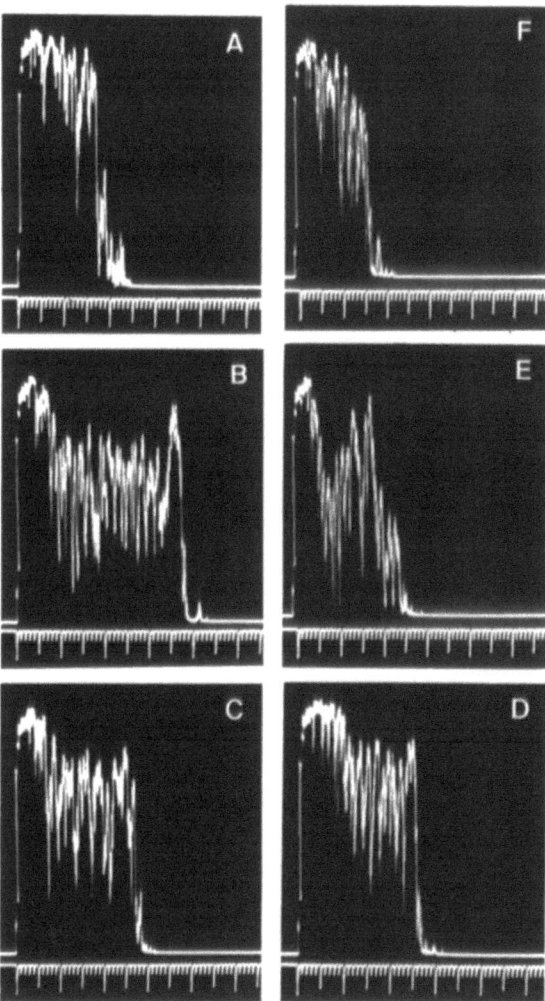

Abb. 13. Echographische Verlaufskontrollen bei Behandlung einer akuten Dakryoadenitis während langdauernder, hochdosierter Cortisonmedikation: die stark vergrößerte Tränendrüse (*B*) wird zunächst rasch kleiner (*C*). Wegen Symtpom- und Schmerzfreiheit setzte die Patientin die Therapie ab; erst bei fortgesetzer Therapie weitere Größenabnahme (*D* → *E*) und nach 3 Monaten ist die Tränendrüse wieder normal (*F*). *A* gesunde Tränendrüse der anderen Seite zum Vergleich

4.2 Verlaufskontrolle

Verlaufskontrollen orbitaler Krankheitsprozesse sind ein häufiges Anwendungsgebiet der Echographie. Dabei kann es sich um kurzfristige, oft tägliche Untersuchungen zum frühzeitigen Nachweis einer Abszeßbildung bei akuter orbitaler Cellulitis oder um langfristige Kontrollen (die sich über Wochen oder Monate erstrecken können) z. B. bei Cortisonbehandlung eines entzündlichen Prozesses handeln. Bei akuter orbitaler Cellulitis gilt es, frühzeitig die Entwicklung eines Abszesses, die in nur wenigen Stunden erfolgen kann, zu entdecken und die Eiterhöhle nach exakter echographischer Lokalisation vollständig zu drainieren; ein solches Vorgehen kann lebensrettend sein. Häufiger werden echographische Verlaufskontrollen während einer hochdosierten Cortisonbehandlung entzündlicher orbitaler Pseudotumoren, einer Myositis oder Dacryoadenitis (Abb. 13) durchgeführt. Bei einer solchen Behandlung kommt es einerseits darauf an, Cortison in hoher Dosierung so kurz wie möglich zu geben; andererseits darf man die Cortisonmedikation nicht vorzeitig reduzieren oder absetzen, da es dann häufig zu schwer kontrollierbaren Rezidiven kommt. Die klinischen Symptome (z. B. Lidschwellung oder Schmerzen) bessern sich oft schon nach wenigen Tagen, lange bevor der Krankheitsprozeß selbst unter Kontrolle ist. Die Echographie ist zumeist die einzige Methode, mit der man die Reaktion der eigentlichen Läsion auf die Cortisonbehandlung überprüfen kann.

4.3 Radiotherapie und Trauma

Echographische Befunde sind für die Planung und Durchführen einer *Strahlenbehandlung* wichtig und können auch bei akuten Notfällen z. B. bei einem posttraumatischen Hämatom der Orbita, sehr nützlich sein (Abb. 14). Bei Erblindung nach einem

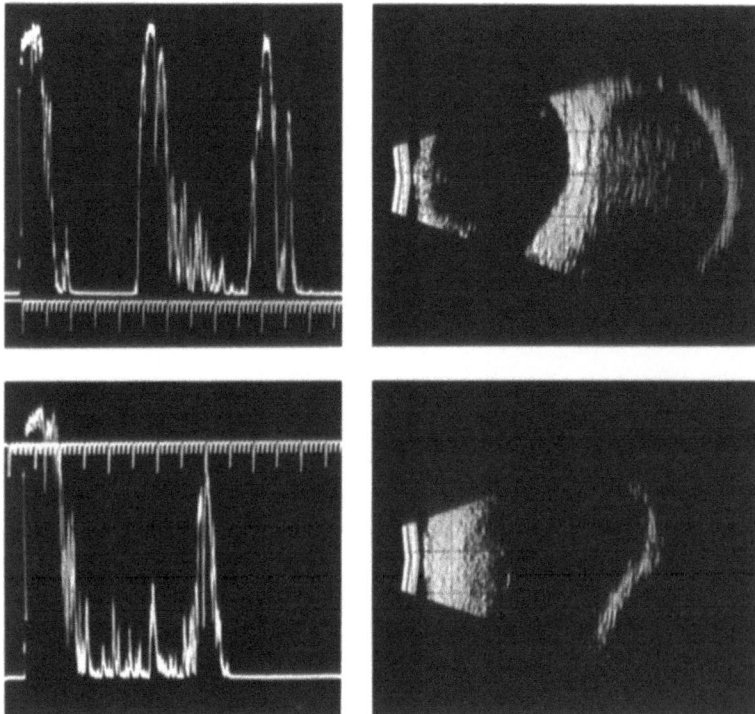

Abb. 14. A- und B-Bildechogramme eines riesigen subperiostealen Hämatoms (transokular oben; paraokulär unten)

Schädeltrauma kann die echographische Diagnose eines subperiostealen Hämatoms mit Optikuskompression rasch zur gezielten Drainage des Hämatoms führen und so das Sehvermögen retten.

5 Wertung

Pathologische Prozesse der Orbita stellen heute primär eine Indikation zur standardisierten Echographie der Orbita dar. Mit dieser Methode ist die Erfassung nahezu aller in Frage kommenden pathologischen Prozesse möglich; die spezifische Zuordnung zu einzelnen Krankheitsbildern erfolgt darüber hinaus wesentlich präziser als mittels anderer bildgebender Verfahren. Grundsätzlich ist die Darstellung von Tumoren der Orbita auch mittels CT und MRT möglich, allerdings sind wesentliche Tumorkriterien wie Infiltration von Muskeln oder Nerven und die exakte Größenmessung etc. nicht ausreichend genau erhebbar. Zeigt der echographische Befund die Orbitawand überschreitende Krankheitsprozesse mit Knochendefekten an oder Tumoren der Orbitaspitze mit möglichem extraorbitalem Übergreifen (Keilbeinmeningeom, Opticusgliom u. a.), ist der gezielte Einsatz der CT angezeigt, da der Schallstrahl gesunden Knochen nicht durchdringen kann.

Literatur

Böck J, Ossoinig KC (1969) Die Beziehungen zwischen der histologischen Struktur und dem Echogramm als Grundlage einer unblutigen Gewebsdifferenzierung. Klin Mbl Augenheilk 155: 687—695

Ossoinig KC (1973) Ein neues Gerät für die klinische Echo-Ophthalmographie — Vorschläge zur Standardisation wichtiger Geräteparameter. In: Massin M, Poujol J (eds) Diagnostica ultrasonica in ophthalmologia (Proc SIDUO IV, Paris, 1971). Cen Nat d'Ophthal des Quinze-Vingts, Paris, pp 131—137

Ossoinig KC (1974) Quantitative echography — the basis of tissue differentiation. J Clin Ultrasound 2/1: 33—46

Ossoinig KC, Patel JH (1977) A scan instrumentation for acoustic tissue differentiation. II. Clinical significance of various technical parameters of the 7200 MA unit of Kretztechnik. In: White D, Brown RE (eds) Ultrasound in medicine (Proc 1st triennial meeting of WFUMB, 21st annual meeting of AIUM and SIDUO VI, San Francisco, 1976), vol 3 B. Plenum, New York, pp 1949—1954

Ossoinig KC, Patel JH (1977) A scan instrumentation for acoustic tissue differentiation. III. Testing and calibration of the 7200 MA unit of Kretztechnik. In: White D, Brown RE (eds) Ultrasound in medicine (Proc 1st triennial meeting of WFUMB, 21st annual meeting of AIUM and SIDUO VI, San Francisco, 1976), vol 3 B. Plenum, New York, pp 1955—1964

Ossoinig KC (1978) Echography of orbital disorders. In: de Vlieger M (ed) Clinical handbook of ultrasound. Wiley, New York, pp 881—904

Ossoinig KC (1979) The technique of measuring extraocular muscles. In: Gernet H (ed) Diagnostica ultrasonica in ophthalmologia. Remy, Münster, pp 166—172

Ossoinig KC, Cennamo G, Frazier-Byrne S (1981) Echographic differential diagnosis of optic-nerve lesions. In: Thijssen JM, Verbeek AM (eds) Docum Ophthal Proc Series, vol 29. Dr W Junk Publ, The Hague

Ossoinig KC (1982) Bedeutung der standardisierten Echographie für die Diagnstok orbitaler und periorbitaler Krankheitsherde. In: Lund OE, Riedel K (Hrsg) Automation und neuere Technologie in der Ophthalmologie. F Enke, Stuttgart, S 110—144

Ossoinig KC (1984) Ultrasonic diagnosis of Graves ophthalmopathy. In: Gorman CA, et al (eds) The eye and orbit in thyroid disease. Raven Press, New York

Ossoinig KC, Hasenfratz G (1983) Die Rolle der standardisierten Echographie in der Diagnose und Behandlung der orbitalen Myositis. Fortschr Ophthalmol 80: 475—481

Ossoinig KC, Hermsen M (1983) Myositis of extraocular muscles diagnosed with standardized echography. In: Hillman JS, Le May MM (eds) Ophthalmic ultrasonography. Dr W Junk Publ, The Hague

Patel JH, Ossoinig KC (1977) A scan instrumentation for acoustic tissue differentiation. I. Signal processing in the 7200 MA unit of Kretztechnik. In: White D, Brown RE (eds) Ultrasound in medicine (Proc 1st triennial meeting of WFUMB, 21st annual meeting of AIUM and SIDUO VI, San Francisco, 1976), vol 3 B. Plenum, New York, pp 1939—1947

Till P (1976) Solid tissue model for the standardization of the echo-ophthalmograph 7200 MA (Kretztechnik). Documenta Ophthal 41/2: 205—240

Till P, Ossoinig KC (1977) First experiences with a solid tissue model for the standardization of A- and B-scan instruments in tissue diagnosis. In: White D, Brown RE (eds) Ultrasound in medicine (Proc 1st triennial meeting of WFUMB, 21st annual meeting of AIUM and SIDUO VI, San Francisco, 1976), vol 3 B. Plenum, New York, pp 2167—2174

Till P, Hauff W (1981) Differential diagnostic results of clinical echography in orbital tumours. In: Thijssen JM, Verbeek AN (eds) Docum ophthal proc series, vol 29. Dr W Junk Publ, The Hague

Till P (1980) Echographische Gewebsdifferenzierung in der Augenheilkunde. Ultraschall 1: 297—303

Till P, Steinkogler FJ (1985) Die Bedeutung der echographischen Gewebsdifferenzierung für die Orbitachirurgie. Klin Mbl Augenheilk 186: 296—299

3
Nasennebenhöhlen

N. Gritzmann und F. Frühwald

1 Anatomie

Das NNH-System besteht aus Kieferhöhlen, Stirnhöhlen, Siebbeinzellen und Keilbeinhöhlen.

Die NNH der 1. Serie (Stirnhöhlen, Kieferhöhlen sowie vordere Siebbeinzellen) weisen einen gemeinsamen Sekretabfluß auf, ebenso die NNH der 2. Serie (hintere Siebbeinzellen sowie Keilbeinhöhlen).

Die NNH münden mit den Ausführungsgängen in die Nasenhöhle.

1.1 Kieferhöhle

Die Kieferhöhle ist bereits bei der Geburt angelegt. Beim Erwachsenen hat sie eine durchschnittliche Tiefe von 34 mm, eine Breite von 23 mm sowie eine Höhe von 33 mm (Geyer 1984). Die Größenausdehnung der Kieferhöhlen ist zumeist relativ symmetrisch.

1.2 Siebbeinlabyrinth

Das Siebbeinlabyrinth weist oft bereits bei der Geburt eine geringe Pneumatisation auf. Es wird zwischen vorderen und hinteren Siebbeinzellen differenziert, wobei die hinteren Siebbeinzellen breiter als die vorderen sind. Die Größenausdehnung der Siebbeinzellen ist zumeist relativ symmetrisch.

1.3 Stirnhöhle

Die Stirnhöhle ist bei der Geburt noch nicht angelegt. Die vollständige Entwicklung tritt ca. mit dem 20. Lebensjahr ein. Die Größenausdehnung zeigt häufig große Variationen, auch besteht oft ein großer Seitenunterschied. Manchmal fehlen die Stirnhöhlen, oder sie sind lediglich in Form von vorgeschobenen Siebbeinzellen entwickelt.

1.4 Keilbeinhöhle

Die Keilbeinhöhle liegt in der Tiefe des Gesichtsschädels, hinter den Siebbeinzellen. Am Ende der Pubertät sind die Keilbeinhöhlen im allgemeinen voll entwickelt. Eine asymmetrische Ausbildung ist häufig.

2 Untersuchungstechnik und Sonoanatomie

In der Nasennebenhöhlendiagnostik werden zumeist A-Bild-Geräte eingesetzt. Die relativ einfache und auch leicht zu erlernende Untersuchung der NNH ist auch unter Verwendung von Real-time-B-mode-Geräten möglich. Auf die Bedeutung des A-modes wird im Kapitel „Orbita" eingegangen.

Die Untersuchung mittels B-Bild sollte mit möglichst stiftförmigen Schallköpfen durchgeführt werden, wobei die Auflagefläche des Schallkopfes 1 cm² nicht übersteigen soll. Moderne Sektor-Schallköpfe erfüllen im allgemeinen diese Voraussetzungen. Frequenzen zwischen 5 und 7,5 MHz haben sich bewährt. Der Patient wird typischerweise im Sitzen untersucht.

Die Untersuchung der Kieferhöhle erfolgt ca. in Höhe des Austritts des N. infraorbitalis. Besondere Aufmerksamkeit bei der Kieferhöhlenuntersuchung sollte dem Recessus alveolaris sowie dem Recessus zygomaticus gewidmet werden, da hier kleinere Flüssigkeitsretentionen leicht übersehen werden können.

Zur Darstellung der Stirnhöhle wird der Schallkopf zwischen medialer Augenbraue und Glabella aufgesetzt und somit der tiefste Punkt der Stirnhöhle ausgesucht. In diesem Bereich sind Sekretansammlungen primär nachweisbar.

Die Untersuchung des vorderen Siebbeinlabyrinths wird vom medialen Augenwinkel aus begonnen. Weiters kann eine transbulbäre Untersuchung vom seitlichen Augenwinkel aus erfolgen.

Die hinteren Siebbeinzellen und die Keilbeinhöhle sind sonographisch, außer bei kompartmentüberschreitenden Prozessen nicht analysierbar.

Die normale lufthältige NNH stellt sich sonographisch nicht dar, es ist lediglich ein umschriebenes bandförmiges Eintrittsecho im Bereich der Vorderwand der NNH nachweisbar. Dahinter zeigen sich zahlreiche luftbedingte Wiederholungsartefakte. Die NNH-Hinterwand ist sonographisch im Normalfall nicht darstellbar (Abb. 1).

Bei pathologischem NNH-Inhalt kann bei entsprechender Ausdehnung des Prozesses auch die Hinterwand dargestellt werden. Beim Nachweis eines pathologischen Inhaltes, insbesondere bei Verdacht auf Sekret sollte stets auch die Untersuchung am liegenden Patienten durchgeführt werden, um die Beweglichkeit des NNH-Inhaltes nachzuweisen und so Rückschlüsse auf die Genese des Inhaltes zu erhalten. Grundsätzlich ist eine seitenvergleichende Untersuchung sämtlicher NNH empfehlenswert.

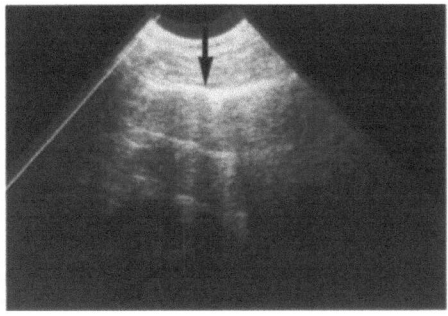

Abb. 1. Querschnitt linke Kieferhöhle: Kieferhöhlenvorderwand (↓) mit zahlreichen Wiederholungsechos. Die Kieferhöhlenhinterwand nicht darstellbar: Normal lufthältige Kieferhöhle

Die Dokumentation erfolgt mit Multiformatkamera, wobei im Normalfall (d. h. lufthältige NNH), je ein Längs- sowie ein Querschnitt jeder NNH mit genauer Bildbeschriftung dokumentiert wird.

3 Nebenhöhlenerkrankungen

Die Sinusitis ist die häufigste Erkrankung der NNH, wobei die Kieferhöhle am häufigsten betroffen ist. Danach folgen das Siebbeinlabyrinth, die Stirnhöhlen und die Keilbeinhöhlen. Beim Kind ist das Siebbein die häufigste Entzündungslokalisation. Sinusitiden sind zumeist durch Engstellen des Siebbeinlabyrinths bedingt (Messerklinger 1966). Bei Allergikern sind Nebenhöhlenentzündungen wesentlich häufiger als bei der Normalbevölkerung.

3.1 Akute Sinusitis

Im Rahmen von Infektionserkrankungen des oberen Respirationstraktes kommt es häufig zu einer Beteiligung der NNH-Schleimhaut. Dies kann einerseits zu einer Schleimhautschwellung führen, andererseits zu einer Schleimhautschwellung mit Sekretbildung.

Sonographisch stellt sich die Schleimhautschwellung als echoarme, im allgemeinen glatt begrenzte, der NNH-Wand aufsitzende Strukturalteration dar (Abb. 2). Seröses Sekret ist sonographisch als echofreier, zystischer Inhalt darstellbar (Abb. 3, 4). Die Treffsicherheit im Nachweis eines Sekretspiegels liegt bei 90 bis 95% (Mann 1984). Falsch negative Befunde ergeben sich bei minimalen Sekretansammlungen im Bereich des Recessus alveolaris bei zähem bzw. wenig verschieblichen Sekret oder bei schleimig-purulentem Sekret mit Lufteinschlüssen. Ursache eines falsch negativen

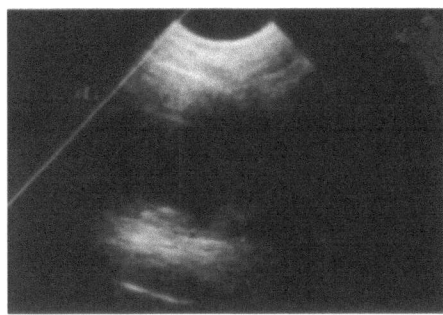

Abb. 2. Längsschnitt Kieferhöhle: Flüssigkeitsgefüllte Kieferhöhle mit schmaler wandständiger Schleimhautschwellung

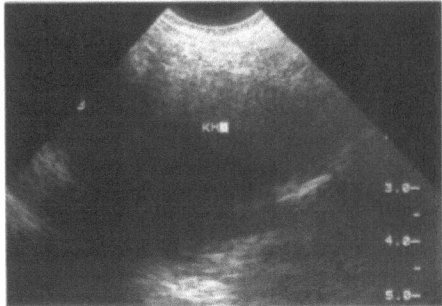

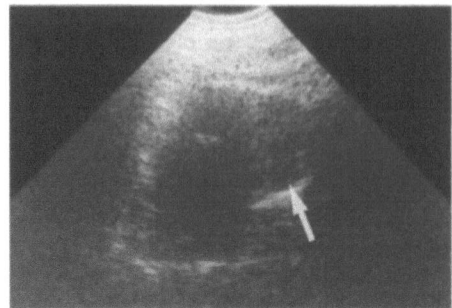

 Abb. 3. Längsschnitt linke Kieferhöhle: Flüssigkeitsgefüllte Kieferhöhle mit wandständiger solider
Struktur: Schleimhautschwellung

 Abb. 4. Querschnitt linke Kieferhöhle: Flüssigkeitsgefüllte Kieferhöhle bei akuter Sinusitis. ↑ Recessus zygomaticus

Ergebnisses kann auch falsche Lagerung des Patienten sein, wobei sich Luft
zwischen Stirnhöhlenvorderwand und Sekret schiebt und so zu einer Totalreflexion der
Ultraschallwellen führt.

Mann gibt die Anzahl der falsch positiven sonographischen Untersuchungen mit 1,2%
der Fälle an. Der Grund liegt vorwiegend im fehlerhaften Aufsetzen des Transducers,
wobei zumeist eine zu weit laterale Lage gewählt wird und die Wangenweichteile
fälschlich als echoarme Strukturalteration der Kieferhöhle interpretiert werden. Eine
weitere Ursache eines falsch positiven Befundes kann eine abnorme Konfiguration des
Oberkiefers sein.

Die Anzahl der richtig negativen sonographischen Untersuchungen ist als hoch
einzuschätzen (Mann 1984).

Die Differenzierung zwischen Schleimhautschwellung und Schleimsekret kann auf-
grund der geringen Impedanzunterschiede Schwierigkeiten bereiten. Wie schon bei der
Untersuchungstechnik erwähnt, empfiehlt sich bei pathologisch verändertem NNH-
Inhalt die Untersuchung im Liegen, um die Beweglichkeit des Sekretes zu dokumentie-
ren. Falls lediglich eine Schleimhautschwellung besteht, kommt es im Liegen zu keiner
Änderung des sonographischen Bildes.

Schleimhautschwellungen sind ab einer Dicke von 3 bis 8 mm sonographisch differenzierbar (Mann 1984, Stammberger 1979). Die Treffsicherheit im Nachweis der NNH-
Entzündungen ist, nach unseren Erfahrungen, im Kieferhöhlenbereich am größten,
gefolgt von den vorderen Siebbeinzellen sowie von der Stirnhöhle. Insbesondere im
Stirnhöhlenbereich ist die Differenzierung zu sehr echoarmen, soliden Prozessen
schwierig, da häufig, infolge der größeren Dicke des Knochens, Artefakte den NNH-
Inhalt überlagern (Abb. 5).

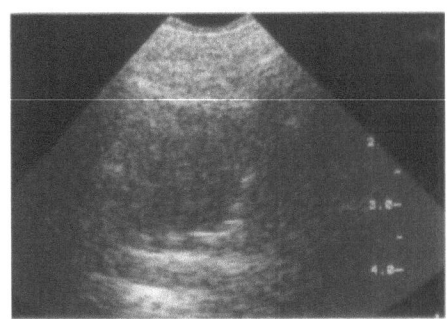

 Abb. 5. Längsschnitt rechte Kieferhöhle: Echoarme Infiltration der
Kieferhöhle: Endoskopisch ausgedehnte Schleimhautschwellung

3.2 Sinusitis polyposa

Polypöse Schleimhautschwellungen entstehen häufig nach rezidivierenden Entzündungen und sind vor allem bei Allergikern nachweisbar. Bei höhergradiger Polyposis mit Sekretansammlung, die radiologisch lediglich eine wolkige Verschattung der NNH ergibt, ist sonographisch eine Differenzierung zwischen Polyp und Sekretretention möglich (Abb. 6 A, B, 7).

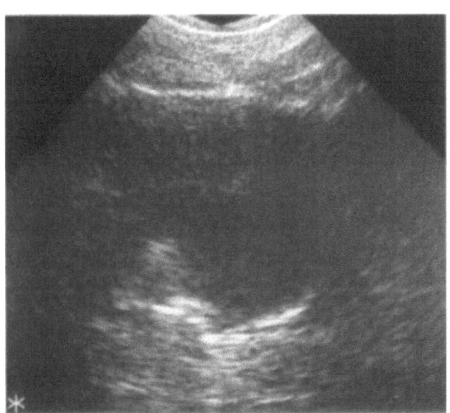

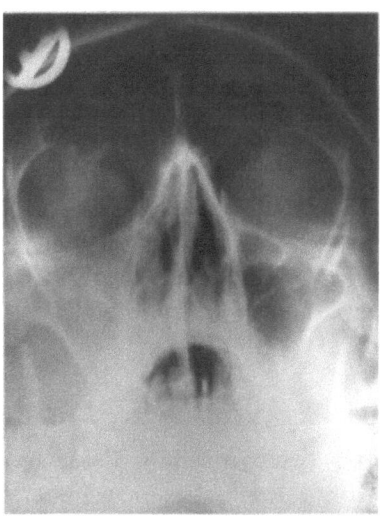

Abb. 6A. Querschnitt rechte Kieferhöhle: Flüssigkeitsgefüllte Kieferhöhle mit ausgedehnter Schleimhautschwellung

Abb. 6B. Totalverschattung rechte Kieferhöhle, knöcherne Konturen intakt

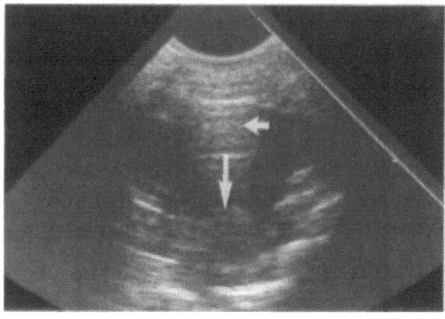

Abb. 7. Querschnitt linke Kieferhöhle: Großteils flüssigkeitsgefüllte Kieferhöhle mit geringem Restluftgehalt (←) (luftbedingte Wiederholungsechos) und polypoider Schleimhautschwellung (↓)

Bei solitären kleinen Polypen besteht jedoch häufig kein Kontakt zur vorderen NNH-Wand. Infolgedessen ist Luft zwischen Kieferhöhlenvorderwand und Polyp interponiert und es tritt eine Totalreflexion der Schallwellen auf, so daß sich diese Polypen der sonographischen Diagnostik entziehen. Die Treffsicherheit im Nachweis einer polypoiden Veränderung liegt lediglich bei 60% (Mann 1984).

3.3 Mucocelen

Mucocelen sind schleimgefüllte Retentionscysten, die einen expansiven Charakter aufweisen. Bei Superinfektion entsteht eine Pyocele. Sonographisch zeigt sich eine glatt begrenzte, cystische Raumforderung, die zu einer deutlichen Knochenverdünnung führen kann. Nach Caldwell-Luc-Operationen können Kieferhöhlenmucocelen entstehen (Abb. 8). Dies ist durch den narbigen Verschluß des Ausführungsganges bedingt. Narbengewebe erscheint sonographisch echoreich.

Orbitale Mucocelen gehen in erster Linie von der Stirnhöhle aus, seltener von den Siebbeinzellen. Die Hauptlokalisation ist der obere mediale Quadrant (Rochels et al. 1985).

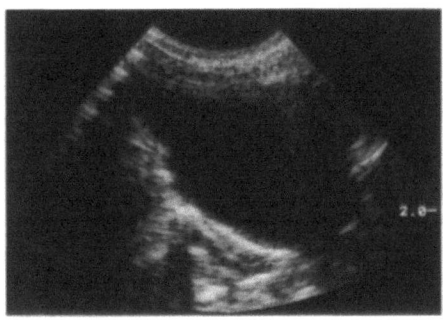

Abb. 8. Längsschnitt Kieferhöhle: Große Mucocele nach Caldwell-Luc-Operation

3.4 Traumatische Läsionen

Bei traumatischen Veränderungen des Gesichtsschädels werden im allgemeinen Röntgenaufnahmen, gegebenenfalls ergänzt mit Schichtung durchgeführt. Sonographisch können Frakturen bei pathologischem NNH-Inhalt ebenfalls dargestellt werden. Der Haematosinus erscheint sonographisch als homogener, sehr echoarmer Inhalt. Weiters können bei Blow-out-Frakturen prolabierte Orbitaweichteile diagnostiziert werden (Geyer und Rochels 1984, Ord et al. 1981, Rochels et al. 1984).

Aufgrund der Schmerzhaftigkeit bei frischen Gesichtsschädeltraumen verzichten wir jedoch zumeist auf die sonographische Untersuchung der NNH, da Nativröntgen, Tomographie und coronale Computertomographie eine übersichtliche Klärung der traumatischen Veränderungen ermöglichen. Insbesondere ist mittels coronaler CT ein Muskelprolaps in die Kieferhöhle sicher darzustellen.

3.5 Solide Tumoren der NNH

Solide Tumoren gehen in 60% der Fälle von der Kieferhöhle, in 20% vom Naseninneren, in 15% vom Siebbeinlabyrinth, in 4% vom Naseneingang und in lediglich 1% von der Stirn- bzw. Keilbeinhöhle aus (Becker 1983). Die Tumoren bleiben in der Regel relativ lange klinisch stumm.

Sonographisch stellen sich blastomatöse Raumforderungen als heterogen strukturierte, relativ echoreiche Raumforderungen dar (Abb. 10). Diese führen häufig zu einer Destruktion der NNH-Wände (Sayegh und Trier 1971). Die Osteodestruktion ist sonographisch gut darstellbar, wenn die NNH-Wand senkrecht zur Schallausbreitungsrichtung dargestellt werden kann. Tumorinfiltrationen in die Orbita bzw. in die vor den NNH gelegenen Stirn- bzw. Wangen- und Nasenweichteile können sonographisch in ausgezeichneter Weise dargestellt werden (Abb. 11, 12). Ausgedehnte Osteodestruktionen sind sonographisch allerdings nur unzureichend erfaßbar. Hier liegt die Hauptindikation der Computertomographie in der NNH-Diagnostik. Eine histologische Differenzierung solider NNH-Tumoren ist sonographisch nur unzureichend möglich. Der Nachweis einer Osteodestruktion läßt jedoch den malignen Tumor

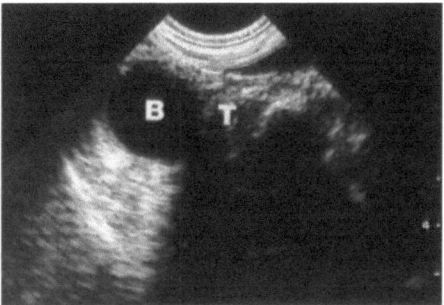

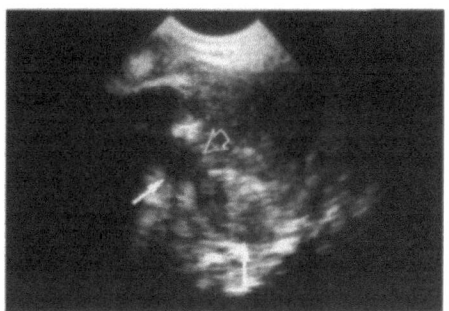

 Abb. 9. Längsschnitt Bulbus (*B*) und Kieferhöhle: Echoarme tumoröse Infiltration (*T*) der Orbita bei Kieferhöhlencarcinom

 Abb. 10. Querschnitt rechte Kieferhöhle: Solider Tumor der rechten Kieferhöhle mit Durchbruch durch die laterale Kieferhöhlenwand (⇩) und Infiltration in die Weichteile (↑↑)

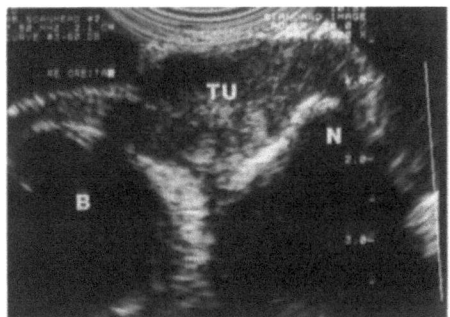

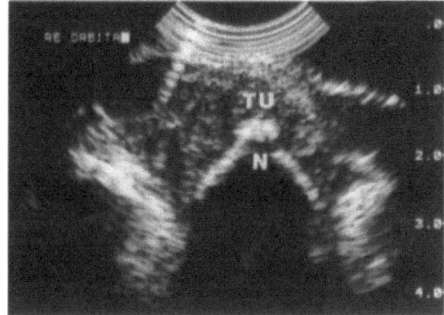

 Abb. 11. Querschnitt rechte mediale Orbita: Solide, tumoröse Raumforderung (*TU*) im Bereich des rechten medialen Augenwinkels. Histologisch: Non-Hodgkin-Lymphom. *B* Bulbus, *N* Nasenbein

 Abb. 12. Querschnitt Nasenwurzel: Tumoröse Infiltration (*TU*) der Weichteile der Nasenwurzel im Rahmen eines Non-Hodgkin-Lymphoms. *N* Nase

vermuten (Abb. 9). Ein inhomogener NNH-Inhalt kann jedoch neben malignen Tumoren auch bei Pilzinfektionen gefunden werden (Mann 1984).

Die häufigsten malignen Tumoren sind Plattenepithelcarcinome der NNH, weiters folgen adenocystische Carcinome und maligne Lymphome.

4 Wertung

Die Sonographie besitzt einen hohen Stellenwert im Nachweis akuter NNH-Entzündungen. Als Basisuntersuchung führen wir stets die röntgenologische Untersuchung der NNH mittels nicht geneigter, geneigter sowie axialer Aufnahme durch. Die Sonographie ermöglicht jedoch die Durchführung von Verlaufskontrollen unter Therapie. Ein hoher Stellenwert kommt der sonographischen Diagnostik naturgemäß bei Schwangeren sowie Kindern zu. Insbesondere bei Kindern erweist sich die Sonographie dem Nativröntgen überlegen, da die kindlichen NNH nur eine geringe Pneumatisation aufweisen, wodurch die radiologische Beurteilung erschwert wird (Mann et al. 1976, Revonta 1979, Revonta et al. 1980).

Auch Mucocelen können sonographisch mit hoher Treffsicherheit diagnostiziert werden. Sie sind jedoch lediglich bei Kontakt der Retentionscyste mit der NNH-Vorderwand darstellbar.

Bei soliden blastomatösen Laesionen der NNH zeigt die Sonographie nur einen eingeschränkten Stellenwert. Wie auch bei polypösen Veränderungen können kleine, nicht vorderwandständige Tumoren der sonographischen Diagnostik entgehen. Weiters sind große, die NNH-Wände durchbrechende Tumoren sonographisch häufig nur unzureichend analysierbar. Hier weist die Computertomographie einen hohen Stellenwert auf und ist als obligate Untersuchung anzusehen. Eine histologische Differenzierung von soliden Tumoren ist mittels B-Bild nur unzureichend möglich, so daß die Kieferhöhlenendoskopie und die Biopsie in ihrem Stellenwert unbestritten sind.

Der Nachweis orbitaler Komplikationen von NNH-Erkrankungen ist mittels Sonographie in ausgezeichneter Weise möglich (Till und Ossoinig 1972, Till 1975, Rochels und Geyer 1981) (siehe auch Kapitel 2).

Traumatische Läsionen, wie die Blow-out-Fraktur, sind, für den Patienten schonender, mittels coronaler CT abzuklären. Hierbei bietet die CT den Vorteil neben den Weichteilläsionen auch eine exakte Beurteilung des Knochens zu ermöglichen.

Literatur

Albegger K, Huber EG (1985) Die enzündlichen Erkrankungen der Nase und der Nasennebenhöhlen im Kindesalter. Pädiatr Radiol 20: 315—323

Bauer WJ, Bockmeyer M, Mang W (1982) Ultraschalldiagnostik der Nebenhöhlen. HNO-Nachrichten 48: 1100

Bauer WJ, Bockmeyer M, Mang WL (1983) Endoskopisch kontrollierte Ultraschalldiagnostik der Kieferhöhlen. Larnygol Rhinol Otol (Stuttg) 62/10: 443—445

Becker W, Naumann HH, Pfaltz CR (1983) Hals-Nahren-Ohren-Heilkunde. G Thieme, Stuttgart New York

Berg O, Carenfelt C (1985) Etiological diagnosis in sinusitis: ultrasonography as clinical complement. Laryngoscope 95/7 (Pt 1): 851—853

Berger WE (1983) Use of A-mode ultrasound for diagnosis of sinus disease in young children. Ann Allergy 56/1: 39—43

Edell SL, Isaacson S (1978) A-mode ultrasound evaluation of the maxillary sinus. Otolaryngol Clin North Am 11/2: 531—540

Frühwald H, Eschberger J, Till P (1981) Grundlagen der echographischen Diagnose akuter und chronischer Sinusitiden. Laryngol Rhinol Otol (Stuttg) 60/8: 431—433

Geyer G (1984) Nasennebenhöhlen III, 3.5. In: Braun B, Günther R, Schwerk WB (Hrsg) Ultraschalldiagnostik. Eco med

Geyer G, Rochels R (1984) Endoskopische und echographische Diagnostik bei Orbitalbodenfrakturen. Fortschr Ophthalmol 81: 119

Gilbricht E, Heidelbach JG (1968) Ultraschalldiagnostik in der Medizin und ihre Anwendungsmöglichkeiten im HNO-Bereich. Laryng Rhinol 47: 737

Gilbricht E, Heidelbach JG (1969) Über diagnostische Möglichkeiten mit dem Ultraschall-Echolot-Verfahren bei Erkrankungen der Kieferhöhlen. Laryng Rhinol 48: 365

Heidelbach JG, Gilbricht E (1969) Über die Anwendung des Ultraschallecholotverfahrens in der Stirnhöhlendiagnostik. Laryng Rhinol 48: 699

Holmer NG, Andreasson L, Jannert M (1982) New ultrasonic equipment for diagnostic screening of paranasal sinuses. An experimental study. Acta Otolaryng (Stockh) [Suppl]: 389

Illum P, Jeppesen F, Langebaek E (1972) X-ray examination and sinuscopy in maxillary sinus disease. Acta Otolarnygol 74: 287

Jannert M (1982) Maxillary ostial function tests and diagnostic ultrasonography of paranasal sinuses. Thesis, University of Lund, Malmö

Jannert M, Andreasson L, Holmer NG (1983) The pulsed ultrasound method adapted for examination of paranasal sinuses. Rhinol 21/1: 45—48

Keidel WD (1947) Über die Verwendung des Ultraschall in der klinischen Diagnostik. Artzl Forsch Z Forschungsergeb Ges Med 1: 349

Kitamura T, Kaneko T (1965) Le diagnostic des affections du sinus maxillaire par ultra-sons impulsis. Ann Oto-Laryng 82: 711

Kitamura T, Kaneko T, Asano H, Miura T (1969) Ultrasonic diagnosis in otolaryngology. J Eye, Ear, Nose and Throat Monthly 48: 121

Kuhn JP (1986) Imaging of the paranasal sinuses: current status. J Allergy Clin Immunol 77/Pt 1: 6—8

Landman MD (1986) Ultrasound screening for sinus disease. Otolaryngol Head Neck Surg 94/2: 157—164

Mabry RL (1984) Office diagnosis of sinus disorders: the role of ultrasound scanning. Laryngoscope 94/8: 1042—1044

Mang WL, Bauer WJ (1984) Ultraschalldiagnostik der Nasennebenhöhlen: Ein Fortschritt in der HNO-Praxis? Laryngol Rhinol Otol (Stuttg) 63/12: 601—603

Mann W (1975) Die Ultraschalldiagnostik der Nasennebenhöhlen und ihre Anwendung in der Freiburger HNO-Klinik. Arch Otorhinolaryngol 211: 145

Mann W (1976) Die Ultraschalldiagnostik der NNH-Erkrankungen mit A- und B-Scan. Rhinol 55: 48

Mann W (1979) Diagnostik ultrasonography in paranasal sinus disease. A 5-year review. ORL 41: 168

Mann W (1984) Ultraschall im Kopf-Hals-Bereich. Springer, Berlin Heidelberg New York

Mann W, Beck CHl, Apostolidis T (1977) Liability of ultrasound in maxillary sinus disease. Arch Otorhinolaryngol 215: 67

Mann W, Schuler-Voith E (1983) Tumors of the paranasal sinuses and the nose. Rhinology 21: 183

Mann W, Schumann K, Käfer U (1976) Vergleichende röntgenologische und ultrasonographische Untersuchungen kindlicher Nasennebenhöhlen. Klin Pädiat 188: 67

Matschke RG (1984) Die Bewertung der Sonografie bei Erkrankungen der Nebenhöhlen. HNO 32/12: 502—506

Messerklinger W (1966) Über die Drainage der menschlichen Nasennebenhöhlen unter normalen und pathologischen Bedingungen. Mschr Ohr 100: 56

Neukam FW (1985) Endoskopische und Ultraschall-Untersuchung bei Erkrankungen der Kieferhöhle. Zahnärtzl Prax 36/7: 278—280, 282—283

Ord RA, le May M, Duncan JG, Moos KF (1981) A comparison of ultrasound and C.T. scanning in blow out fractures of the orbit. In: Thijssen JM, Veerbek AM (eds) Docum Ophthal Proc Series, vol 29. W Junk Publ, The Hague, p 385

Ossoinig K (1977) Echography of the eye, orbit and periorbital region. In: Arger PH (ed) Orbit roentgenology. Wiley, New York, p 224

Revonta M (1979) A-mode ultrasound of maxillary sinusitis in children. Lancet: 320

Revonta AM, Suonpaa J (1982) Ultrasonography and radiography in the follow-up of resolving maxillary sinusitis in children. Acta Otolaryngol [Suppl] 386: 262

Revonta AM, Suonpaa J, Meurman OH (1980) Die Verlaufskontrolle des Heilungsprozesses der kindlichen Kieferhöhlenentzündung mit der Ultraschalldiagnostik. HNO 28: 91

Rochels R, Bleier R, Geyer G (1984) Echographische Diagnostik des Sinus ethmoidalis. I: Allgemeine Grundlagen experimentelle Untersuchungen, Untersuchungstechnik und Normalbefunde. Laryngol Rhinol Otol (Stuttg) 63/12: 604—608

Rochels R, Geyer G (1981) Echographie orbitaler Komplikationen bei Nasennebenhöhlenerkrankungen. Laryng Rhinol 60: 393

Rochels R, Geyer G, Bleier R (1985) Echographische Diagnostik bei orbitalen Mukozelen. Laryngol Rhinol Otol (Stuttg) 64/4: 181—184

Rochels R, Scherer U, Geyer G, Krummel F (1984) Echographische Diagnostik bei Orbitabodenfrakturen. Laryng Rhinol

Sayegh F, Trier HG (1971) The importance of diagnostic ultrasound (A- and B-mode) of the orbit, in cases with suspicious tumours in the paranasal sinus region. Ophthal Res 2: 183

Schroeder HG, Glanz H, Welgelüssen L (1978) Frakturen des Orbitabodens. Laryng Rhinol 57: 1091

Shapiro GG, Furukawa CT, Pierson WE, Gilbertson E, Bierman CW (1986) Blinded comarison of maxillary sinus radiography and ultrasound for diagnosis of sinusitis. J Allergy Clin Immunol 77/1/Pt 1: 59—64

Spranger H (1981) Ultraschall-Impuls-Echo-Diagnostik. Möglichkeiten und Grenzen der Anwendung für die Zahn-, Mund- und Kieferheilkunde. Med Habil-Schr, Berlin

Stammberger H (1979) Die Ultraschalldiagnostik der Nasennebenhöhlen. Möglichkeiten und spezielle Problematik. Laryng Rhinol 58: 778

Thering HR, Bogart JN (1979) Blowout fracture of the medial orbital wall with entrapment of the medial
    rectus muscle. Plastic Reconstr Surg 63: 848
Till P (1975) Echography in rhinogenic orbital conditions. Mod Probl Ophtal 14: 273
Till P, Ossoinig K (1972) Die Echographie zur Beurteilung des Übergreifens von Oberkiefertumoren auf
    die Orbita. Mschr Ohrenheilk 106: 442
Trigaux JP, Bertrand B, Remacle M, Robillard T, de Fays F (1984) Usefulness and limitations of sinus
    echography in the child. Acta Otorhinolaryngol (Belg) 38/3: 321—330
Uttenweiler V, Fernholz HJ, Stange G (1980) Die Anwendung von Ultraschall in der Nasennebenhöhlen-
    diagnostik. Laryng Rhinol 59: 773
Uttenweiler V, Stange G (1979) Ultraschall-Diagnostik und Nasennebenhöhlen-Erkrankungen. Fortschr
    Med 97/13: 595—598
Zenner HP (1985) Ultraschalldiagnostik der Nasennebenhöhlen. HNO 33/12: 534—540

4
Faciale Weichteile

F. Frühwald

Einleitung

Die Weichteile des Gesichts und auch die Schleimhäute an der Innenseite der Wangen und Lippen sind der Inspektion und Palpation gut zugänglich und daher lediglich im Fall entzündlicher oder tumoröser Veränderungen in der Tiefe der Weichteile Zielgebiet der sonographischen Untersuchung.

Anders die mimische Muskulatur, die mit keinem der anderen in Frage kommenden bildgebenden Verfahren (CT, MRT) sinnvoll untersucht werden kann.

Klinisch ist die Untersuchung nur grob möglich, insbesondere ist die Verlaufsbeurteilung von Innervationsstörungen unter Therapie rein klinisch sehr ungenau.

Mit Hilfe des Elektromyogramms läßt sich die klinische Diagnostik verbessern, die Methode leidet allerdings darunter, daß die Lage der EMG-Sonden nicht kontrolliert werden kann, die Muskeln des Gesichts sind nicht palpabel.

Die Sonographie bietet sich als bildgebende Methode in allen unklaren Fällen an.

Darüber hinaus sind entzündliche und tumoröse Veränderungen der Weichteile des Gesichtes sonographisch leicht und billig erfaßbar.

1 Anatomie

2.1 Wangen, Lippen

Die Weichteile des Gesichtes zeigen einen mehrschichtigen Aufbau: auf die echoreiche Haut und Subcutis folgt eine Muskelschicht. Zwischen Muskulatur und Periost ist im Regelfall noch eine Verschiebeschicht aus Fett-Bindegewebe geschaltet: an Lippen und Wangen bildet eine schmale Schleimhautschicht die innere Begrenzung. Zentral in der Wange liegt der Wangenfettkörper.

1.2 Mimische Muskulatur (Abb. 1,5)

Die mimische Muskulatur des Kopfes stammt von der Muskulatur des zweiten Visceralbogens ab, hat ihre alte Lage am Zungenbein aufgegeben und ist flächenhaft

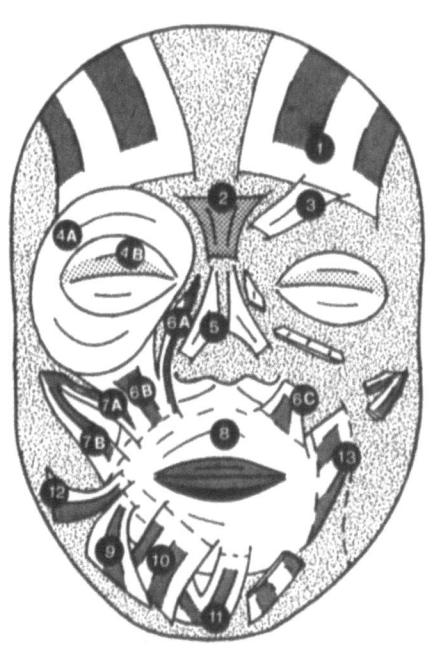

Abb. 1. Schematische Darstellung der mimischen Muskulatur: *1* Venter frontalis m. occipitofrontalis, *2* M. procerus, *3* M. corrugator supercilli. *4 A* Pars orbitalis m. orbitcularis oculi, *4 B* Pars palpebralis m. orbicularis oculi, *5* M. nasalis, *6 A* M. lev. labii alequae nasi, *6 B* M. lev. labii sup., *6 C* M. lev. anguli oris, *7 A* M. zygomaticus minor, *7 B* M. zygomaticus major, *8* M. orbicularis oris, *9* M. depressor anguli oris, *10* M. depressor labii inf., *11* M. mentalis, *12* M. risorius, *13* M. buccinator

über den Kopf gewandert. Sie umgibt die Öffnungen des Kopfes, beeinflußt ihre Form und Größe, setzt an der Haut und anderen Weichteilen des Gesichtes an, die sie gegen die Unterlage verschiebt und dadurch den Ausdruck des Gesichtes verändert. Da sie direkt in die Haut einstrahlt, fehlt ihr die Fascie. Versorgt wird die mimische Muskulatur durch den Nervus facialis.

1.2.1 Muskeln der Stirn

Cranial beginnend, findet man zunächst den *Venter frontalis des M. occipito-frontalis*, der in der Haut der Augenbrauen und der Glabella entspringt und Verbindung zu den Fasern des M. orbicularis oculi besitzt. Er verläuft leicht divergierend nach cranial und setzt an der Galea aponeurotica an. Er runzelt die Stirn und öffnet das Auge.

1.2.2 Muskeln in der Umgebung der Orbita

Der *M. orbicularis occuli* ist der große Ringmuskel des Auges, bestehend aus einer Pars palpebralis, die auf den Augenlidern liegt und einer Pars orbitalis, die erstere in weitem Bogen umkreist und Beziehung zu den Nachbarmuskeln hat. Darüber hinaus beeinflußt der mediale Anteil der Pars palpebralis, auch Pars lacrimalis genannt, die Druckverhältnisse im Bereich der ableitenden Tränenwege. Die Pars palpebralis führt im Wechselspiel mit dem M. levator palpebrae den Lidschlag aus, wobei die Tränenflüssigkeit über der Conjunctiva verteilt wird; die Pars orbitalis dient zum kräftigen Zukneifen der Augen.

Der *M. depressor supercilii* entspringt cranial des Lig. palpebrae medial vom Knochen und strahlt stirnwärts fächerförmig in die Haut des medialen Augenbrauenanteils und in den Stirnmuskel aus.

1.2.3 Muskeln in der Umgebung der Nase

Der *M. procerus* entspringt am Nasenrücken, divergiert nach cranial und setzt in der Haut der Glabella bzw. am *M. frontalis* an. Er erzeugt Querfalten auf der Nasenwurzel und glättet als Antagonist die Haut der Glabella.

Der *M. nasalis* entspringt vom Oberkiefer in der Nähe des Eck- und seitlichen Schneidezahnes und setzt mit seiner Pars transversa am mittleren Teil des Nasenrückens und mit seiner Pars alaris am Unterrand des Nasenflügels an. Er komprimiert einerseits die Nasenflügel, andererseits wird seine Funktion bei tiefer Inspiration sichtbar, wobei der M. depressor septi unterstützend wirkt.

1.2.4 Muskeln in der Umgebung des Mundes

Sie teilen sich in einen ringförmigen Schließmuskel, den M. orbicularis oris und in die zirkumferent radial einstrahlenden Erweiterer der Mundöffnung.

Der *M. orbicularis oris* bildet die muskulöse Grundlage der Lippen. Er liegt nahe der Haut und ist mit ihr fester verbunden als mit der Schleimhaut. Nahe der Mundöffnung biegt der zentrale Anteil des Muskels nach außen um.

Der *M. levator labii superioris alaeque nasi* entspringt vom Nasenrücken in der Nähe des medialen Augenwinkels und strahlt in die Nasenflügel und in die Haut im Bereich der Nasenlippenfurche aus. Er hängt darüber hinaus meist mit der Pars orbitalis des orbicularis oculi zusammen.

Der *M. levator labii superioris* entspringt unterhalb der Orbita und strahlt ebenfalls in die Nasenlippenfurche aus. Er hebt diese und damit die Oberlippe.

Die *Mm. zygomatici major und minor* entspringen vom Jochbein, wobei der M. zygomaticus minor mehr medial, der M. zygomaticus major mehr lateral gelegen ist. Der M. zygomaticus minor strahlt in die Haut der Nasenlippenfurche aus, der M. zygomaticus major in den Mundwinkel, wo er Verbindung mit dem M. orbicularis oris hält. Beide ziehen den Mundwinkel nach lateral und oben.

Der *M. risorius* entspringt in der Haut der Wange und strahlt in den Mundwinkel aus.

Der *M. levator anguli oris* entspringt unterhalb des Foramen infraorbitale und strahlt in die Mm. orbicularis oris und depressor anguli oris aus. Er hebt den Mundwinkel.

Der *M. buccinator* entspringt am Alveolarfortsatz des Ober- und Unterkiefers im Bereiche der letzten Molaren und der Raphe pterigo-mandibularis. Die unteren Fasern ziehen im Bogen nach cranial und strahlen in den M. orbicularis der Oberlippe, die oberen in den der Unterlippe aus. Die Fasern überkreuzen sich daher in der Gegend des Mundwinkels. Der M. buccinator liefert die Grundlage der Wange, er verkleinert zusammen mit dem M. orbicularis oris das Vestibulum der Mundhöhle und preßt die Luft unter Druck heraus (beim Blasen) oder bringt beim Kauen in den Vorhof gefallene Speisen wieder auf die Kauflächen der Zähne zurück.

Der *M. depressor anguli oris* entspringt an der Basis der Mandibula, läuft nach oben dreieckig spitz zu und strahlt in den Mundwinkel aus: er zieht den Mundwinkel herab. Der *M. depressor labii inferioris* entspringt von der Basis der Mandibula, er liegt unterhalb des M. depressor anguli oris, verläuft cranial und medialwärts und strahlt in den M. orbicularis oris ein. Er zieht die Unterlippe nach caudal. Der *M. mentalis* entspringt von der Alveolenwand der seitlichen unteren Schneidezähne und strahlt in die Haut des Kinns aus. Er zieht die Haut zum „Kinngrübchen" ein, hebt die Kinnhaut und wirkt damit indirekt auf die Mundmuskulatur, indem er die Unterlippe hoch- und vorschiebt (Waldeyer 1975).

1.3 Kaumuskeln

Der *M. masseter* entspringt vom Jochbein; ein tiefer Anteil inseriert am Proc. coronarius der Mandibula, ein oberflächlicher an der Außenfläche des aufsteigenden Unterkieferrastes nahe dem Kieferwinkel. Der M. temporalis entspringt flächig in der Fossa temporalis und setzt am Proc. Coronarius der Mandibula an.

Die *Mm. pterigoidei med. und lat.* enspringen vom Proc. pterigoideus: der laterale zieht von dort nach dorsal zum Proc. articularis der Mandibula, der mediale nach lateral zur Innenseite des aufsteigenden Unterkieferrastes.

2 Untersuchungstechnik

Wir führen die Untersuchungen mit einem mechanischen Real-Time Hochfrequenzsystem mit 10 MHz durch. Allerdings sind grundsätzlich auch elektronische Hochfreqenzsonden geeignet. Bei Linearschallköpfen stört zumeist die doch recht umfangreiche Auflagefläche.

Der Patient befindet sich für die Untersuchung in Rückenlage. Zwischen Hautoberfläche und Schallkopf wird eine echofreie Vorlaufstrecke von etwa 1 cm Durchmesser eingebracht, die die Nahfeldartefakte des mechanischen Sektorschallkopfes auffängt. Aus hygienischen Gründen befindet sich zwischen der Vorlaufstrecke und der Haut noch ein steriles Kunststoffvließ. Als Ankoppelungsmedium dient reines Wasser, um eine Reizung der Augen-Bindehäute durch Kontaktgel zu vermeiden.

Beginnend an der Stirn werden bis zum Kinn alle Muskeln bzw. Muskelgruppen aufgesucht und von Ursprung bis Ansatz dargestellt.

3 Sonoanatomie

Die Haut des Gesichtes (siehe „Haut") stellt sich als echoreiches Band dar, das vom echoarmen, subcutanen Fettgewebe unterlegt ist. In echoreichere Fettschichten eingebettet sind die Muskeln des Gesichtes gut zu erkennen.

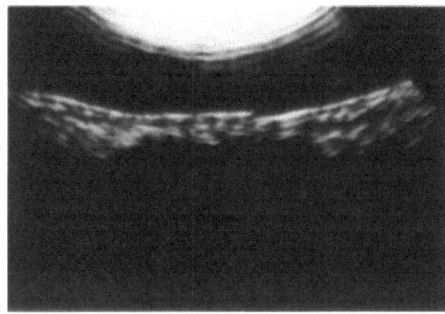

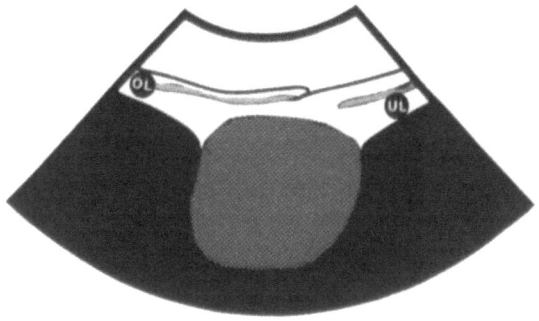

 Abb. 2A. Sagittalschnitt über dem rechten Auge: M. orbicularis oculi des Ober- und Unterlides als echoarme, bandförmige Struktur zu erkennen

 Abb. 2B. Schematische Darstellung: M. orbicularis oculi grau unterlegt. (*OL* Oberlid, *UL* Unterlid)

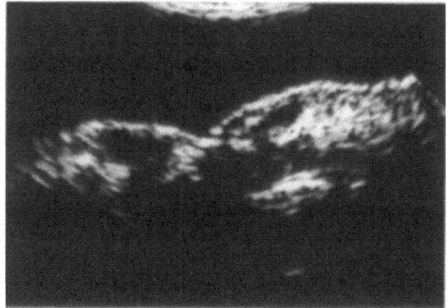

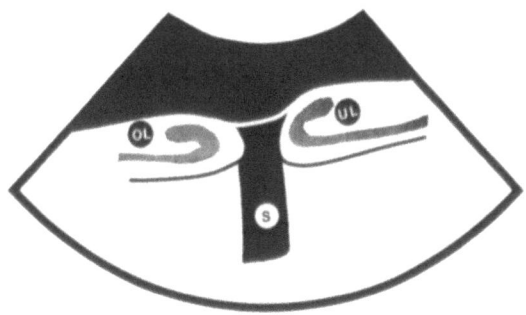

 Abb. 3A. Sagittalschnitt über den Lippen: M. orbicularis oris in entspanntem Zustand als schmales, echoarmes Band

Abb. 3B. Schematische Darstellung: M. orbicularis oris grau unterlegt. (*OL* Oberlippe, *UL* Unterlippe, *S* Schallschatten; verursacht durch Luft unter dem Silikonvorlauf im Bereich der Mundspalte)

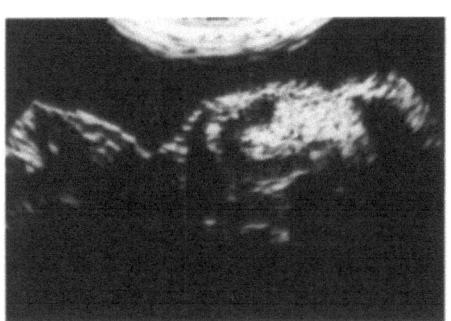

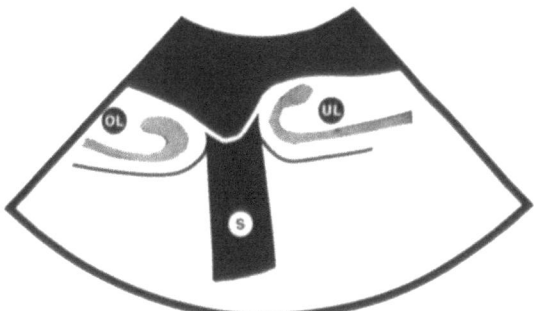

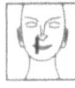 **Abb. 4A.** Sagittalschnitt über den Lippen: M. orbicularis oris in kontrahiertem Zustand kaliberstärker, verkürzt und stärker gekrümmt

Abb. 4B. Schematische Darstellung: M. orbicularis oris grau unterlegt. (*OL* Oberlippe, *UL* Unterlippe, *S* Schallschatten verursacht durch Luft unter dem Silikonvorlauf im Bereich der Mundspalte)

Der sonographische Aspekt der mimischen Muskulatur ist sehr uniform. Die Gesichtsmuskeln stellen sich als schmale, echoarme Platten dar, während Kontraktion ist eine Dickenzunahme zu beobachten.

M. orbicularis oculi (Abb. 2) und orbicularis oris (Abb. 3, 4) sind ausgezeichnet zu erkennen. An ihnen ist insbesondere die Funktion gut zu beurteilen: Am Auge ist ein

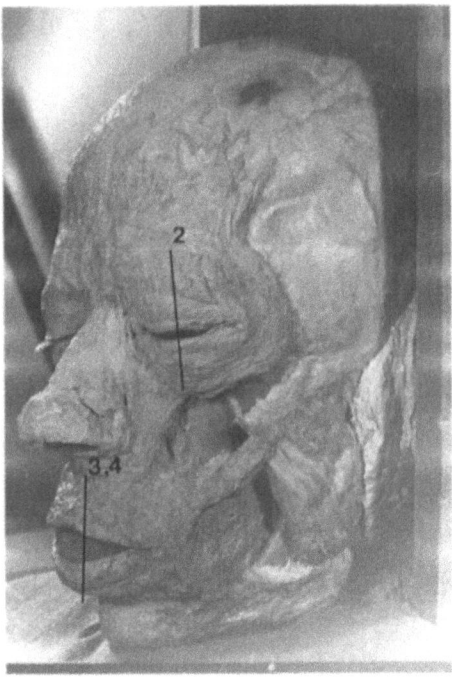

Abb. 5. Anatomisches Präparat der mimischen Muskulatur. (2—4: Schnittebene der Abb. 2—4)

Einrollen der Lider und der Pars palpebrae nach innen bei starker Kontraktion nachweisbar, der M. orbicularis oris kann bei Kontraktion der Lippen sowohl nach außen als auch nach innen aufgerollt werden. Die Muskeln der Stirn und die Levatoren der Oberlippe sind voneinander nicht zu differenzieren, sie bilden eine einheitliche Muskelplatte. Ebenfalls nicht voneinander sonographisch zu unterscheiden sind die Mm. zygomatici major und minor.

Die Mm. buccinator und depressor angulis oris sind immer gut zu erkennen, die Mm. depressor labii inferioris und mentalis sind gegeneinander nicht abzugrenzen.

Der M. risorius ist nahezu niemals nachweisbar, da er einen äußerst geringen Durchmesser besitzt und nur aus wenigen Fasern besteht.

Der M. masseter ist sonographisch konstant nachweisbar und liegt, im Querschnitt dreieckig, auf dem Ramus mandibulae. Der M. temporalis ist häufig zum Großteil als Sehnenplatte ausgebildet und daher nur in den peripheren Anteilen als echoarme Platte zu erkennen. Die Mm. pterigoidei med. und lat. sind vom Jochbein bzw. der Mandibula überdeckt und daher sonographisch nicht zugänglich.

Je kräftiger die Konstitution und je besser ausgebildet die Muskulatur ist, um so besser kann sie sonographisch dargestellt werden.

Verwechslungen mimischer Muskel mit Venen und Arterien des Gesichtes werden vermieden, indem im Zweifel Dopplerfrequenzanalysen im Duplexverfahren durchgeführt werden und ein etwaiger Flow dadurch evident wird.

4 Pathologie

4.1 Mißbildungen

Bei zahlreichen Mißbildungssyndromen ist die mimische Muskulatur in die komplexen Störungen involviert:

Die Sonographie kann durch Nachweis fehlender oder accessorisch-atypischer Muskeln die Diagnose sichern und für die operative Korrektur nützliche Hinweise liefern. Die einseitige Masseterhypertrophie ist sonographisch quantifizierbar.

4.2 Facialisparese

Sämtliche Muskeln des Gesichtes werden durch den N. facialis versorgt. Bei Ausfall des Nervs kommt es, je nach Lokalisation der Schädigung, zur kompletten Lähmung einer Gesichtshälfte oder, wenn nur ein Ast betroffen ist, zu umschriebenen Ausfällen einer Muskelgruppe, beispielsweise in der Umgebung des Auges oder des Mundwinkels. Die Ursache der Lähmung kann im gesamten Verlauf des Nerven von intracranial, intratemporal bis zur Parotis und zur Aufzweiung in die einzelnen Nervenäste gelegen sein.

Sofort nach Einsetzen der Lähmung kommt es zur Muskelatrophie der betroffenen Seite, die nach etwa drei Monaten komplett ausgebildet ist.

Sonographisch ist eine Verringerung des Durchmessers der Muskel erkennbar, eindrucksvoll im Seitenvergleich bei einseitiger Facialisparese (Abb. 6, 7). Die Längsausdehnung der Muskeln ist hingegen weniger gut faßbar, da die mimische Muskulatur mit verschieden langen Sehnen an der Haut und am Knochen ansetzt. Diese sehnigen Abschnitte sind im Gegensatz zum echoarmen Muskel vom umgebenden echogenen Fett-Bindegewebe schlecht zu differenzieren. Unter physikalischer Therapie kommt es häufig zu einer deutlichen Zunahme des Durchmessers einzelner Gesichtsmuskeln; auch dieser Trainingseffekt ist sonographisch gut dokumentierbar.

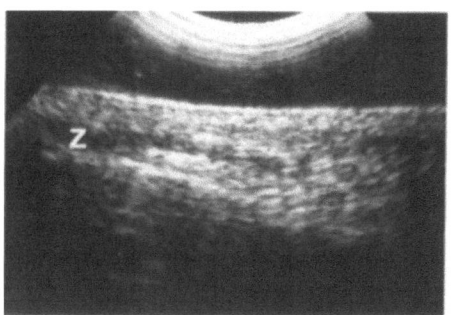
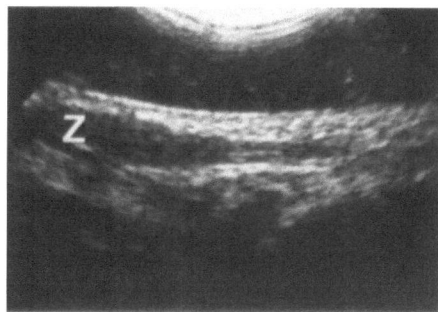

Abb. 6. 22jährige Patientin, nach Otitis vor 6 Jahren besteht seither eine Facialisparese rechts. *A* Schrägschnitt über der rechten Wange: M. zygomaticus (*Z*) schmal, atroph aber eindeutig zu erkennen. *B* links: M. zygomaticus rechts (*Z*) normal breit

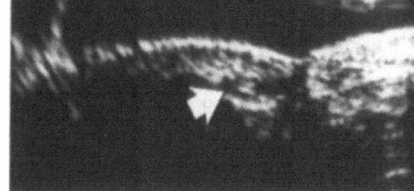
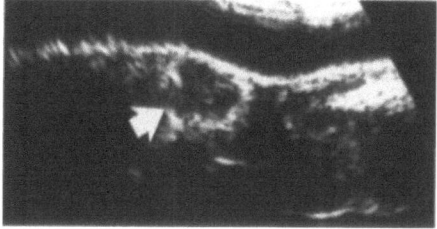

Abb. 7. 18jährige Patientin, nach einem Unfall vor 4 Jahren besteht seither eine Facialisparese links. *A* Sagittalschnitt über dem Mund links: M. orbicularis oris (Pfeil) atroph, nur fadendünn. *B* rechts: M. orbicularis oris (Pfeil) normal breit (2—3mal breiter als links)

4.2.1 Perioperative Diagnostik

Die wesentlichsten chirurgischen Behandlungsmöglichkeiten von facialen Bewegungs-störungen sind Nerventransfer oder Muskeltransfer bzw. freie Nerven—/ Muskel-transplantation. Vor einer Operation kann sonographisch einerseits ein Beitrag zur Feststellung der Ursache geleistet werden (siehe Trauma); andererseits werden an die Sonographie auch sehr spezifische Fragestellungen herangetragen.

Liegt die Störung weit peripher, so erfolgt in der Regl eine Nerveninterposition oder eine Zuleitung eines Nervs von der Gegenseite („cross face"). Hinsichtlich der Nervenverlagerung oder Transplantation kann die Sonographie keinen Beitrag leisten. Bei geplantem Muskeltransfer fällt der Sonographie die Aufgabe zu, die Abmessungen des zu stubstuierenden Muskels an Hand des gesunden Muskels der Gegenseite zu erheben, so daß ein in Umfang und Größe passender Muskelanteil für die Operation präpariert werden kann. Am häufigsten werden für derartige Transferoperationen der Musculus temporalis und Musculus masseter herangezogen; sonographisch kann an beiden Muskeln die Funktion beurteilt werden und eine Voraussage getroffen werden, ob es sich um kontraktile Muskulatur oder hauptsächlich um sehnige Anteile handelt. Postoperativ kann bei schlechter Funktion eines Muskeltransplantats ein Abriß als Ursache nachgewiesen oder auch ausgeschlossen werden.

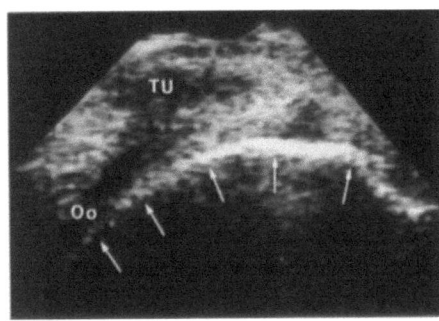

 Abb. 8. 58jähriger Patient: Lippenkarzinom (*TU*) mit Infiltration des M. orbidularis oris (*Oo*) der Unterlippe. (Echoreiche Grenzlinie durch Luft im Antrum oris — Pfeile)

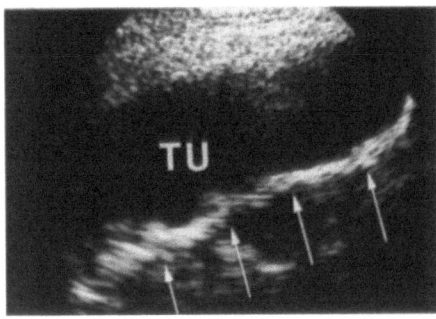

 Abb. 9. 69jähriger Patient mit Plattenepi-thelkarzinom (*TU*) der Wange: große, echoarme Raumforderung, dem Ramus Mandibulae (Pfeile) unmittelbar anliegend

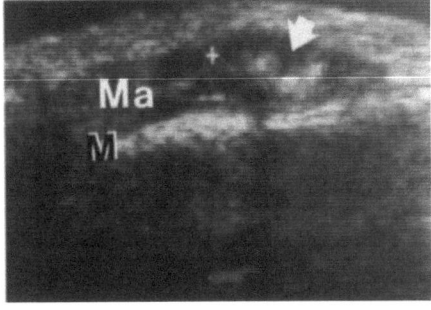

 Abb. 10. 34jähriger Patient mit Myositis ossificans: echoreiche Einlagerungen (Pfeil) im M. masseter (*Ma*), teilweise mit Schall-schatten, entsprechend größeren Verkalkun-gen (*M* Mandibula)

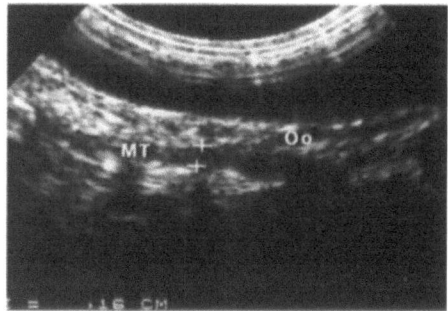

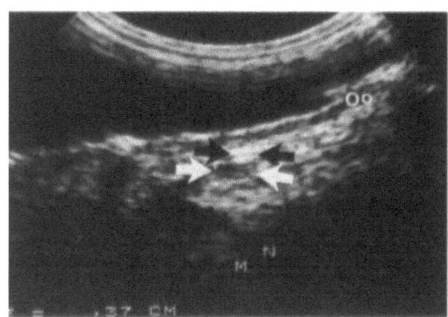

A

B

C

ORB. OCULI   382 MS

TRANSF. M.   435 MS

t

Abb. 11. Ultraschallgezieltes Elektromyogramm: 54jähriger Mann mit Lähmung der Oberlider und ausgeprägter Ptose; Z. n. Transfer eines Stranges des M. frontalis in das Oberlid. *A* Sagittalschnitt über dem Oberlid: Transferierter Muskelstrang (*MT*) tritt durch den M. orbicularis oculi (*Oo*). *B* Querschnitt über dem Oberlid: EMG-Elektrode (schwarze Pfeile) liegt dem transferierten Muskelstrang (weiße Pfeile) unmittelbar an (M. orbic. oculi = *Oo*). *C* EMG-Kurve: Antwort des transferierten Muskelstrangs auf externen Reiz erfolgt etwas verspätet

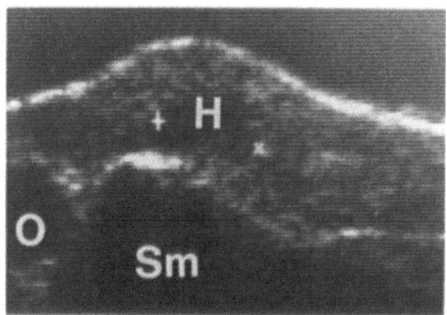

Abb. 12. Frisches Hämatom der linken Wange (Sagittalschnitt): Liquide Raumforderung (*H*) ventral der Vorderwand des Sinus maxillaris (*Sm*). *O* Orbita

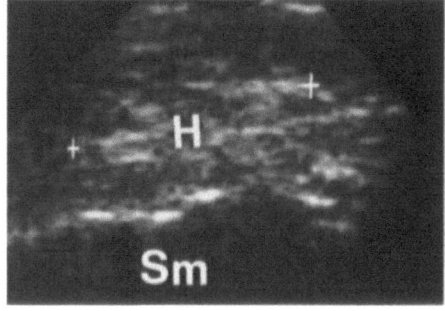

Abb. 13. Organisiertes Hämatom: Z. n. Trauma vor 4 Monaten (Transversalschnitt). Echoreiche Raumforderung (*H*) ventral der Vorderwand des Sinus maxillaris (*Sm*)

Besonders wertvoll ist in dieser Situation bei optisch intaktem Muskel die Durchführung eines ultraschallgezielten Elektromyogramms.

4.2.2 US-gezieltes Elektromyogramm

Die wesentlichste Anwendung der Sonographie der mimischen Muskulatur stellt heute die ultraschallgezielte Elektromyographie dar. Dabei werden unter Ultraschallsicht äußerst dünne Elektroden (Durchmesser 0,2 mm) in den zu prüfenden Muskel eingestochen und elektrische Potentiale bei externem Reiz bzw. bei aktiver Bewegung abgeleitet. Da die Reichweite der Potentiale im Gewebe nur 0,2 mm beträgt, ist einsichtig, daß die geringste Fehllage der Elektrode das Ergebnis schwer beeinträchtigt. Die Genauigkeit der Untersuchung steigt bei Einsatz der Sonographie als Lokalisationshilfe wesentlich an, da eine Fehllage der Elektroden ausgeschlossen wird (Abb. 11).

4.3 Systemerkrankungen

Gesichtsmuskeln können im Rahmen von Systemerkrankungen mitinvolviert sein: Im Rahmen einer *Sklerodermie* und *Dermotomyositis* kommt es zu einer Atrophie der Muskulatur auch im Gesicht: die Muskeln stellen sich deutlich kaliberschwächer als normal dar. Bei der *Myositis ossificans* kann es neben Kalkdepositionen im Musculus masseter und temporalis auch zur Einlagerung stark reflektierenden Fremdmaterials in die Gesichtsmuskeln kommen (Abb. 10).

4.4 Infektionen

Infektionen können sich sowohl von enoral her als auch nach Hautverletzungen im Bereich der Weichteile des Gesichts entwickeln.

Während Phlegmonen zunächst als unscharfe echoarme Raumforderungen nachweisbar werden, die auch klinisch kaum zu Verwechslungen Anlaß geben, gelingt es sonographisch wesentlich früher als klinisch, eine Abszedierung innerhalb der Infiltrationen nachzuweisen.

In typischer Weise finden sich innerhalb des echoarmen Infiltrats liquide, echofreie Bezirke.

4.5 Tumoren

Im Rahmen von tumorösen Erkrankungen des Gesichts kann die mimische Muskulatur infiltriert werden. Zumeist handelt es sich dabei um Plattenepithelkarzinome, die von der Haut des Gesichts oder den Schleimhäuten des Mundes oder der Nase ausgehen. Sonographisch läßt sich die Infiltration verschiedener Muskel durch echoarmes Gewebe nachweisen (Abb. 8, 9).

Tumoren, die primär von der mimischen Muskulatur ausgehen (Rhabdomyome oder Rhabdomyosarkome) stellen eine absolute Rarität dar.

Rezidive sind als echoarme Raumforderungen von eher echoreichen Narben gut zu differenzieren, allerdings gegen andere echoarme Infiltrate auf entzündlicher Basis nicht abgrenzbar.

4.6 Trauma

Nach frischen aber auch alten Traumen des Gesichtes ist es oft nicht möglich, zu entscheiden, ob eine Bewegungsstörung einzelner Gesichtsmuskeln durch eine umschriebene Nervenlaesion oder durch Muskelausriß oder durch ein umschriebenes, die Funktion behinderndes Haematom bedingt ist. Sonographisch kann in dieser Situation entweder ein völlig unauffälliger Muskel aufgefunden werden — dies spricht für eine reine Nervenlaesion, oder es ist der Muskel diskontinuierlich dargestellt bzw. nicht auffindbar — dies als Hinweis auf eine Ruptur des Muskels mit Retraktion der Stümpfe. Oder es ist in unmittelbarer Umgebung des Muskels eine umschriebene Raumforderung festzustellen, die je nach Alter der Einblutung zunächst echoreich, dann echoarm bis echofrei imponiert (Abb. 12), in der Folge aber durch narbige Durchbauung zuletzt aber wieder sehr echogen werden kann (Abb. 13).

5 Fehlermöglichkeiten

Die Verwechslung einzelner Muskel mit anderen ist möglich, sollte aber bei exakter Kenntnis der anatomischen Verhältnisse nicht vorkommen.

Ebenso kann eine Verwechslung von Muskeln mit Gefäßen durch Kenntnis des Verlaufes der größeren Arterien und Venen des Gesichtes vermieden werden, in Zweifelsfällen ist eine Unterscheidung mittels Duplexsonographie möglich.

6 Wertung

Die Muskeln des Gesichts sind sonographisch darstellbar, wobei sie in einigen Fällen (z. B. Levatoren der Oberlippe) nur als Funktionsgruppen erfaßt werden können, die einzelnen Muskelzüge voneinander aber nicht sicher differenzierbar sind.

Diese Voraussetzungen der guten Darstellbarkeit gelten allerdings auch für Computertomographie und Magnetresonanztomographie (Abb. 14).

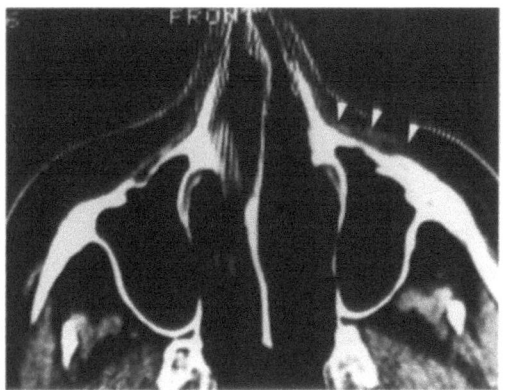
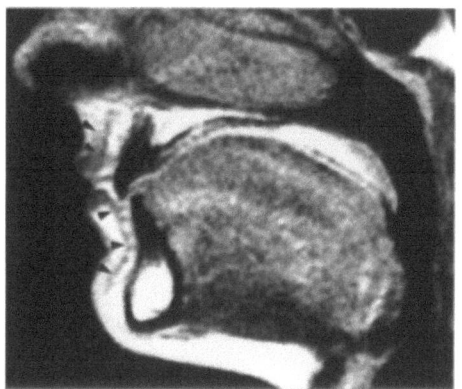

A *B*

Abb. 14. A Transversale CT auf Höhe der Kieferhöhlen: Levatoren der Oberlippe (Pfeilspitzen) als weichteildichte, lineare Struktur im subcutanen Fettgewebe erkennbar. *B* Sagittale MRT (Mediansagittalschnitt, T_1 gewichtet): Orbicularis oris (Pfeilspitzen) oder Ober- und Unterlippe als hypointense, lineare Struktur innerhalb der Ober- bzw. Unterlippe zu erkennen

Den größten Vorteil der Sonographie gegenüber den konkurrierenden bildgebenden Verfahren MR und CT stellt aber die der Situation anpaßbare Schnittführung dar, wodurch die Muskeln im Gesamtverlauf aufgefunden werden können. Kosten und Geräteverfügbarkeit sprechen ebenfalls für die Sonographie, ebenso der Verzicht auf ionisierende Strahlung.

Einzelne Muskeln können unter Ultraschallschicht auf ihre Funktion geprüft werden — was wesentlich exakter möglich ist als im Rahmen einer rein klinischen Begutachtung.

Durch die ultraschallgezielte Elektromyographie ergibt sich eine wesentlich genauere Möglichkeit zur Funktionsprüfung als es bisher der Fall war.

Literatur

Braun IF, Hoffmann JC (1984) Computed tomography of the buccomasseteric region: 1. Anatomy. AJNR 5: 605—610

Braun IF, Hoffmann JC, Reede D, Grist W (1984) Computed tomography of the buccomasseteric region: 2. Pathology. AJNR 5: 611—616

Chakeres DW, Kapila A (1984) Normal and pathologic radiographic anatomy of the motor innervation of the face. AJNR 5: 591—597

Disbro MA, Harnsberger HR, Osborne AG (1985) Peripheral facial nerve dysfunction: CT evaluation. Radiology 155: 659—663

Gray H, Williams PL, Warwick R (1980) Anatomy, 36th edn. Churchill Livingstone, Edinburgh

Hafferl A (1969) Lehrbuch der topographischen Anatomie. Springer, Berlin Heidelberg New York

Harnsberger HR, Dillon P (1985) Major atrophic patterns in the face and neck: CT evaluation. Radiology 155: 665—670

Hesselink JR, New PF, Davis KR, Weber AL, Roberson GH, Taveras JM (1978) Computed tomography of the paranasal sinuses and face. Part I. Normal anatomy. J Comp Assist Tomogr 2: 559—567

Hesselink JR, New PF, Davis KR, Weber AL, Roberson GH, Taveras JM (1978) Computed tomography of the paranasal sinuses and face. Part II: Pathological anatomy. J Comp Assist Tomogr 2: 568—576

Pernkopf E (1980) In: Ferner H (Hrsg) Atlas der topographischen und angewandten Anatomie des Menschen, 2. Aufl. Urban & Schwarzenberg, München Wien Baltimore

Thompson JR, Hasso AN (1980) Correlative sectional anatomy of the head and neck. Mosby, St Louis

Waldeyer A (1975) Anatomie des Menschen, 13. Aufl. De Gruyter, Berlin New York

5
Mundhöhle und Oropharynx (Zunge, Mundboden, Tonsillen)

F. Frühwald

Einleitung

Veränderungen der Mundhöhle und des Oropharynx fallen in das Aufgabengebiet verschiedener Fachdisziplinen, vor allem HNO-Heilkunde, innere Medizin, Zahn-, Mund-und Kieferheilkunde. An bildgebenden Verfahren werden in der Region seit langem Röntgen-Nativ-Aufnahmen der knöchernen Strukturen und KM-Darstellungen der Speicheldrüsengangsysteme eingesetzt. An modernen bildgebenden Verfahren kommt die CT sehr breit und die MRT zunehmend mehr zur Anwendung. Mit der Entwicklung von hochauflösenden US-Systemen konnte sich auch die Sonographie seit etwa 1979 gut profilieren und ist heute bei zahlreichen pathologischen Veränderungen als bildgebendes Verfahren der ersten Wahl anzusehen. Insbesondere Kostenvorteile und kürzere Untersuchungszeiten geben in vielen Fragestellungen den Ausschlag zu Gunsten der Sonographie.

Die Aufgabe der Sonographie im Rahmen der Untersuchung vom Mundhöhle und Oropharynx ist im Allgemeinen nicht, occulte Veränderungen aufzudecken, sondern klinisch nachgewiesene Läsionen aufzusuchen und eine Infiltration in der Tiefe nachzuweisen oder auszuschließen bzw. bei Tumoren ein praetherapeutisches Tumorstaging (meist mit unmittelbar nachfolgender Fahndung nach cervicalen Lymphknotenmetastasen durchzuführen.

1 Anatomie

1.1 Mundboden und Zunge

Bei starker Retroflexion des Halses werden die vorderen Nackenmuskeln gedehnt, das Zungenbein tritt etwa tiefer und der M. mylohyoideus, der nach seiner Funktion auch Diaphragma oris heißt, wird gespannt. Der M. mylohyoideus zieht vom Zungenbein zur Mandibula (zur Linea mylohyoidea). Die hintersten Fasern erreichen die Mandibula in der Gegend des dritten Molaren. Cranial des Mylohyoideus liegen die Zungenmuskeln, caudal von ihm der vordere Bauch des M. digastricus. Die Zwischensehne des M. digastricus ist durch eine bindegewebige Schlinge seitlich am Körper des Zungenbeins fixiert. Der M. geniohyoideus liegt auf dem Diaphragma oris und zieht von der Spina mentalis zum Körper des Zungenbeins, über ihm entspringt der M. genioglossus ebenfalls von der Spina mentalis des Unterkiefers und strahlt von ventral her fächerförmig in die Zunge ein. Von dorsal ziehen der M. hyoglossus (er entspringt am Cornu majus des Os hyoideum) und der M. styloglossus, vom Proc. styloideus kommend, fächerförmig in die Zunge. Auf den oben genannten Muskeln, die den Mundboden bilden, liegt die Zunge. Ihre Muskulatur entspringt teilweise am Skelett (Skelettmuskulatur), teilweise liegen Ansatz und Ursprung in der Zunge selbst. Die Muskeln enden mit freien Sehnen in der derben Aponeurosis linguae. Die Faserzüge der Eigenmuskulatur der Zunge sind dreidimensional angeordnet: M. longitudinalis superior und inferior, M. verticalis und M. transversus linguae. Der oberflächliche Längsmuskel verläuft nahe der Schleimhaut, von der Zungenspitze zum Zungenbein, der tiefe Längsmuskel zwischen Genio- und Hyoglossus von der Basis zur Spitze. Der M. transversus linguae befindet sich zwischen oberflächlichem und tiefem Längsmuskel und verläuft vom Septum linguae zum Seitenrand der Zunge.

Das mittlere und ventrale Drittel der Zunge werden anatomisch der Mundhöhle zugeordnet, das dorsale Drittel (= Zungengrund) dem Oropharynx. Die anatomische Grenze bilden die Papillae valatae („V-linguae"). Zwischen M. geniohyoideus bzw. M. genioglossus und dem Ramus mandibulae befinden sich die submandibulare und sublinguale Speicheldrüse. Die Gl. sublingualis liegt ventral, die Gl. submandibularis mehr dorsal. Beide Drüsen sind häufig miteinander verbunden, die Gl. submandibularis wölbt sich um den freien dorsalen Rand des M. mylohyoideus und liegt daher zu einem Teil an der caudalen Fläche dieses Muskels (siehe „Speicheldrüsen").

Die A. lingualis, die in Höhe des Cornu majus des Os hyoideum entspringt, steigt an der medialen Seite des M. hyoglossus in die Zunge auf, sie gibt die A. sublingualis ab, die zwischen M. genioglossund und Gl. sublingualis nach vorne verläuft. Die A. lingualis setzt sich fort in die A. profunda linguae, die in einem großen Bogen zur Zungenspitze, und von da zum Zungenrücken zieht.

Parallel zur A. lingualis verläuft die V. lingualis und auf Höhe des mittleren Zungendrittels verläuft auch der D. submandibularis (Warthonscher Gang) parallel zu den beiden Gefäßen im Mundboden nach ventral um neben dem Frenulum der Zunge in der Caruncula im ventralen Anteil des Mundbodens zu enden.

An der Unterseite der Zungenspitze, unmittelbar submucös findet sich die kleine Gl. apicis linguae.

4—7 submandibuläre Lymphknoten liegen auf der Mandibula, vor oder hinter der V. facialis, vor, hinter, oder innerhalb der Gl. submandibularis. Sie sind Abflußstationen dieser Drüse, der Ober- und Unterlippe, des weichen Gaumens und der vorderen zwei Dritteln der Zunge. 2—8 submentale Lymphknoten sind im Trigonum submandibulare zu finden, zwischen dem Platysma und dem M. mylohyoideus, umschlossen von der Mandibula, dem M. digastricus und Os hoiydeum. Mundboden und Gl. sublingualis haben ihre erste Abflußstation in den sublingualen, den praeglandulären, den submandibulären und den subdigastrischen Lymphknoten.

Von besonderer Bedeutung sind die Lymphabflußwege der Zunge: Von der Zungenspitze führen Lymphgefäße zu den submentalen Lymphknoten und von dort entlang der V. jugularis interna. Das mittlere Drittel der Zunge hat seinen Abfluß entlang der V. jugularis interna auf Höhe des M. omohyoideus bis zum Venter posterior des M. digastricus. Der Zungengrund hat Verbindung zu den Lymphknoten etwas höher im Bereich der Vena jugularis interna. Die Lymphgefäße aus Zungenbasis und mittlerem Drittel können das Septum linguae kreuzen, was besonders für die Klinik bedeutsam ist.

1.2 Tonsillen

Der Isthmus faucium stellt die anatomische Grenze zwischen Mundhöhle und Orophyrynx dar. Er wird von den Falten des Arcus palatoglossus und Arcus palatopharyngeus gebildet, die zwischen sich die Fossa tonsillaris mit der Tonsilla palatina einschließen. Gegen das umgebende Gewebe wird die Tonsille von der Mandelkapsel abgegrenzt. Lateral der Tonsillenkapsel liegt lockeres peritonsilläres Gewebe, daß vom parapharyngealen Raum durch das Muskelrohr des M. constrictor pharyngis superior und die Fascia pharyngea getrennt wird. Die Lymphbahnen der Tonsille ziehen unter dem hinteren Digastricusbauch zu den auf dem Zusammenfluß von V. jugularis interna und V. facialis liegenden mittleren tiefen Halslymphknoten (Noduli lymphatici cervicales profundi medii et superiores). Sie liegen in der Tiefe des Halses unter dem Unterkieferwinkel, vor dem M. sternocleidomastoideus.

Klinisch bedeutsam ist das Fehlen einer festen Barriere zwischen Zunge und Mundboden sowie Zunge und Tonsillarloge im Bereich des Sulcus glossotonsillaris, so daß einer Fortleitung von Infektionen oder einem Wachstum von Tumoren kein nennenswerter Widerstand entgegensteht. Dadurch können an diesen Prädilektionsstellen Tonsillencarcinome und Mundbodentumoren leicht auf die Zunge übergreifen wie auch umgekehrt.

Die gleiche Problematik besteht infrahyoidal: auch der praeepiglottische Raum, eine von Fettgewebe erfüllte Region, die an der ventralen Fläche der Epiglottis unmittelbar caudal an die Vallecula epiglottica anschließt, ist gegen den Zungengrund nicht durch eine feste Gewebsschicht abgegrenzt. Dadurch ergibt sich auch in dieser Region die erhöhte Gefahr einer Fortleitung entzündlicher oder tumoröser Infiltrate.

Lippen und Wangen sind aus Haut, subcutanem Fett, Muskelschicht (M. buccinator bzw. orbicularis oris) und Schleimhaut aufgebaut (siehe „Faciale Weichteile").

2 Untersuchungstechnik

Der sonographische Zugang zu Zunge, Mundboden und Tonsillen erfolgt von submental. Der Patient wird in Rückenlage mit maximal überstrecktem Hals gelagert. Eine Rolle oder ein Polster unter den Schultern erlauben eine optimale Überstreckung. In dieser Position sind das dorsale und mittlere Drittel der Zunge immer gut zu erfassen, während das ventrale Drittel manchmal nur zum Teil abgebildet werden kann. In solchen Fällen muß eine direkte Beschallung der Zungenspitze erfolgen. Dabei streckt der Patient die Zunge aus dem Mund und der Schallkopf wird unter Zwischenschaltung einer Vorlaufstrecke direkt auf die Zungenspitze aufgesetzt (Abb. 13).

Schallfrequenzen ab 5 MHz sind zur Untersuchung geeignet; die Höhe der gewählten Frequenz hängt von der gewünschten Eindringtiefe ab. Während 10 MHz für die Begutachtung der Zungenspitze bei direkter Beschallung, für die Untersuchung des praeepiglottischen Raumes und des Mundbodens optimale Auflösung bieten, kann die Zunge nicht mehr komplett penetriert werden, weshalb die Verwendung geringerer Frequenzen angezeigt ist.

Der Schallkopf kann entweder direkt auf die Haut, oder auf eine zwischengeschaltete echofreie Kunststoffvorlaufstrecke gesetzt werden. Da die Nahfeldartefakte rotierender Sektorköpfe innerhalb des Kunststoffkissens liegen und Haut sowie Unterhautfettgewebe mit abgebildet werden, ist diese Technik im Sinne besserer anatomischer Übersichtlichkeit vorzuziehen. Schallköpfe mit sektorförmigem Bild (rotierende mechanische Sektorscaner und konvexe Lineartransducer) eigenen sich vorzüglich, da damit sonographisch undurchdringbare Strukturen, wie Mandibula und Hyoid, besser zu umgehen sind. Optimale Ergebnisse lassen sich mit 5-MHz-Annular-Array Transducern erzielen. Die Auflösung ist dann ausreichend, wenn die Aa. linguales und der D. submandibularis zu erkennen sind.

Die Region zwischen den Unterkieferästen und dem Os hyoideum wird mit sagittalen und coronalen Schnitten durchgemustert und mit etwa 5 Längs- und 4 Querschnitten dokumentiert, wobei die Querschnitte sinnvollerweise im Mundbodenbereich coronal und im Zungengrundbereich axial auszurichten sind. Die Ebene der Querschnitte rotiert dabei um eine Achse zwischen Kinn und Os hyoideum. Bei unklarer Situation ist die bimanuelle Untersuchung mit einem Finger enoral hilfreich, auch die Durchführung bestimmter Bewegungen der Zunge nach Anweisung des Untersuchers kann zur genauen Beurteilung von Läsionen am Zungenrand sinnvoll sein.

Die Tonsillenregion stellt sich am Besten von lateral her mit gekippten Schnittebenen dar (Abb. 19).

Gaumen, Alveolarkamm und Pharynxhinterwand bleiben der sonographischen Untersuchung bei extraoraler Applikation unzugänglich, sind aber mittels Compoundtechnik oder unter Verwendung von Intracavitärsonden beschallbar.

3 Sonoanatomie

3.1 Mundboden und Zunge

Die Leitstrukturen bei der US-Untersuchung von Mundboden und Zunge sind einerseits knöcherne Gebilde (Mandibula und Os hyoideum), die sich als hyperreflektive, bandförmige Strukturen mit dahinterliegendem Schallschatten darstellen. Darüber

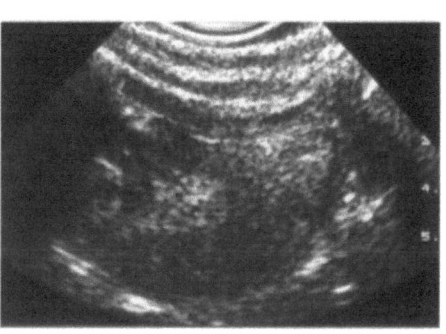
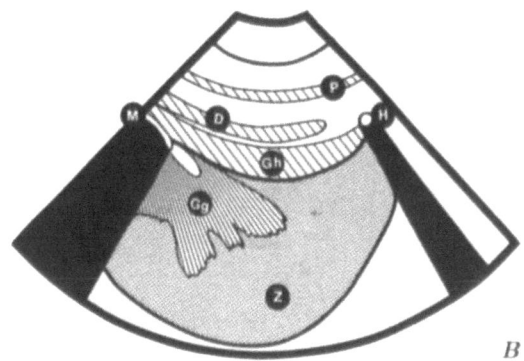

Abb. 1 A, B. Median-Sagittalschnitt durch Mundboden und Zunge: Der Schallkopf ist submental plaziert. (*M* Mandibula, *H* Os hyoideum, *D* M. digastricus, venter ant., *Gh* M. geniohyoideus, *Gg* M. genioglossus, *Z* Zunge, *P* Platysma)

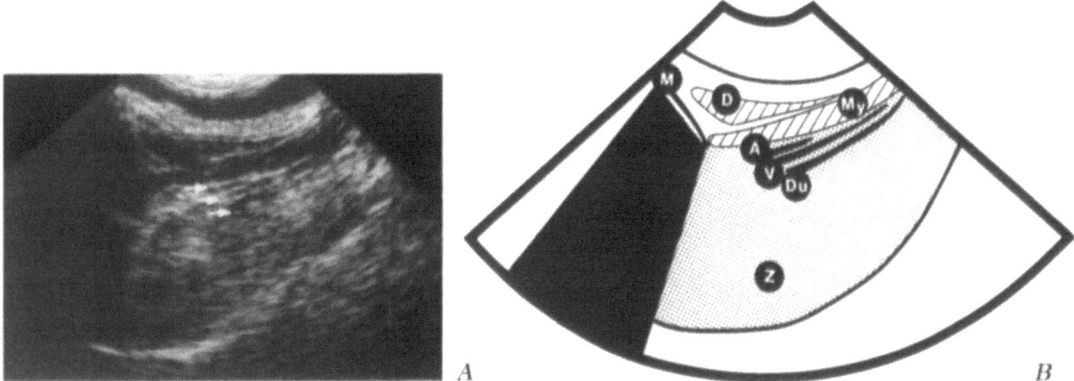

Abb. 2 A, B. Lateraler Sagittalschnitt durch Mundboden und Zunge: (*M* Mandibula, *D* M. digastricus, venter ant., *My* M. Mylohyoideus, *Z* Zunge, *A, V* Arteria u. Vena sublingualis, *Du* Ductus submandibularis

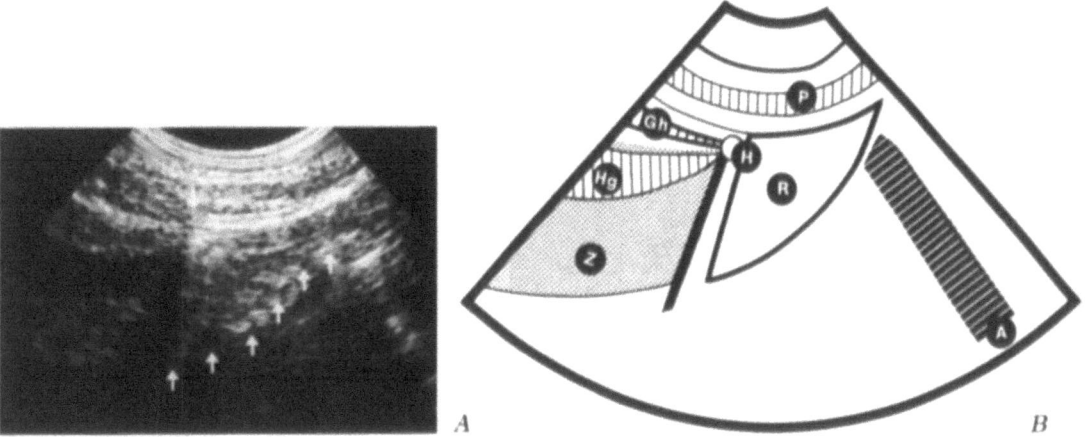

Abb. 3 A, B. Median-Sagittalschnitt durch den praeepiglottischen Raum. (*H* Os hyoideum, *Gh* M. geniohyoideus, *Hg* M. hyoglossus, *Z* Zunge, *P* Platysma, *R* Praeepiglottischer Raum, *A* Artefakt; verursacht durch Luft im Larynx). Die Kontur der Epiglottis ist durch weiße Pfeile markiert

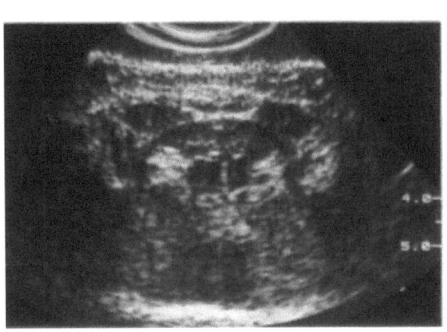 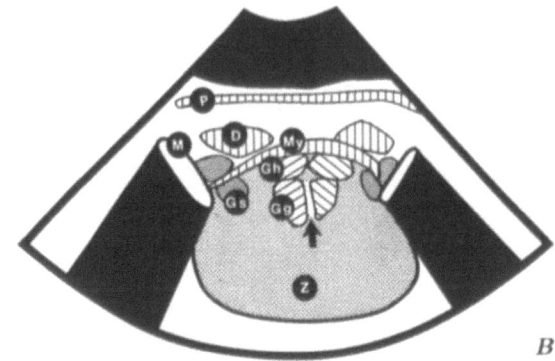

A

B

Abb. 4 A, B. Querschnitt durch das mittlere Zungendrittel. (*M* Mandibula, *D* M. digastricus, venter ant., *Gh* M. geniohyoideus, *Gg* M. genioglossus, *My* M. mylohyodeus, *Z* Zunge, *P* Platysma, *Gs* Gl. submandibularis). Das Septum linguae (Pfeil) ist über eine kurze Strecke als helle Linie zwischen den beiden Mm. genioglossi zu erkennen

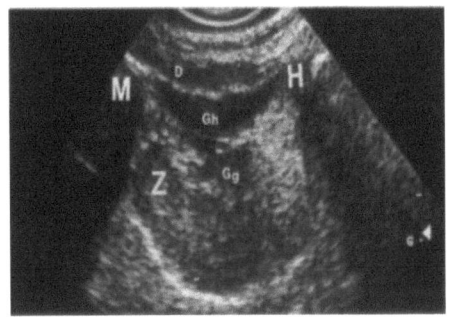 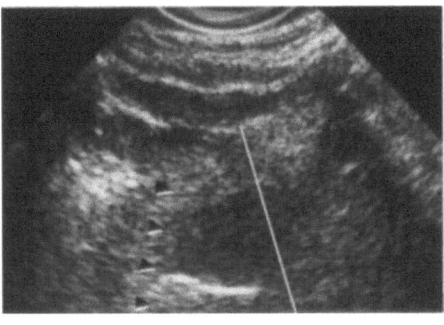

A

B

Abb. 5 A, B. Differenzierung der Zungendrittel: Median-Sagittalschnitt submental. *A* Zungen-spitze (*Z*) liegt am Mundboden und ist daher sichtbar. *B* Zungenspitze der Zunge wird angehoben, dadurch tritt Luft zwischen die Unterfläche der Zunge und den Mundboden ein und verdeckt das ventrale Drittel. (Grenze des „diry shadow" der Luft-Pfeilspitzen). Der dorsale Anteil der noch sichtbaren Zunge entspricht dem dorsalen Dritteln, der ventrale Anteil dem mittleren Drittel. (Die weiße Linie repräsentiert die Grenze (*M* Mandibula, *H* Os hyoideum, *D* M. digastricus, venter ant., *Gh* M. geniohyoideus, *Gg* M. genioglossus)

hinaus auch die Muskeln des Mundbodens, alle echoarm. Der M. mylohyoideus ist als konvexe echoarme Platte, die von einem Ramus mandibulae zum anderen zieht, immer gut zu erkennen. Caudal des M. hyoideus findet sich der Venter anterior des M. digastricus. Cranial des M. mylohyoideus verläuft der M. geniohyoideus vom Kinn zum Os hyoideum. Auf ihm wiederum liegt der M. genioglossus im ventralen Bereich, der M. hypoglossus im dorsalen Bereich. Beide Muskeln ziehen fächerartig in die Zunge. Die Zunge selbst ist relativ echoreich und ziemlich homogen strukturiert. Bei exzellenter Auflösung sind horizontale und vertikale echoärmere Strangzüge zu sehen, die den longitudinalen und ventrikalen Muskelfasern der Zungenmuskulatur entspre-chen. Zwischen Mandibula und M. genioglossus findet sich mehr ventral die Gl. sublingualis, unmittelbar dorsal von ihr und häufig mit ihr verwachsen, die Gl. submandibularis, die sich halbmondförmig und den freien Rand des M. mylohyoideus wölbt und zum Teil caudal dieses Muskels gelegen ist. Die Glandula apicis linguae ist normalerweise sonographisch nicht identifizierbar (Abb. 1—4).

Lateral der Zunge erkennt man die A. und V. sublingualis und Profunda linguae, zwischen M. genioglossus und Speicheldrüsen. Parallel dazu findet sich als dritte tubuläre Struktur der Ausführungsgang der Glandula submandibularis. Eine Unterscheidung der drei tubulären Gebilde gelingt leicht mittels Duplexsonographie (Abb. 2). Caudal des Os hyoideum liegt der praeepiglottische Raum (abb. 3).

Unterhalb der Mucosa des Zungenrückens kann man bei exquisiter Auslösung den über die Zungenspitze wiederum nach dorsal ziehenden Anteil der A. profunda linguae erkennen. Die Mucosa ist ein echoreiches, sehr stark reflektierendes Band an der Zungenoberfläche, das zudem durch die Luft im Cavum oris hervorgehoben wird.

Im Bereich der Pharynxhinterwand und des Gaumens finden sich lediglich schmale Weichteilüberzüge vor dem total reflektierenden Knochen.

Die Zungenmitte ist bei exakter transversaler und symmetrischer Schnittführung als echoreiche Linie zwischen den beiden Mm. genioglossi sichtbar (Abb. 4). Obwohl die Papillae valatae, die die anatomische Grenze zwischen dem dorsalen und mittleren Zungendrittel bilden, sonographisch nicht sichtbar sind, ist eine Festlegung der drei Zungendrittel einfach:

Nach exakter, mediansagittaler Einstellung der Zunge wird der Patient aufgefordert, die Zungenspitze gegen den Gaumen zu heben: Dadurch tritt Luft zwischen Zungenunterfläche und Mundboden ein und verdeckt das ventrale Drittel. Der nun sichtbare Anteil der Zunge wird in zwei Hälften geteilt, die dorsale Hälfte entspricht dem Zungengrund, die ventrale Hälfte entspricht dem mittleren Zungendrittel (Abb. 5). Vom freien Anteil der Zunge ist nur ein Teil von submental her darstellbar. Die Untersuchung der Zungenspitze muß direkt erfolgen oder in O-Phonation, wo die Zungenspitze an den Mundboden gepreßt (Abb. 13).

Bewegungen der Zunge beim Sprechen oder auf Anweisung des Untersuchers hin können, insbesondere bei Abklärung maligner Veränderungen, gelegentlich hilfreich sein, besonders wenn kleine Läsionen am Rand der Zunge liegen und durch den Schallschatten der Mandibula verdeckt sind.

3.2 Tonsillen

Die Tonsillen sind bei Erwachsenen großteils rückgebildet, sehr häufig besteht ein Zustand nach Tonsillektomie. Die normale Gaumenmandel stellt sich als echoarme Sichel in der lateralen Pharynxwand mit etwa 10 mm Ausdehnung in sagittaler und longitudinaler Richtung und etwa 3 mm Dicke dar. Häufig ist im Bereich des Gaumenbogens keinerlei echoarme Struktur als Ausdruck lymphatischen Gewebes faßbar.

Von den übrigen Anteilen des lymphatischen (Waldeyerschen) Schlundringes ist die sogenannte Zungengrundtonsille als echoarmer Streifen von wenigen mm Durchmesser im caudalen Anteil des dorsalen Zungendrittels submucös darstellbar; der Umfang dieses lymphatischen Gewebes kann im Verlauf von Infektionen (Zungengrundangina) erheblich zunehmen.

Normal große Lymphknoten sind im Sonogramm nur gelegentlich zu erkennen und ziemlich echogen, dadurch von der Umgebung schlecht zu unterscheiden. Vergrößerte Lymphknoten sind unabhängig von der Ursache echoarm (siehe „Cervicale Raumforderungen").

4 Funktionsdiagnostik

Als eine der relevanten Einsatzmöglichkeiten wird die Sonographie zur Differenzierung von Bewegungsstörungen der Zunge beim Schlucken und Sprechen herangezogen:

Von Shawker (1985) wurde eine sonographische Biofeedback-Trainingsmethode zum Sprachtraining entwickelt, die sich die unterschiedliche Form der Zunge bei verschiedenen Lauten und Silben zunutze macht und die gehörlosen Patienten erlaubt, über visuelle Kontrolle der Zungenbewegungen den richtigen Gebrauch der Sprache zu erlernen.

Auch Schluckstörungen können mittels sonographischer Kontrolle beurteilt werden: Ein Wasserbolus wird von normalen Probanden entlang der Mittellinie der Zunge vom Mund in den Pharynx befördert, dieser Vorgang dauert beim Gesunden zwischen 0,6 und 2,1 Sekunden (Shawker, 1985) (Abb. 6).

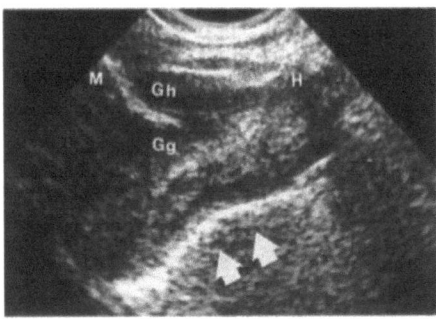

 Abb. 6. Schluckbewegung der Zunge (Sagittalschnitt submental): Während des Schluckens kommt es zur konkaven Einziehung (Pfeile) des sonst konvexen Zungenrückens. (*M* Mandibula, 2 Oshyoideum, Gh M. M. geniohyoideus, *Gg* M. genioglossus)

5 Entzündungen

Die banalen Infektionen im Bereich der Mundhöhle und des Oropharynx stellen keine Indikation zur Sonographie dar.

Nur bei Verdacht auf Komplikationen, bei Abgrenzungsschwierigkeiten und differentialdiagnostischen Problemen, aber auch im Rahmen von Verlaufskontrollen während der Therapie kann sich eine Indikation zur Sonographie ergeben.

Sonographisch sind entzündliche Infiltrate als echoarme Strukturalterationen gut faßbar, eine Dignitätsbeurteilung ist sonographisch allerdings grundsätzlich nicht möglich.

Die im Rahmen einer Angina klinisch sichtbare Schwellung der verschiedenen Anteile des lymphatischen Schlundringes ist auch sonographisch nachweisbar. Entsprechend der klinisch unterschiedlichen Ausprägung der entzündichen Infiltration bzw. des Ödems kommt es auch zu unterschiedlich starker Volumszunahme der Gaumenmandeln oder auch (seltener) des lymphatischen Gewebes am Zungengrund. Die Zungengrundangina ist sehr schmerzhaft, und unter Umständen bedrohlich, da sie ein fortgeleitetes Glottisödem verursachen kann. Die klinische Untersuchung ist durch Schmerz- und Kieferklemme sowie auch durch Bewegungseinschränkung schwierig. Die differentialdiagnostische Abgrenzung gegen entzündliche Mundbodenprozesse im Rahmen der enoralen Untersuchung ist ebenfalls oft problematisch.

5.1 Komplikationen

Wesentlichste Komplikationsmöglichkeit bei Infekten im Bereich des Oropharynx und der Mundhöhle ist die Abszedierung. Der klinische Abszeßnachweis ist unsicher. Der Sonographie kommt hier große Bedeutung zu, da eine rechtzeitige Spaltung von Abszessen den Heilungsverlauf beschleunigt. Intratonsillarabszesse bilden sich selten, häufiger sind Peritonsillarabszesse (entweder auf Basis chronischer Tonsilleninfekte oder auch fortgeleitet, z. B. odontogen). Bei Durchbruch in den parapharyngealen Raum kann sich die Infektion nach caudal bis in den Hals und nach cranial bis an die Schädelbasis ausbreiten.

Bei einseitiger Vergrößerung und Rötung der Tonsillen ist differentialdiagnostisch durchaus auch an einen tumorösen Prozeß zu denken.

Sonographisch ist insbesondere der Abszeßnachweis wichtig. Die anfänglich eher unscharf begrenzten, echoarmen, entzündlichen Infiltrate grenzen sich zunehmend schärfer ab; cystoide Strukturen im Zentrum der Raumforderung zeigen eine Kolliquation und Eiterbildung an.

Wenn eine Einschmelzung sonographisch primär nicht nachweisbar war und eine Besserung einer entzündlichen Raumforderung unter antibiotischer Behandlung sich nicht einstellt, sollte die sonographische Untersuchung nach einigen Tagen durchaus wiederholt werden (Abb. 8).

Die Infektion des parapharyngealen Raumes kann enorme Ausmaße annehmen, so daß die Beziehung zum Gefäßnervenstrang sonographisch nicht mehr klar wird. In solchen Fällen muß eine CT angeschlossen werden.

Die Zungengrundangina bietet ein sehr typisches sonographisches Erscheinungsbild: Am Zungengrund besteht eine deutliche Verdickung des echoarmen, lymphatischen Gewebsstreifens. Die Begrenzung des echoarmen Infiltrates nach ventral zu ist konkav,

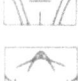
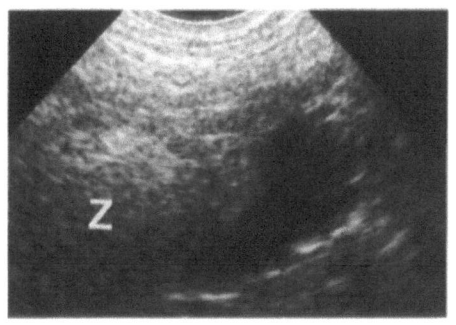
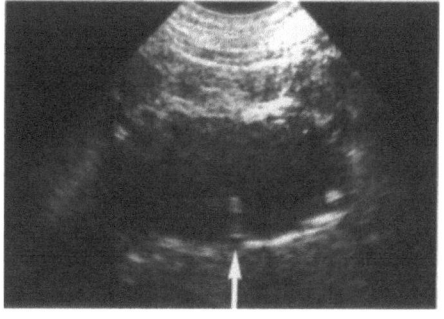

Abb. 7. Zungengrundangina (*A* sagittal, *B* transversal): Echoarme, nach ventral konkav begrenzte Raumforderung im dorsalen Zungendrittel, die die gesamte Breite des Zungengrundes einnimmt. Das Septum lingue (Pfeil) ist erhalten (*Z* Zunge)

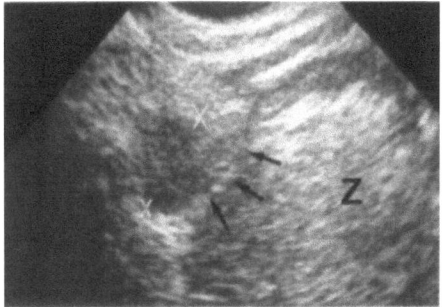

Abb. 8. Tonsillenabszeß (gewinkelter Transversalschnitt): Solid imponierender runder Knoten in der Tonsillenregion mit konvexer Vorwölbung der Pharynxwand-kontur (Pfeile) gegen die Zunge (*Z*)

das Septum linguae ist erhalten und sehr deutlich sichtbar (während Tumoren in der Regel kugelig gestaltet und daher nach ventral zu konvex begrenzt sind und das Septum linguae konsumieren) (Abb. 7).

Abszesse in der Zunge treten gelegentlich im Gefolge von Bißverletzungen auf, sind aber auch im Bereich von durch scharfkantige Zähne mechanisch irritierten, entzündlich veränderten Epithelbezirken, die als Eintrittspforten wirken, aufzufinden. Nach dentogene Traumen im Rahmen von Schußverletzungen oder Frakturen können Zahnfragmente in die Zunge versprengt werden und eine Rolle als Infektionsquelle spielen.

Abszesse in Wangen, Lippen und Mundboden sind oft durch Fremdkörper (Geschoße, Splitter, Gräten) oder Nahtmaterial nach chirurgischen Eingriffen verursacht.

Sehr selten sind Insektenstiche Eintrittspforten von Infektionen.

Sonomorphologisch handelt es sich typischerweise um echoarme, unscharf begrenzte Läsionen.

Mundbodenphlegmonen stellen sich als umfangreiche, echoarme Infiltrate dar, die die normalen anatomischen Strukturen des Mundbodens, die Skelettmuskel, auslöschen; auch hier hat die Sonographie primär die Aufgabe des frühzeitigen Abszeßnachweises. Infektionen der Gl. apicis linguae sind selten. Sie stellen sich als echoarme Raumforderungen an der Zungenspitze dar. Bei Obstruktion des Ausführungsganges kommt es zu cystischer Umwandlung der Drüse; im eigenen Krankengut konnte in einem Fall ein 2 mm großes Konkrement im Ausführungsgang der Drüse nachgewiesen werden.

6 Systemerkrankungen

Die progressive *Sklerodermie* manifestiert sich in der Mundhöhle, bevorzugt an der Zunge. Meist ist nur die Muskulatur ohne Beteiligung der Schleimhaut betroffen. Durch fortschreitende Infiltration und Atrophie kommt es zur Schrumpfung und Verkleinerung des Organes, was infolge von Bewegungseinschränkung zu Schluck- und Sprachstörungen führen kann. Sonographisch sind zu geringe Abmessungen der Zunge und Strukturalterationen der Zungemuskulatur zu erkennen, die einzelnen Muskelzüge sind nicht gut zu unterscheiden.

Die *Wegenersche Granulomatose* der Zunge manifestiert sich durch allergisch-hyperergische Reaktionen an den Gefäßen. Dadurch entstehen entzündliche Infiltrate, Ulcerationen und Nekrosen, die als echoarme Raumforderungen oder atpyische Excavationen meist an mehreren Stellen der Zunge sonographisch aufgefunden werden können.

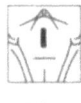

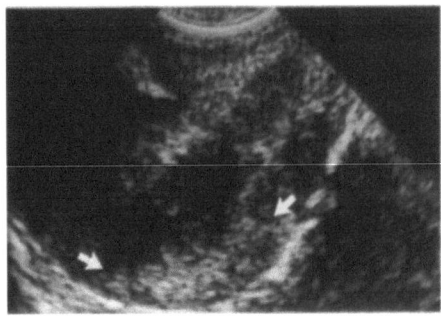
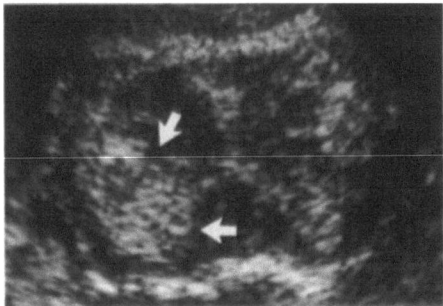

A

B

Abb. 9. Amyloidose der Zunge (*A* sagittal, *B* coronal) Grobe Alteration der normalen Zungenarchitektur durch Einlagerung echoreicher Substanzen (Pfeile)

In etwa 50% der primären *Amyloidose* (Abb. 9) kommt es durch Ablagerung von Amyloid in der Zungenmuskulatur zur Ausbildung einer Makroglossie. Auch bei sekundären Amyloidosen (bei seltenen chronischen Entzündungen und beim Plasmocytom) tritt eine Amyloidose mit Makroglossie auf. Das Organ stellt sich sonographisch vergrößert dar, die Architektur der Muskulatur ist gestört. In der gesamten Zunge kommt es zur Ablagerung von echoreichem Material, und zwar nahe dem Zungenrücken zu beiden Seiten des Septums und nahe der Zungenunterfläche in der Mitte (Abbildung).

7 Benigne Tumoren

Die häufigsten Tumoren der Mundhöhle und des Oropharynx sind *Papillome*, die sich zumeist auf der Zungenoberfläche bilden. Nur wenn sie sehr groß werden, sind sie sonographisch als relativ echoreiche Gebilde erfaßbar; die mehr flächige Form der Papillomatose ist hingegen nicht differenzierbar.

Auch *Fibrome* sind am häufigsten an der Zunge lokalisiert. Sie liegen unmittelbar unter der intakten Schleimhaut, sind aber gelegentlich gestielt oder in die Tiefe der Muskulatur verlagert.

Sonographisch findet sich typischerweise eine kleine echoarme, glatt begrenzte ovaläre Läsion, unmittelbar submucös.

Lipome (Abb. 11) liegen am häufigsten submental, werden aber auch in der Zunge gefunden. Histologisch unterscheidet man je nach vorliegendem Gewebetyp, zwischen Angiolipomen, Fibrolipomen und Myxolipomen. Sonographisch sind Lipome je nach Bindegewebeanteil echoarm bis echoreich und weisen eine ziemlich regelmäßige „Fiederung" der Binnenstruktur auf.

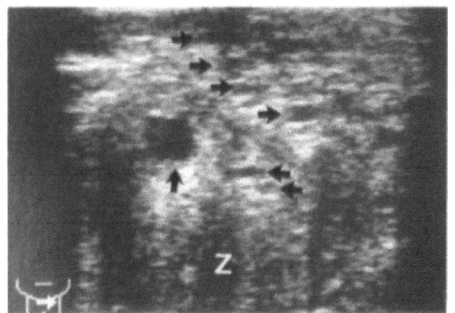

Abb. 10. Hämangiom der Zunge (coronal): Zerstörung der normalen Architektur der Zunge (*Z*) besonders im mundbodennahen Anteil infolge Durchsetzung mit rundlichen oder tubulären zystischen Gebilden (Pfeile)

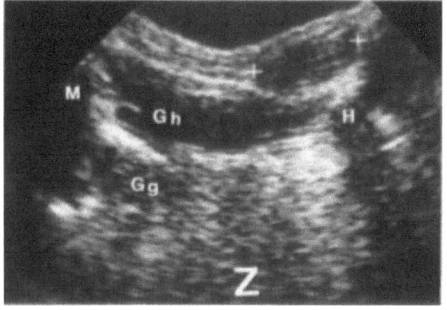

Abb. 11. Submentales Lipom (sagittal): Zwischen Haut und Zungenbein (*H*) gelegene, echoarme, ovaläre Raumforderung mit glatter Begrenzung und teigig weichem Palpationsbefund (Lipom zwischen den Kreuzen, *M* Mandibula, *Gh* M. Geniohyoideus, *Gg* Genioglossus, *Z* Zunge)

Die häufigsten vaskulären Tumoren sind *Hämangiome* und *Lymphangiome*(Abb. 10).
Sie sind meistens angeboren und führen zu einer oft rasch fortschreitenden Makroglossie mit Blutungstendenz. Entsprechend der histologischen Form des kapillären oder
kavernösen Hämangioms findet man sonographisch ausgeprägte Strukturalterationen
von Mundboden und Zunge, mit teilweise sehr echoreichen Arealen. Dazwischen
immer wieder spaltförmige liquide Räume. Die originären muskulären Strukturen des
Mundbodens sind dadurch nicht mehr abgrenzbar. In Hämangiomen können gelegentlich Phlebolithen, die sonographisch den typischen Aspekt von Konkrementen bilden,
aufgefunden werden.

Neurogene Tumoren sind selten und am ehesten als Manifestation einer generalisierten
Neurofibromatose auch in der Zunge anzutreffen, allerdings sind auch Neurinome in
der Zunge beschrieben.

Pleomorphe Adenome und *Mucoepidermoidtumoren* entstehen in kleinen Speicheldrüsen
der Zunge. Sie stellen sich sonographisch als kleine, echoarme Raumforderungen nahe
der Mucosa dar. Pleomorphe Adenome ähneln dabei den von der Parotis vertrauten
Formen mit echoreicheren Anteilen. Mucoepidermoidtumoren besitzen häufig cystische Anteile.

Retentionscysten epithelialen Ursprunges sind keine Tumoren. Sie entwickeln sich
durch Verlegung des Ausführungsganges von Schleimdrüsen oder kleinen Speicheldrüsen.

Congenitale Cysten (= *mediane Halscysten*) finden sich im gesamten Verlauf des Ductus
thyreoglossus. Sie können daher auch intralingual in der Gegend des Foramen caecum
oder innerhalb des dorsalen Zungendrittels gelegen sein. Sie besitzen nur wenig oder
keine Binnenechos (siehe „Pathologie der vorderen und seitlichen Halsweichteile").

Bei der *Zungengrundstruma* handelt es sich um eine Entwicklungsanomalie der
Schilddrüse, deren embryonale Anlage vom Forman caecum nach caudal wandert. Das
Schilddrüsengewebe kann teilweise oder ausschließlich im Verlauf des Ductus
thyreoglossus entwickelt sein. Sonographisch findet sich eine homogen-echoreiche
Raumforderung im dorsalen Zungendrittel. Innerhalb des Schilddrüsengewebes
können auch Adenomknoten vorliegen, selbst eine maligne Entartung ist beschrieben.
Bei sonographischem Verdacht auf eine Zungengrundstruma sollte eine Schilddrüsenszintigraphie angeschlossen werden.

8 Maligne Tumoren

Orofaciale Tumoren machen etwa 5% aller malignen Tumoren aus, den größten Anteil
daran haben Zungentumoren. Begünstigt wird die Entwicklung eines Zungencarcinoms durch Alkohol- und Nikotinabusus sowie mangelhafte Mundhygiene. Das
Verhältnis Männer zu Frauen beträgt etwa 5:1. *Plattenepithelcarcinome* kommen mit
etwa 90% am häufigsten vor, gefolgt von *Lymphoepitheloidtumoren, malignen Mucoepitheloidtumoren* und *Fibromyxoidtumoren* sowie *Transitionalzellcarcinomen* und *Lymphomen*.

Tumoren der Mundhöhle und des Oropharynx zeigen ein eigenartiges Wachstumsverhalten: Unabhängig von der Lokalisation haben die (in der Regel an der Schleimhaut
oberflächlich sich entwickelnden) Malignome die Tendenz, in die Tiefe zu wachsen, wo
sie sich im lockeren Bindegewebe schneller ausbreiten können als an der Oberfläche.
Insbesondere in der Zunge kann sich ein Tumor in den Krypten der Zungengrundtonsille entwickeln und nach Durchbrechen der Aponeurosis linguae in der Tiefe

ungehindert infiltrierend weiterwachsen, während die oberflächliche Mucosa intakt oder auch nur sehr gering verändert ist.

Exulcerationen sind dabei häufig, aber nicht obligat. Klinisch ist die Abschätzung der Tumorgröße oftmals schwierig, da durch schmerzbedingte Abwehr und Kiefersperre die Palpation häufig nur sehr eingeschränkt möglich ist oder aber eine Allgemeinanästhesie erfordert.

Für die Therapie wichtige Befunde wie Infiltration über die Zungenmitte oder Infiltration der lateralen Pharynxwand, des Mundbodens oder des präepiglottischen Raumes sind klinisch-palpatorisch nur sehr schwierig und unzureichend zu erfassen. 90% der Mundbodencarcinome entwickeln sich in der Umgebung der ventralen Mittellinie. Die Tumoren breiten sich häufig schon sehr frühzeitig in den Sublingualraum aus und infiltrieren das mittlere und ventrale Zungendrittel von der Unterfläche her.

Die häufigste Lokalisation von Zungencarcinomen ist der laterale Rand des mittleren Drittels. Zungencarcinome greifen rasch auf den Mundboden über, ebenso wie umgekehrt Mundbodencarcinom auf die Zunge. Das lokale Tumorstaging (nach UICC) richtet sich lediglich nach der Größenausdehnung des Tumors:
T 1: < 2 cm, T 2: > 2 cm < 4 cm, T 3: > 4 cm aber auf das Organ beschränkt und T 4: organüberschreitend mit Infiltration vom Muskel, Haut, Knochen etc.

Leukoplakien sind Präkanzerosen. Sie präsentieren sich klinisch als weißliche Beläge auf der Schleimhaut besonders der Mundhöhle: im Bereich des Oropharynx sind sie auch am weichen Gaumen aufzufinden.

8.1 Ultraschallbefunde

Sonographisch ist vor allem sehr exakt die Bestimmung von Größe und Lage einer Läsion möglich. Die Beziehung zur Mittellinie läßt sich einwandfrei klären, ebenso ist die Einbeziehung der lateralen Pharynxwand in das tumoröse Wachstum sicher zu erfassen. Das sonographische Tumorstaging ist dem klinischen weitaus überlegen. Die Echotextur der Zungenmalignome unterscheidet sich von entzündlichen und gutartigen Veränderungen nur wenig; dennoch ist die sonographische Erscheinung unterschiedlich:

Da die Tumoren meist erst in den Stadium II oder III zur Behandlung kommen, findet sich eine mehr oder weniger ausgeprägte Infiltration des Zungenmuskels. Die Tumoren sind rund oder ovalär und zumeist unscharf begrenzt.

Die Echotextur ist unterschiedlich: Lymphoepitheliale und undifferenzierte Carcinome sind sehr echoarm. Plattenepithelcarcinome können echoarm, aber auch relativ echoreich sein, sie sind aber immer etwas echoärmer als die normale Zungenmuskulatur (Abb. 12—17).

Exulcerationen sind als abnorme Konkavitäten am normalerweise konvexen Zungenrücken zu erkennen. Der Ulcuskrater ist hyperreflektiv, da er von Luft ausgefüllt ist. Bei Malignomen ist der Ulcuskrater von einer mehrere mm breiten, echoarmen Schicht umgeben (Abb. 15, 16).

Besonders wichtig ist es, bei prätherapeutischen Untersuchungen die für die chirurgische Therapie relevanten Fragestellungen zu überprüfen: Überschreitung der Zungenmitte, Bestimmung der betroffenen Drittel, Infiltration der lateralen Pharynxwand, Infiltration des Mundbodens, des präepiglottischen Raumes und Fortsetzung des Tumors unter das Hyoidniveau (Abb. 18—27).

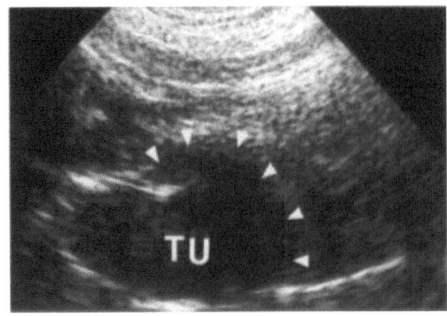

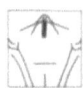

Abb. 12. Plattenepithelkarzinom des ventralen und mittleren Zungendrittels (sagittaler Submentalschnitt): Echoarme Infiltration der Zungenspitze (*TU*) und großer Anteile des mittleren Drittels (dorsale und caudale Tumorgrenze durch Pfeilspitzen markiert)

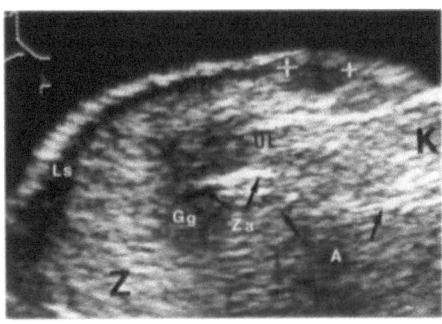

Abb. 13. Kleines Plattenepithelkarzinom des ventralen Zungendrittels (Sagittalschnitt der aus dem Mund gestreckten Zungenspitze): 0,5 mm große, echoarme Raumforderung (zwischen den Kreuzen) mit Infiltration des M. longitudinalis superior. (*Z* Zunge, *Ls* M. longitud. sup., *Gg* M. genioglossus, *Za* Zahn, *A* Alveolarkamm, *K* Kinn, *UL* Unterlippe)

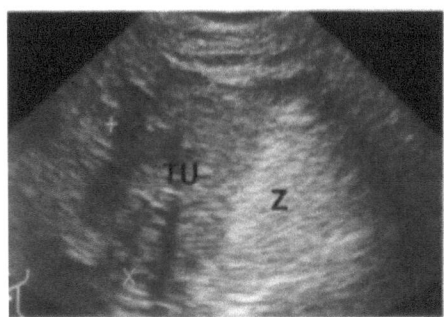

Abb. 14. Relativ echoreiches Plattenepithelkarzinom der Zunge (Transversalschnitt des Zungengrundes): Der Tumor (*TU*) nur gering echoärmer als der normale Zungenmuskel (*Z*). Der Tumor überschreitet in Mundbodennähe die Mittellinie, die Pharynxwand ist nicht infiltriert

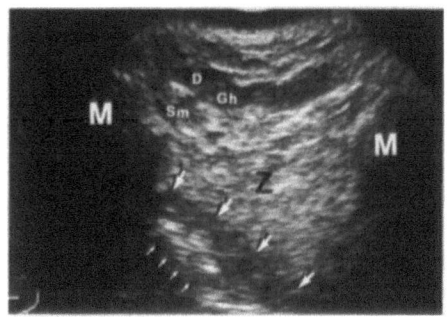

Abb. 15. Oberflächlich gelegenes Plattenepithelkarzinom der Zunge (*Z*) (Transversalschnitt des mittleren Zungendrittels) mit klinisch umfangreicher Schleimhautdestruktion aber mit nur geringer Infiltration der Zungenmuskulatur (Grenze: große Pfeile). Die Mittellinie ist an der Oberfläche überschritten, die Läsion ist exulceriert (im Ulcuskrater befindet sich Luft-echoreich, kleine Pfeile). (*M* Mandibula, *D* M. Digastricus, Venter ant., *Gh* M. geniohyoideus, *Sm* Gl. submandibularis)

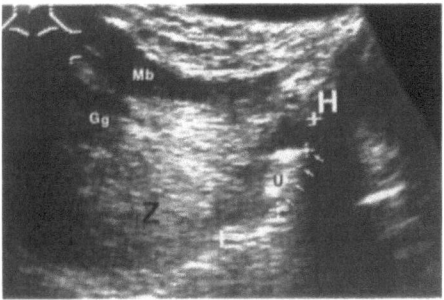

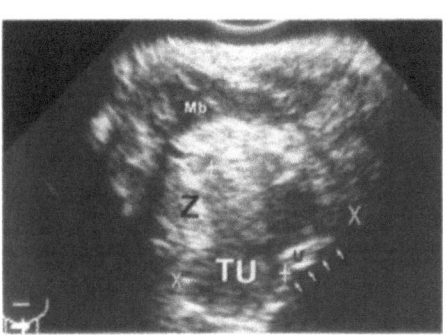

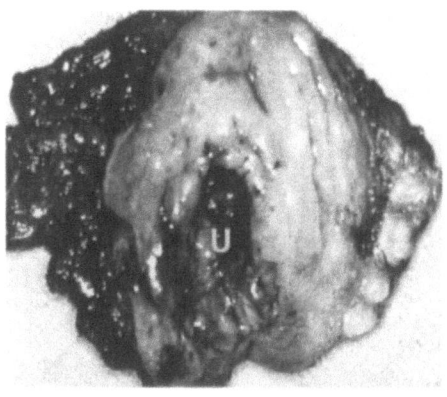

Abb. 16. Lymphoepitheliales Karzinom des Zungengrundes (**A** paramedian-sagittal li., **B** transversal, **C** Operationspräparat): Echoarmer Tumor (*TU*) des Zungengrundes mit umfangreicher Infiltration der Zungenmuskulatur (*Z*). Der Tumor überschreitet die Mittellinie, ist exulceriert (kleine Pfeile, U) und besitzt fingerförmige Ausläufer in die Tiefe. (*Mb* Mundbodenmuskulatur, *Gg* M. genioglossus, *H* Os hyoideum)

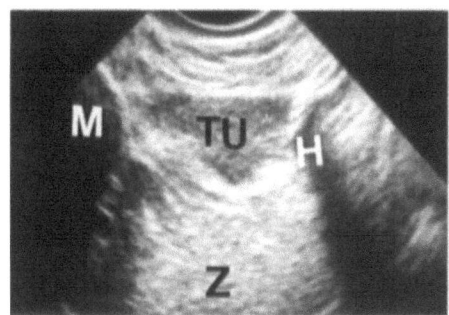

Abb. 17. Plattenepithelkarzinom des Mundbodens (Sagittal): echoarme Raumforderung mit Destruktion der Mundbodenmuskulatur. Der Tumor (*TU*) grenzt sich gegen die Zungenmuskulatur (*Z*) gut ab. *M* Mandibula, *H* Os hyoideum

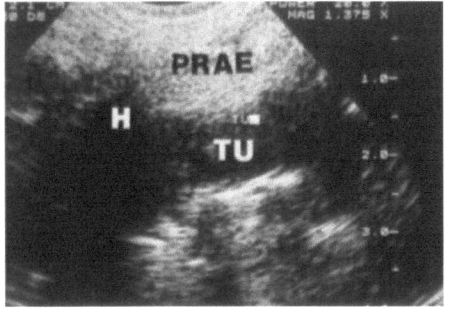

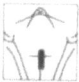

Abb. 18. Plattenepithelkarzinom (*TU*) mit Infiltration des präepiglottischen Raumes (*PRAE*). (*H* Os hyoideum)

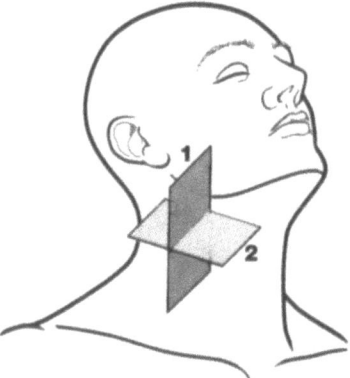

Abb. 19. Schnittführung zur Darstellung der Tonsillen: Sagittalschnitt lateral am Hals, 45 Grad nach dorsal gewinkelt (*1*), Transversalschnitt 45 Grad nach cranial gewinkelt (*2*)

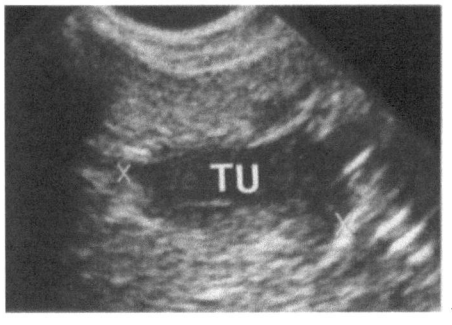
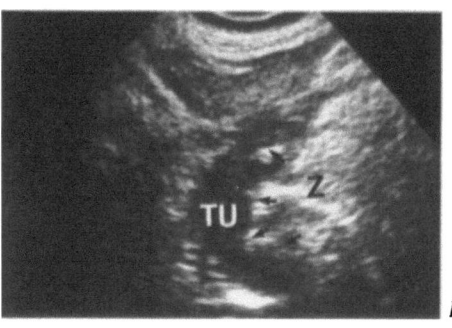

Abb. 20. Plattenepithelkarzinom der rechten Tonsille (**A** Sagittal, **B** transversal): Echoarme Raumforderung in der lateralen Pharynxwand (*TU*) auf Höhe des Überganges vom mittleren zum dorsalen Zungendrittel. Die Läsion stellt sich im Querschnitt halbmondförmig dar und ist exulceriert (kleine Pfeile). Keine Infiltration des Zungenmuskels (*Z*)

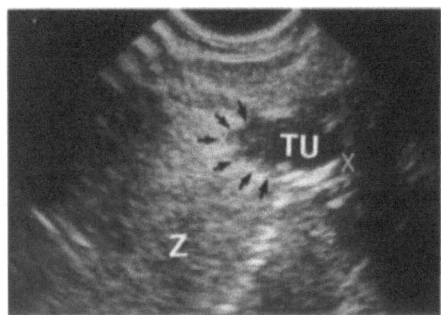

Abb. 21. Kleines Tonsillenkarzinom (Transversalschnitt). Der Tumor (*TU*) greift im Bereich des Sulcus glossotonsillaris auf die Zungenmuskulatur (*Z*) über (Pfeile)

Knochendestruktionen sind sonographisch nur in extremen Fällen als schalldurchlässige Lücken innerhalb der Mandibula erkennbar: der extraossäre Tumoranteil ist allerdings besser als radiologisch nachzuweisen (Abb. 28).

Leukoplakien stellen sich sonographisch nicht dar, allenfalls ist eine Verbreiterung des echoreichen Bandes, das die Mucosa bzw. die Grenze zwischen Mucosa und Luft markiert, darstellbar.

Der Ultraschalldiagnostik fällt die Aufgabe zu, etwaige umschriebene Infiltrationen in die Tiefe nachzuweisen oder auszuschließen.

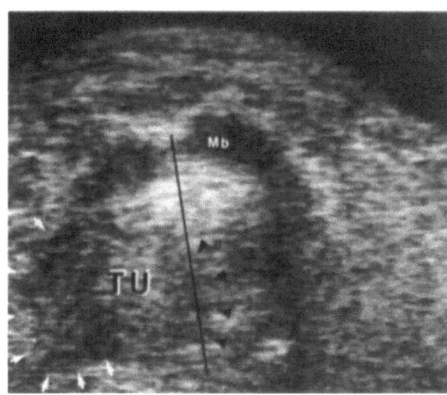
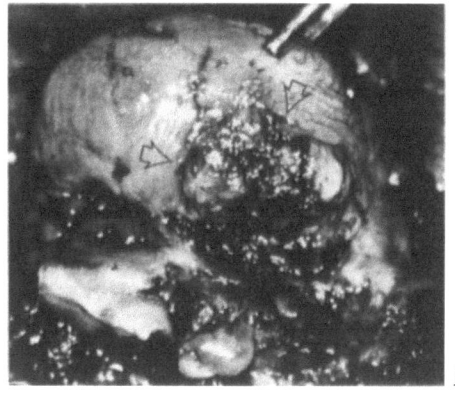

Abb. 22. Plattenepithelkarzinom des mittleren Zungendrittels. **A** Transversalschnitt: Echoarme, rundliche Raumforderung, die die Mitte der Zunge knapp überschreitet (Pfeilspitzen); lateral findet sich ein protrudierter Tumorenteil (*TU*), der eine Pharynxwandinfiltration vortäuscht (Pfeile, *Mb* Mundbodenmuskulatur). **B** Operationspräparat mit protrudiertem Tumoranteil (offene Pfeile)

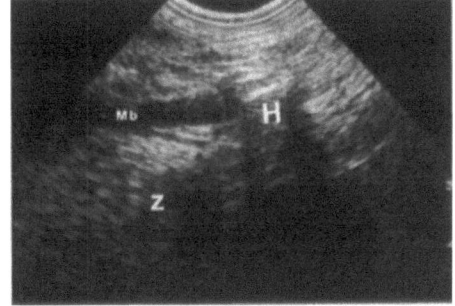
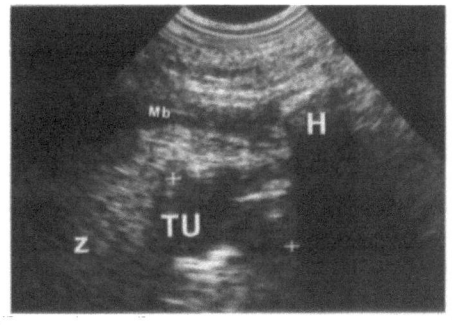

Abb. 23 A. Mediansagittalschnitt des Zungengrundes (*Z*): zunächst unauffälliger Befund. **B** Während Schluckens tritt eine primär durch den Schallschatten des Oshyoideum (*H*) verdeckte Raumforderung (*TU*) nach cranial und wird dadurch sichtbar. (*Mb* Mundbodenmuskulatur)

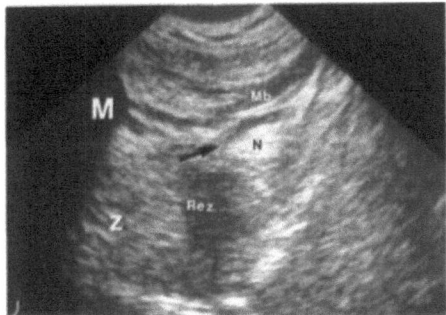
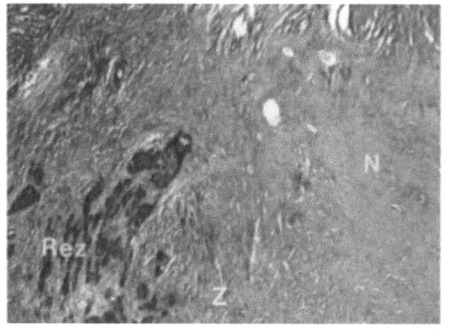

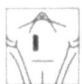

Abb. 24. 63jähriger Mann, Z.n. Bestrahlung eines Zungengrundkarzinoms vor einem Jahr. **A** Paramedian-Sagittalschnitt rechts am Zungengrund. **B** Histologischer Schnitt (HE-Färbung). Neben einer echoreichen, rundlichen Veränderung, die histologisch Narbengewebe (*N*) entspricht, findet sich eine rundliche, echoarme Raumforderung, die ein Lokalrezidiv (*Rez*) repräsentiert. (*M* Mandibula, *Z* Zungenmuskulatur, *Mb* Mundbodenmuskulatur, A. lingualis = Pfeil)

9 Therapieeffekte

9.1 Operationen

Nach Hemiglossektomie finden sich verschieden ausgeprägte Defekte, die bis zu zwei Drittel der Zunge betragen können. Die Restzunge ist demzufolge asymmetrisch und wird oftmals zur Defektdeckung verwendet. Sie ist daher häufig am Alveolarkamm der Gegenseite adhaerent. Nach länger zurückliegenden Operationen ist eine leichte Volumzunahme der Zunge zu beobachten. Besonders eindrucksvoll sind Defekte nach Mundbodenteilresektion zu dokumentieren (Abb. 25).

9.2 Strahlentherapie

Tumoren sind auch während Bestrahlung gut zu erkennen, wobei eine geringe Zunahme der Echogenität nachweisbar ist; gelegentlich kommt es zu einer zentralen Tumornekrose und Liquifizierung, was sonographisch besonders eindrucksvoll nachgewiesen wird. Während einer Radiatio folgt bei gutem Ansprechen des Tumors eine kontinuierliche Größenabnahme, bei gutem Erfolg verschwindet der Tumor völlig oder wird durch sehr echoreiches Narbengewebe ersetzt.

In anderen Fällen erfolgt zunächst eine Tumorverkleinerung, dann, aus einem verbliebenen echoarmen Tumorrest heraus neuerliches Tumorwachstum (Abb. 24).

Da eine engmaschige Kontrolle sonographisch ohne wesentliche Belastung möglich ist, sollte ausreichend oft (zunächst monatlich, dann vierteljährlich) kontrolliert werden, um bei erneuertem Tumorwachstum rechtzeitig eingreifen zu können.

Tumorgewebe erwies sich als echoarm, Narbengewebe als echoreich. Allerdings ist eine Differenzierung zwischen Rezidiv und echoarmen Infiltrationen anderer Genese

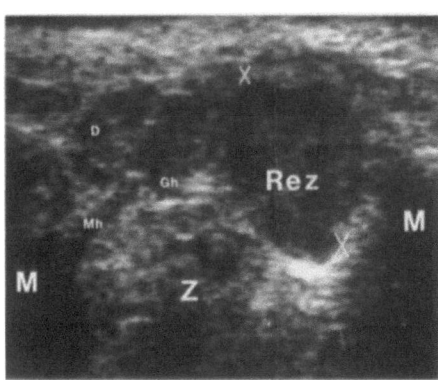

Abb. 25. 45jähriger Mann. Z. n. Mundbodenteilresektion vor sechs Monaten wegen eines Karzinoms der Gl. sublingualis. (Coronalschnitt des Mundbodens) Postoperativer Defekt der Mundbodenmuskulatur: M. digastricus (*D*), mylohyoideus (*Mh*) und geniohyoideus (*Gh*) nur rechts nachweisbar; links rundliche echoarme, relativ scharf begrenzte Raumforderung mit Infiltration der Zungenmuskulatur (*Z*) entsprechend einem Rezidiv (*Rez*). (*M* Mandibula)

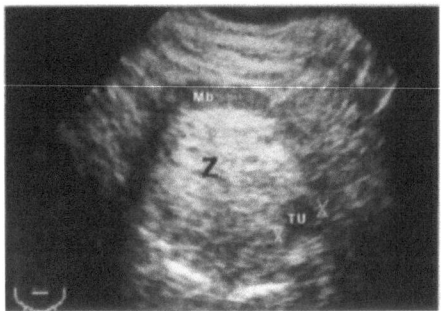

Abb. 26. Kleines echoarmes Plattenepithelkarzinom (*TU*) am linken Rand des Zungengrundes. Die Läsion ist nur bei etwas schräger Ausführung des Transversalschnittes erfaßbar, da sie sonst durch den Schallschatten des Kieferwinkels verdeckt ist. (*Z* Zunge, *Mb* Mundbodenmuskulatur)

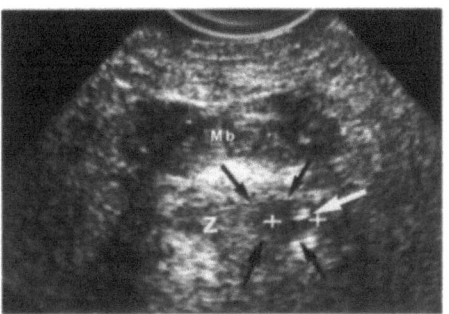

Abb. 27. 71jähriger Mann. Z. n. Teilresektion des Zungengrundes wegen eines Plattenepithelkarzinoms. Bei Verlaufskontrolle nach 2 Jahren suspektes, echoarmes Areal (schwarze Pfeile) im mittleren Zungendrittel links lateral (Transversalschnitt). Abklärung mittels Feinnadelbiospie (Nadelspitze als heller Reflex in der echoarmen Raumforderung zu erkennen — weißer Pfeil). Ergebnis: Rezidiv. (*Mb* Mundbodenmuskulatur, *Z* Zungenmuskulatur)

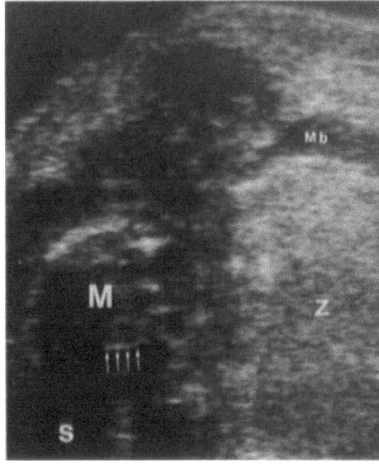

Abb. 28. Ausgeprägte Osteodestruktion des Unterkiefers: der Ramus mandibulae (*M*) ist circulär von echoarmem Fremdgewebe umgeben; der Knochen ist im medialen Anteil sonographisch permeabel, die Kortikalis stellt sich auch an der Rückseite des Knochens als konvexe, helle Linie dar (Pfeile); lediglich im lateral gelegenen Anteil erzeugt der Knochen einen typischen Schallschatten (*S*). (*Z* Zunge, *Mb* Mundbodenmuskulatur)

(Entzündung, Abszeß) nicht möglich, so daß suspekte Areale unbedingt einer Feinnadelbiopsie unterzogen werden müssen (Abb. 27).

Besonders auffällig ist ein zunehmender Echoverlust der Gl. submandibularis während Radiatio, der regelmäßig zwischen einer Herddosis von 3000 und 7000 rad auftritt; dieses Phänomen darf nicht als Tumorinfiltration der Zunge oder Lokalrezidiv fehlinterpretiert werden (siehe Kapitel 6).

10 Fehlermöglichkeiten

Die schwerwiegendste Täuschungsmöglichkeit betrifft Läsionen, die im Schallschatten knöcherner Strukturen gelegen sind, und dadurch bei ungenauer Untersuchung dem sonographischen Nachweis entgehen.

So sind insbesondere Läsionen der Zungenspitze, die im Schallschatten des Kinns gelegen sind, zumeist nur durch direkte Beschallung darstellbar (Abb. 13, 26).

In derartigen Fällen hilfreich ist auch die Sonopalpation mit einem untersuchenden Finger enoral, die auch mithilft, protrudierte Tumoranteile nicht falsch als Pharynxwandinfiltrate fehlzuinterpretieren (Abb. 22).

Multiple Schnittführungen und auch die Anwendung gewinkelter Schnittebenen minimieren das Risiko, einen pathologischen Befund zu übersehen.

Grundsätzlich sollte vor der sonographischen Begutachtung zumindest eine Inspektion der Mundhöhle durch den sonographischen Untersucher erfolgen, um klinisch evidente Befunde nicht sonographisch zu übersehen, und andererseits die richtige

Region nach submucösen Infiltrationen abzusuchen, da ja die Frage des Klinikers an den sonographisch tätigen Arzt in aller Regel auf eine etwaige submucöse Raumforderung unter einer Schleimhautveränderung abzielt.

Läsionen, die ganz tief am Zungengrund lokalisiert sind, werden gelegentlich nur während des Schluckens in ihrem vollen Umfang dargestellt, da ansonst der untere Tumorpol durch den Schallschatten des Os hyoideum verdeckt ist (Abb. 23).

Bei Tumoren oder Infektionen, die im dorsalen Drittel der Zunge lokalisiert sind, ist immer auch eine Untersuchung des praeepiglottischen Raumes angezeigt, wobei Frequenzen von 7,5 MHz, besser aber 10 MHz zur Anwendung kommen sollten.

Veränderungen des Gaumens, der Pharynxhinterwand und der Epiglottis sind bei extraoraler Applikation nicht faßbar, jedoch mittels enoraler Applikation (Intrakavitärsonden oder Compoundscanner) beurteilbar.

11 Wertung

Die Schnittbilddarstellung des Oropharynx und der Mundhöhle ist grundsätzlich durch Sonographie, CT und MRT möglich.

Untersuchungen der letzten Zeit bescheinigen der Sonographie einen hohen Stellenwert in der Untersuchung von Mundboden und Zunge, insbesondere bei malignen Tumoren.

Wenn auch manch wichtige Kriterien, wie Infiltrationen von Epiglottis, des retropharyngealen Raumes und des Gaumens bei submentaler Untersuchung nicht möglich sind, so sind diese Veränderungen zumeist bei eingehender klinischer Untersuchung und nativradiologischer Abklärung erkennbar.

Knocheninfiltrationen sind in der Regel von nativradiologischen Skelettaufnahmen des Schädels und insbesondere der Mandibula her bekannt; die Szintigraphie mit osteotropen Nukliden besitzt in dieser Frage den höchsten Stellenwert. Lediglich extreme Fälle werden sonographisch evident.

Die CT und MRT können einen Tumordurchbruch bis an die Schädelbasis nachweisen, was weder sonographisch noch klinisch möglich ist, und die Infiltration des parapharyngealen Raumes und seiner Compartements besser darstellen.

Die Sonographie sollte daher bei Nachweis eines Pharynxbefalles mit CT oder MRT kombiniert werden (Abb. 29, 30).

Bei Läsionen der Zunge selbst oder des Mundbodens ist die Sonographie der CT und MRT eindeutig überlegen: Die Impedanzunterschiede zwischen Tumor und Zungengewebe sind höher als die Dichteunterschiede, so daß intralinguale Tumoren in aller Regel sonographisch besser dargestellt werden als computertomographisch.

Zahlreiche CT-Untersuchungen erfahren darüber hinaus eine empfindliche Qualitätsminderung durch Artefakt von Zahnplomben; die CT- und MRT-Untersuchungen sind aber auch vom Untersuchungskollektiv her limitiert, da viele Patienten mit Malignomen im Oropharynx und in der Mundhöhle Kanülenträger sind, wodurch beide Untersuchungen artefaktbedingt beeinträchtigt werden, andererseits sind die Patienten oft nicht in der Lage, ausreichend lang ruhig zu liegen, und das Schlucken zu vermeiden, so daß Bewegungsartefakte, insbesondere die MRT stören.

Bei der postoperativen oder poststrahlentherapeutischen Nachsorge ist die Sonographie den anderen Methoden zum Nachweis suspekter Areale bzw. zum Nachweis von Narben überlegen. Hinsichtlich der Zuordnung echoarmer Infiltrate zu Rezidiven oder entzündlichen Veränderungen muß aber eine Feinnadelbiopsie erfolgen.

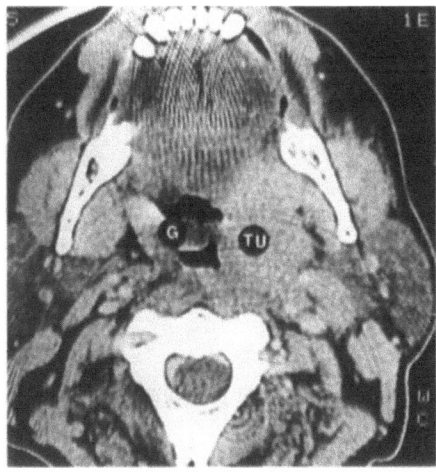

Abb. 29. Axiales Computertomogramm bei Plattenepithelca der lateralen Pharynxwand (*TU*). Infiltration der Zunge und des M. pterigoideus medialis. Verdickung des weichen Gaumens (*G*) und der Pharynxhinterwand; die Beurteilung des parapharyngealen Raumes gelingt besser als mittels Sonographie

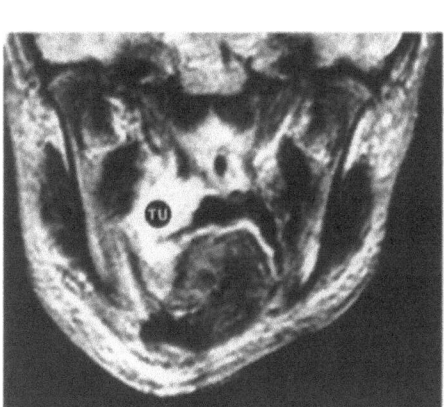

Abb. 30. Coronales Magnetresonanz-Tomogramm bei Rezidiv eines Plattenepithelkarzinoms der rechten Tonsille: Der Tumor stellt sich auf der T 2-gewichteten Aufnahme als hyperintense Raumforderung (*TU*) dar; er infiltriert nach caudal die Zunge, nach lateral den M. Pterigoideus med., nach medial den Gaumen und nach cranial bis an die Schädelbasis

Die Sonographie ist indiziert

* zur Zuordnung palpatorisch suspekter Befunde hinsichtlich ihrer Lokalisation (Speicheldrüse, Zunge, Lymphknoten, Pharynx, Mundboden);

* zur objektiven Bestimmung der Größe und Ausdehnung von Zungentumoren und Tumoren, die auf die Zunge übergreifen (im Rahmen des prätherapeutischen Stagings);

* zur Kontrolle des Behandlungserfolges während Radiatio oder Chemotherapie;

* zur frühzeitigen Rezidiverfassung nach abgeschlossener Behandlung (besonders im nach Bestrahlung oder OP häufig stark indurierten und damit palpatorisch schlecht zugänglichen Gebiet;

* zur Suche nach einem tiefliegenden Zungencarcinom bei Halslymphknotenmetastasen eines unbekannten Primums;

* zur Fahndung nach submucösen Raumforderungen unter oberflächlichen, therapierefraktären Schleimhautveränderungen.

Literatur

Börner W (1972) Nuklearmedizinische Schilddrüsendiagnostik. Möglichkeiten und Grenzen. Fortschr Med 90: 455

Bruneton JN, Roux P, Camarella E, Manzino IJ, Vallicioni J, Demard F (1986) Tongue and tonsillar cancer: staging with US. Radiology 158: 743

Buchanan J, Frew IDO, Gibson IIJM, Gibson T, Russel AR (1969) Macroglossia in myelomatosis. Brit J Plast Surg 22: 157

Burbank PM, Dockerty MB, Devine KD (1959) A clinicopathologic study of 43 cases of glandular tumors of the tongue. Surg Gynec Obstet 109: 573

Curtis DJ, Cruess DF, Dachmann AH (1986) Normal erect swallowing. Normal function and incidence of variations. Invest Radiol 20: 717—726

Ekberg O (1986) The normal movements of the hyoid bone during swallow. Invest Radiol 21: 408—410

Falk P, Mootz W (1978) Entwicklungsgeschichte, Mißbildungen, Anatomie, Physiologie und Pathophysiologie des Rachens. In: Berendes J, Link R, Zöllner F (Hrsg) Hals-Nasen-Ohrenheilkunde in Klinik und Praxis, Bd 3, 2. Aufl. G Thieme, Stuttgart New York

Frühwald F, Salomonowitz E, Neuhold A, Pavelka R, Mailath G (1987) Tongue cancer: sonographic assessment of tumor stage. J Ultrasound Med 6: 121—137

Frühwald F, Schmid AP, Neuhold A, Schwaighofer B (1986) Real-time-Sonographie zur Verlaufskontrolle von Zungenmalignomen während und nach Radiatio. Tumordiagnostik & Therapie 7: 150

Frühwald F, Neuhold A, Seidl G, Pavelka R, Mailath G, Zrunek M (1986) Sonography of the tongue and floor of mouth. Part II: Neoplasms of the tongue. Europ J Radiol 6: 108

Frühwald F, Salomonowitz E (1986) Ultrasonically guided tongue-cancer biopsy using a submental approach. Semin Intervent Radiol 3/4: 293

Jahnke V: Krankheiten der Zunge. In: Berendes J, Link R, Zöllner F (Hrsg) Hals-Nasen-Ohrenheilkunde in Klinik und Praxis, Bd 3, 2. Aufl. G Thieme, Stuttgart New York

Jain HK, Bhatia Pl (1970) Lingual abscess. J Laryng 84: 637

Kärcher KH (1970) Möglichkeiten und Grenzen der Hochvolttherapie bei Geschwülsten im HNO-Bereich. HNO 18: 297

Kirsten R (1978) Krankheiten der Lippen und Mundschleimhaut. In: Berendes J, Link R, Zöllner F (Hrsg) Hals-Nasen-Ohrenheilkunde in Klinik und Praxis, Bd 3, 2. Aufl. G Thieme, Stuttgart New York

Larsson SG, Benson L, Westermark P (1986) Computed tomography of the tongue in primary amyloidosis. J Comput Assist Tomog 10/5: 836—840

Lissner J, Seiderer M (1987) Klinische Kernspintomographie. Enke, Stuttgart

Mancuso AA, Hanafee WN (1982) Computed tomography and magnetic resonance imaging of the head and neck, 2nd edn. Williams and Wilkins, Baltimore

Maurer H: Entzündungen des Rachens. In: Berendes J, Link R, Zöllner F (Hrsg) Hals-Nasen-Ohrenheilkunde in Klinik und Praxis, Bd 3, 2. Aufl. G Thieme, Stuttgart New York

Mailath G, Frühwald F, Neuhold A, Seidl G (1986) Real-time-Sonographie bei pathologischen Veränderungen im Mundboden-Zungenbereich. Z Stomatol 83: 219

Neuhold A, Frühwald F, Balogh B, Wicke L (1986) Sonography of the tongue and floor of mouth. Part I: Anatomy. Europ J Radiol 6: 103

Pavelka R, Streinzer W, Zrunek M, Frühwald F, Neuhold A, Seidl G (1986) Bewertung der Real-time-Sonographie im prätherapeutischen Staging maligner Zungen- und Mundbodentumoren. Laryng Rhinol Otol 65: 632

Schenk P (1970) Ein Beitrag zur seltenen Lokalisation neurogener Geschwülste im Bereich der oberen Luft- und Speisewege. HNO 18: 309

Schenk P, Wersäll J, Frithiof L (1973) Die Ultrastruktur des normalen und präkanzerösen Epithels der menschlichen Zungenschleimhaut. Arch Otolaryng 205: 328

Shawker TH, Sonies B, Hall TE, Baum BF (1984) Ultrasound analysis of tongue, hyoid, and larynx activity during swallowing. Invest Radiol 19: 82—86

Shawker TH, Sonies B (1985) Ultrasound biofeedback for speech training. Instrumentation and preliminary results. Invest Radiol 20: 90—93

Spissl B (1962) Zur Klinik des Mundhöhlen-Karzinoms. Münch Med Wochenschr 104: 1205

Spissl B (1966) Plattenepithelkarzinom der Mundhöhle. Grundlagen der Behandlung. G Thieme, Stuttgart New York

Spissl B, Metz HJ (1967) Differentialdiagnose und Behandlung der Leukoplakie. Dtsch Zahn-, Mund-, Kieferheilk 48: 11

Wynder EL, Bross IJ, Feldmann RM (1957) A study of etiological factors in cancer of the mouth. Cancer 10: 1300

Zimmermann ER, Zimmermann AL (1965) Effects of age, race, smoking habits, oral and systemic disease on oral exfoliative cytology. J Dent Res 44: 627

6
Speicheldrüsen

N. Gritzmann

1 Glandula parotis (Ohrspeicheldrüse)

1.1 Anatomie

Die Ohrspeicheldrüse ist die größte der 3 großen Kopfspeicheldrüsen. Der größte Anteil liegt in der Fossa retromandibularis. Ein kleiner Anteil reicht oberflächlich nach ventral, lateral der Mandibula bzw. des M. masseter. Dorso-caudal der Parotis liegen der hintere Bauch des M. digastricus sowie die Stylomuskeln. Weiters reicht ein unterschiedlich großer Anteil medial der Mandibula (retromandibulärer Anteil). In der Drüse verläuft longitudinal, die in die V. jug. interna mündende, V. retromandibularis. Ca. 1 cm cranioventral des Venter posterior des M. digastricus tritt der, aus dem Foramen stylomastoideum kommende, Facialishauptast in die Glandula parotis. Aus klinisch-operativer Sicht wird die Glandula parotis durch den Hauptstamm des N. facialis in einen oberflächlichen und einen tiefen Anteil unterteilt, obwohl keine präformierte anatomische Grenze bzw. Barriere zwischen diesen besteht. Der mediale, tiefe Anteil der Glandula parotis macht 10—20% des Parenchyms aus. Im tiefen Anteil der Drüse verläuft die A. carotis externa. Die A. carotis interna und V. jug. interna verlaufen medial des tiefen Anteils der Parotis im parapharyngealen Raum.

Der Hauptausführungsgang der Glandula parotis (Stenonscher Gang) geht vom oberflächlichen Anteil nach ventral ab, überkreuzt den M. masseter und perforiert den M. buccinator. Er mündet gegenüber dem 2. Molaren des Oberkiefers in die Mundhöhle. Manchmal besteht eine kleine akzessorische Speicheldrüse in unmittelbarer Nachbarschaft des Hauptausführungsganges.

Es bestehen drei Lymphabflußwege in der Parotisregion (Mancuso und Hanafee 1985).

1. Eine oberflächliche intraglanduläre Lymphknotengruppe, diese drainiert die temporalen, frontalen Anteile des Gesichts, die Augenlider und die vordere Ohrmuschel.
2. Eine tiefe intraglanduläre Lymphknotengruppe, die die Tuba Eustachii, den äußeren Gehörgang und tiefe Gesichtsanteile drainiert.
3. Eine Gruppe tiefer, cervicaler, extraglandulärer Lymphknoten im Bereich des oberen Anteils der V. jug. interna (jugulo-digastrischer Lymphknoten = Küttnerscher Knoten).

1.2 Untersuchungstechnik

Wir verwenden zur Untersuchung der Ohrspeicheldrüse einen 7,5-MHz-Sektor-Scanner und ein Siliconelastomer als Vorlauf. Die Gl. parotis wird im Normalfall mit 3 Quer- und 2 Längsschnitten dokumentiert (Gritzmann et al. 1985). Es wird stets versucht, den Hauptausführungsgang im Längsschnitt darzustellen.

1.3 Sonoanatomie

Die normale Glandula parotis ist glatt begrenzt und homogen echoreich, wobei sie eine ähnliche Echotextur wie die Schilddrüse aufweist (Pirschl 1982) (Abb. 1). Die V. retromandibularis ist häufig als tubuläre, längliche, die Glandula parotis in craniocaudaler Richtung durchziehende Struktur darstellbar. Weiters zieht die A. carotis externa häufig intraparenchymatös. Medial des tiefen Anteils der Parotis sind in über 90% die großen Gefäße (A. carotis int. und V. jug. int.) sonographisch darstellbar. Der N. facialis sowie der retromandibuläre Anteil der Glandula parotis sind sonographisch nicht erfaßbar (Bruneton et al. 1987). Die nicht erweiterten intraglandulären Ausführungsgänge der Parotis stellen sich sonographisch ebenfalls nicht dar.

Der normal weite Stenonsche Ausführungsgang ist in ca. 50% mittels hochauflösender Schallköpfe darstellbar (Gritzmann et al. 1987), er kommt als tubuläre Struktur über den durch Kaubewegung leicht identifizierbaren M. masseter zur Darstellung. In 10% der Normalbevölkerung kommen intraglandulär bis zu max. 5 mm große, echoarme Raumforderungen zur Darstellung, die kleinen, reaktiv veränderten Lymphknoten entsprechen. Computertomographisch sind fakultativ ebenfalls bis zu 5 mm große Parotislymphknoten nachweisbar (Mancuso et al. 1981). Die sonographische Differenzierung der echoreichen Drüse gelingt gegenüber der umgebenden echoarmen Muskulatur gut.

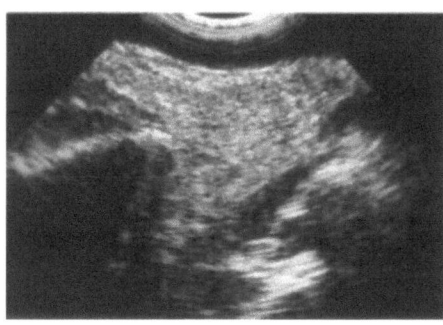

Abb. 1. Querschnitt linke Ohrspeicheldrüse: Normalbefund

2 Glandula submandibularis

2.1 Anatomie

Die Unterkieferdrüse ist eine gemischte, muzinoseröse, 3—4 cm große, in der submandibulären Grube gelegenen Drüse. Die Gl. submandibularis wird in einen oberflächlichen und tiefen Anteil unterteilt, wobei der tiefe Anteil bogenförmig um den freien Hinterrand des M. mylohyoideus halbmondförmig nach medial und etwas nach vorne in den Raum zwischen M. hyoglossus und M. mylohyoideus zieht. Häufig besteht eine direkte Verbindung zur ventral liegenden Gl. sublingualis. Der oberflächliche Anteil reicht bis an die Mandibula. Ventro-caudal der Drüse liegt der vordere Bauch des M. digastricus. Der Hauptausführungsgang der Submandibularis (Whartonscher Gang) entspringt aus dem tiefen Anteil der Drüse und zieht nach ventral zur Plica sublingualis. A. und V. facialis imprimieren die Unterkieferdrüse häufig im dorsalen Anteil. 4—7 Lymphknoten liegen in bzw. um die Glandula submandibularis. Ventral der Glandula submandibularis liegen 2 bis 8 submentale Lymphknoten.

2.2 Untersuchungstechnik

Die Glandula submandibularis sollte mit 7,5 MHz mit Wasservorlauf bzw. 10 MHz untersucht werden (Bartlett und Pon 1984). Die normale Unterkieferdrüse wird mit einem Längsschnitt und einem Querschnitt dokumentiert.

2.3 Sonoanatomie

Sonographisch kann die gesamte Glandula submandibularis dargestellt werden. Wie die Glandula parotis ist sie homogen echoreich strukturiert (Abb. 2). Fakultativ ist im tiefen Anteil der Drüse eine kleine echofreie Struktur sonographisch darstellbar, die dem Konfluenzbereich der intraglandulären Ausführungsgänge entspricht. Normale submandibuläre Lymphknoten weisen in der Computertomographie einen max. Durchmesser von 10 mm auf. Auch sonographisch sind in bis zu 10% der Normalbevölkerung bis zu 8 mm große längliche Lymphknoten nachweisbar. Die Längsachsen der submandibulären und submentalen Lymphknoten liegen parallel zum M. digastricus.

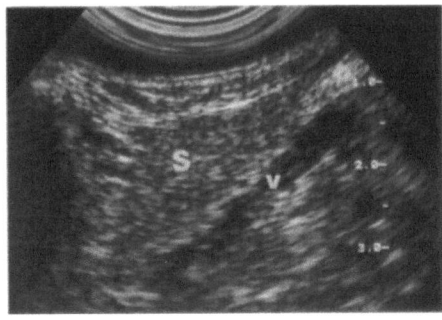

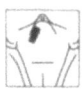

Abb. 2. Längsschnitt rechte Glandula submandibularis: Normalbefund. *S* Glandula submandibularis, *V* Venter anterior d. M. digastricus

3 Glandula sublingualis

3.1 Anatomie und Sonoanatomie

Die länglich konfigurierte Unterzungendrüse liegt ventral des tiefen Anteils der Glandula submandibularis. Beide Drüsen sind häufig miteinander verbunden. Die Glandula sublingualis liegt zwischen M. geniohyoideus bzw. M. genioglossus und der Mandibula. Die Glandula sublingualis kommt im Vergleich zur umgebenden Muskulatur als etwas echoreichere, ca. 8 mm im Querdurchmesser haltende, ovaläre Struktur zur Darstellung (siehe auch Kapitel 5).

4 Sialadenitis

Die Entzündung ist die häufigste Erkrankung der Speicheldrüsen. Rauch schätzt das Verhältnis der Speicheldrüsenpathologien zueinander : Sialoadenitis : Sialolithiasis : Sialadenose : Sialotumor wie 100 : 50 : 10 : 1.

4.1 Akute Sialadenitis

Die akute bakterielle Sialadenitis kommt vorwiegend bei älteren Patienten vor. Diabetiker sowie marantische Patienten gelten als prädisponiert (Wittich et al. 1985). Im eigenen Krankengut sind jedoch auch häufig jüngere Patienten ohne typische Anamnese betroffen. Im Rahmen von Virusinfektionen (Parotitis epidemica bzw. Cytomegalie) sind die Speicheldrüsen häufig entzündlich verändert.

Spezifische Entzündungen, wie Tuberkulose, Lues, Actinomycose, sind selten. 50% aller Speichelsteine sind mit Speichldrüsenentzündungen vergesellschaftet.

Klinisch imponiert die akute Sialadenitis als schmerzhafte Schwellung, wobei sich häufig eitriges Sekret aus dem Hauptausführungsgang exprimieren läßt.

Sonomorphologisch stellt sich die diffuse akute Sialadenitis als vergrößerte Speicheldrüse dar, zusätzlich besteht zumeist eine herabgesetzte Echogenität der Drüse (Abb. 3), die Struktur ist häufig inhomogen (Schwerk et al. 1985, Schurawitzki et al. 1987). Fokale Sialadenitiden stellen sich als unscharf begrenztes Areal herabgesetzter Echogenität dar. Bei Tuberkulose konnten wir einen Fall beobachten, der sich als echoarme, intraglanduläre Raumforderung präsentierte, in einem weiteren Fall zeigten sich intraglandulär, multiple, scharf begrenzte, echoarme Raumforderungen, die als tuberkulös befallene Lymphknoten verifiziert wurden.

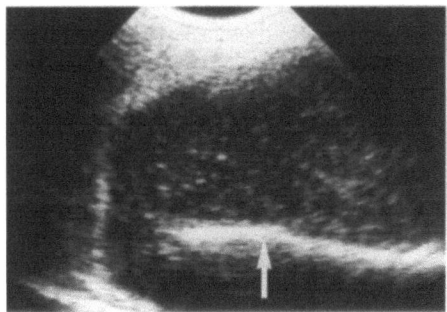

 Abb. 3. Querschnitt rechte Glandula parotis: Ausgeprägte, echoarme Strukturalteration und Verbreitung der Ohrspeicheldrüse: Akute, phlegmonöse Parotitis. ↑ Mandibula

Die Aufgabe der Sonographie bei der akuten Sialadenitis ist, eine umschriebene Einschmelzung, d. h. die Abszedierung nachzuweisen oder auszuschließen. Falls ein liquides Areal zur Darstellung kommt, ist eine Inzision bzw. Drainage angezeigt (Abb. 4, 5). Die Sonomorphologie des Abszesses ist, wie auch in anderen Organbereichen, vielgestaltig. Es kommen cystoide, unscharf begrenzte Formen vor. Falls eine Abszeßmembran besteht, kann jedoch auch ein echoreicher Randwall bestehen, der von einem schmalen echoarmen perifokalen Ödem umgeben ist (Schurawitzki et al. 1987). Fakultativ können umschriebene harte Echokomplexe in der liquiden Raumforderung nachgewiesen werden, die Lufteinschlüssen entsprechen. Im Vergleich zur Klinik hinkt die Sonomorphologie den entzündlichen Veränderungen häufig 1 bis 2 Tage nach. Dies sollte bei sonographischen Verlaufskontrollen bei Persistenz der Entzündungszeichen berücksichtigt werden.

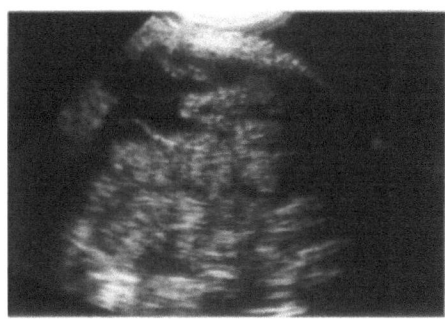

 Abb. 4. Längsschnitt Glandula parotis: Unscharf begrenzte, cystoide Infiltration der Parotis: Parotisphlegmone mit ausgeprägter Einschmelzung (Abszess)

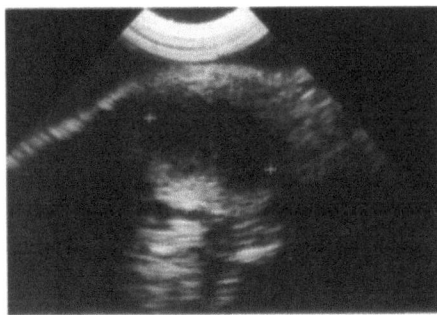

Abb. 5. Längsschnitt rechte Gl. parotis: Klinisch: Schwellung, Rötung und Schmerz in der Parotisregion. Sonographisch: Unscharf begrenzte cystoide Raumforschung (+ +), in der Drüse: Parotisabszeß

4.2 Subakute Sialadenitis

Die subakuten Formen sind durch ein geringeres Ausmaß der sonomorphologischen Veränderungen gekennzeichnet. Häufig sind lediglich sonomorphologische Veränderungen während eines akuten Schubes der Entzündung nachweisbar. Im Intervall sind zumeist keine Strukturalterationen darstellbar. Es sollte stets auf das Vorliegen eines etwaigen Abflußhindernisses untersucht werden.

4.3 Chronische Sialadenitis

Bei chronischen Speicheldrüsenentzündungen ist die sonographische Untersuchung zumeist unergiebig. Schurawitzki konnte in lediglich 18% sonomorphologische Strukturalterationen nachweisen. Fakultativ sind kleine cystoide Veränderungen in den Speicheldrüsen nachweisbar, diese entsprechen sackförmigen intraglandulären Ektasien der Ausführungsgänge (Abb. 6 A, B). Bihl et al. (1985) beschreiben die Möglichkeit der Sonographie nach Füllung der Speicheldrüsen mittels physiologischer Kochsalzlösung. Die Größenzunahme der cystoiden Strukturen nach Wasserinstillation wird als sogenanntes "Bubble sign" bezeichnet.

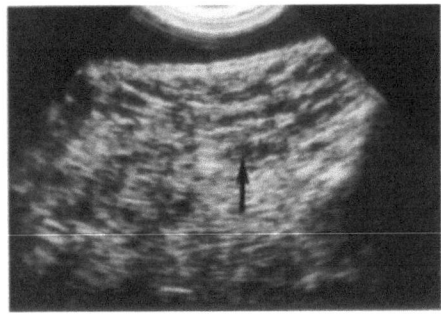

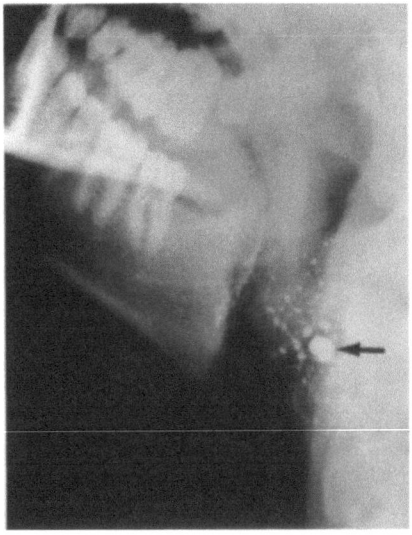

Abb. 6 A. Längsschnitt Glandula parotis: Unscharf begrenzte, echoarme Areale (↑): Zeichen einer chronischen Sialadenitis

Abb. 6 B. Sialographie Glandula parotis: Multiple, zum Teil unregelmäßige Duktektasien (↑): Chronische Sialadenitis

Unserer Meinung nach kann die Sonographie bei chron. rez. Schwellungen lediglich umschriebene, blastomatöse Raumforderungen bzw. Speichelsteine als Ursache der Schwellung ausschließen.

5 Sialadenosen und Immunsialadenitiden

Wie auch bei chronischen Speicheldrüsenentzündungen sind die sonomorphologischen Veränderungen bei diesen Erkrankungen unspezifisch. Im Rahmen eines Heerford-Syndroms bei bekannter Sarcoidose konnten mehrere vergrößerte intraglanduläre Lymphknoten nachgewiesen werden.

Beim Sjögren-Syndrom, welches vorwiegend Frauen betrifft, sind häufig keine sonomorphologischen Veränderungen nachweisbar, fakultativ werden geringe Strukturunregelmäßigkeiten (Abb. 7) bzw. kleine cystoide Läsionen infolge der Ektasien der intraglandulären Ausführungsgänge dargestellt. Diese sind jedoch keineswegs diagnostisch. Wie auch bei den chronischen Speicheldrüsenentzündungen ist beim Sjögren-Syndrom die Sialographie die bildgebende Methode der Wahl. Der Szintigraphie kommt im Rahmen des Sjögren-Syndroms ebenfalls ein hoher Stellenwert zu, da sie funktionelle Veränderungen darstellen kann.

Die definitive Diagnose kann häufig jedoch nur durch eine Speicheldrüsenbiopsie gestellt werden.

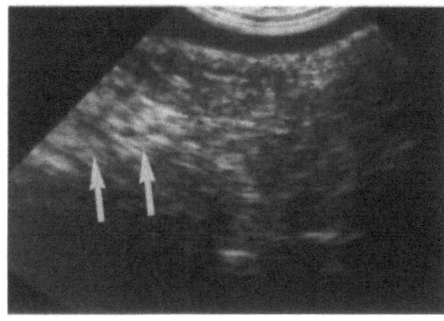

Abb. 7. Querschnitt linke Glandula parotis: Echoarme, inhomogene Echostruktur der Drüse: Sjögren-Syndrom. ↑↑ Mandibula

6 Speichelsteine

Klinisch werden Speichelsteine häufig durch intermittierende Speicheldrüsenschwellungen symptomatisch. Oft wird auch über kolikhafte Schmerzen während des Essens geklagt. Bei säuerlichen Speisen (z. B. Zitrone) sind die Beschwerden zumeist am stärksten. Asymptomatische Speichelsteine werden nur selten diagnostiziert. Die überwiegende Mehrzahl der Speichelsteine ist im Bereich der Glandula submandibularis bzw. deren Hauptausführungsgang gelegen (83%). 13% sind in der Ohrspeicheldrüse gelegen. 4% sind in der Glandula sublingualis lokalisiert (Schulz 1969).

Als Ursache der Speichelsteine werden mechanische Faktoren angesehen (ascendierender Verlauf des Whartonschen Ausführungsganges bzw. Formanomalien der Ausführungsgänge) und Fremdkörper. Speichelsteine bestehen aus anorganischen Substanzen wie Kalziumkarbonat, Magnesium, Eisen und Amonium. Die häufigsten organischen Substanzen sind Polysaccharide, Aminosäuren, Cholesterin und Harnsäuren. Wichtig für die bildgebende Diagnostik ist, daß größere Speichelstei-

ne zumeist röntgendicht sind (Schulz 1969). Nach Rauch (1959) sind 80% der
Speichelsteine nativradiologisch schattengebend. Die primäre Diagnostik bei Verdacht
auf Speichelsteine erfolgt nativradiologisch. Es werden Spezialaufnahmen der betref-
fenden, symptomatischen Speicheldrüse durchgeführt.
Die Sonographie bietet gegenüber dem Nativröntgen den Vorteil, daß sie auch
nichtschattengebende Speichelsteine nachzuweisen vermag (Gritzmann et al. 1985,
Traxler u. Gritzmann 1986, Schurawitzki et al. 1987). Weiters besteht die Möglichkeit,
Speichelsteine exakt zu lokalisieren. Insbesondere kann differenziert werden, ob ein
Speichelstein im Hauptausführungsgang der Drüse liegt (intraductal) (Abb. 8, 11 A, 13)
oder in den kleinen intraglandulären Ausführungsgängen (intraglandulär) (Abb. 9 A,
12). Diese Unterscheidung ist aus klinisch-therapeutischer Sicht wichtig, da Steine im
Hauptausführungsgang zumeist durch Schlitzung entfernt werden können, Steine in
den kleinen intraglandulären Ausführungsgängen hingegen werden zumeist durch
Exstirpation der Speicheldrüse bzw. eines Teiles der Speicheldrüse behandelt.

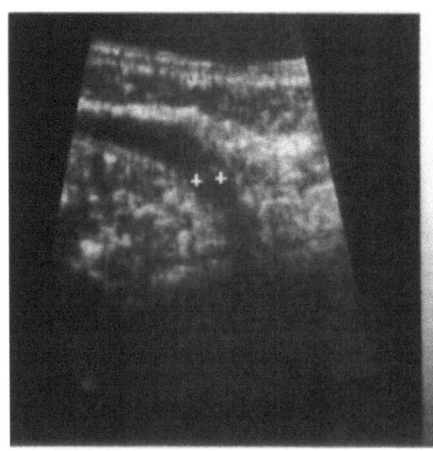

Abb. 8. Längsschnitt des rechten Parotis-
ausführungsgangs. Schwach echogener
Speichelstein (+ +). Kein Schallschatten:
Nicht schattengebender Speichelstein (radiologisch)

Weiters vermag die Sonographie auch entzündliche Begleitreaktionen bzw. Ektasien
der Ausführungsgänge darzustellen (Abb. 10 A). Speichelsteine sind ca. in der Hälfte
der Patienten mit entzündlichen Veränderungen vergesellschaftet (Schwerk et al. 1985,
Schurawitzki et al. 1987). Im Vergleich zur Sialographie zeigte die Sonographie eine
Treffsicherheit von 94% (Schurawitzki et al. 1987). Bei negativem Nativröntgen sowie
unauffälliger Sonographie sollte, bei suspekter Klinik, zum sicheren Ausschluß eines
Speichelsteines die Sialographie durchgeführt werden. Die Füllung der Speicheldrü-
senausführungsgänge mittels KM ist jedoch bei akut-entzündlichen Speicheldrüsen-
veränderungen kontraindiziert.
Die typische Sonomorphologie eines Speichelsteines umfaßt einen harten Echokomplex mit dorsalen Schallschatten. Bei Konkrementen unter 2 mm Durchmesser kann
der dorsale Schallschatten fehlen (Abb. 8). Kleine Steine sind sonographisch naturgemäß schwieriger zu diagnostizieren. Die Fehlerquellen der Sonographie liegen
vorwiegend bei kleinen intraductalen Speichelsteinen ohne Ektasie des Hauptausführungsganges. Falls eine Ektasie des Hauptausführungsganges besteht, ist die sonographische Diagnose im allgemeinen sicher möglich, da man ein Leitgebilde, den
obstruierten Gang, darstellen kann und dieser zumeist bis zur Obstruktionsursache
verfolgt werden kann.

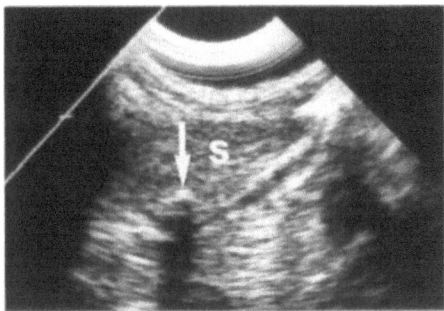

Abb. 9A. Längsschnitt rechte Glandula submandibularis (*S*): Harter Echokomplex (↓) mit Schallschatten im Drüsenparenchym: Speichelstein

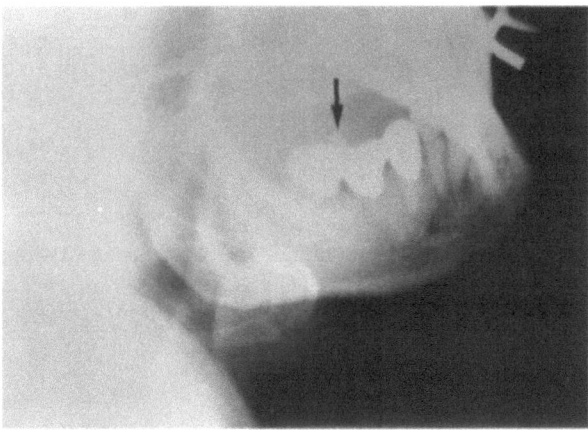

Abb. 9B. Eisler-Unterkieferaufnahme: Kleiner Speichelstein (↓) im Bereich der Submandibularisregion

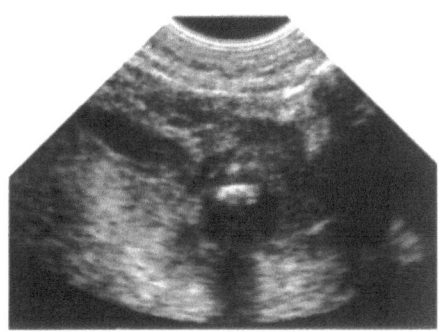

Abb. 10A. Längsschnitt der linken Glandula submandibularis. Konkrement im Bereich eines ektatischen, intraglandulären Ausführungsganges, diffus herabgesetzte Echogenität der Drüsen: Speichelstein mit Duktektasie und Begleitentzündung

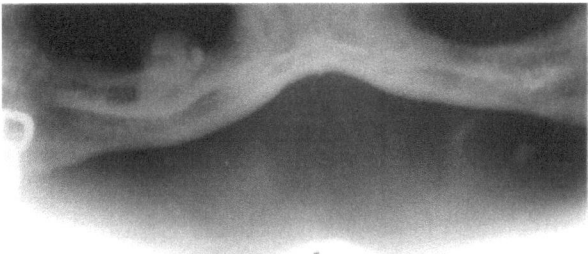

Abb. 10B. Gleicher Patient wie Abb. 10A. Unterkieferpanoramaaufnahme: Konkrement im Bereich der linken Submandibularisregion

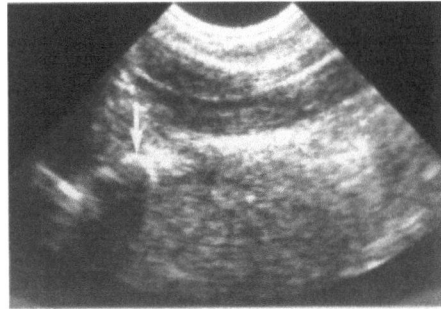

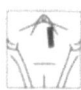

Abb. 11 A. Längsschnitt im Mundbodenbereich: Harter Echokomplex (↓) mit Schallschatten im Bereich des Mündungsbereichs des Submandibularisganges: Speichelstein

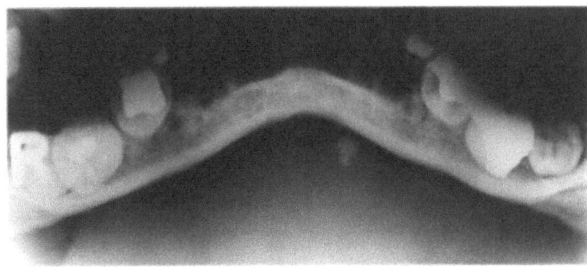

Abb. 11 B. Gleicher Patient wie Abb. 11 A. Unterkieferpanoramaaufnahme: Speichelstein im Mundbodenbereich paramedian links ventral

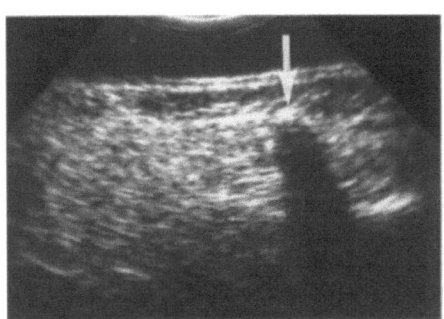

Abb. 12. Längsschnitt linke Glandula parotis: Oberflächlich gelegene Verkalkung der Ohrspeicheldrüse: Intraglandulärer Speichelstein

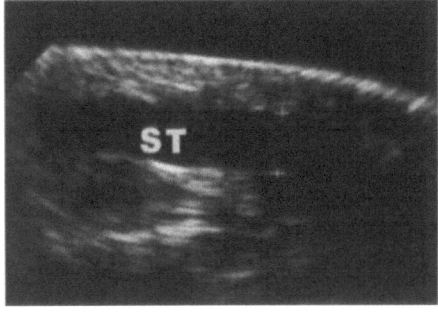

Abb. 13. Längsschnitt Ausführungsgang (+ +) der rechten Glandula parotis (*ST*): Hochgradige Duktektasie durch ein Konkrement (nicht abgebildet)

Erweiterte intraglanduläre Ausführungsgänge stellen sich sonomorphologisch als konfluierende, hirschgeweihartige, tubuläre Strukturen dar. Bei entzündlichen Veränderungen der Speicheldrüsen kommt es zu einer diffusen Abnahme der Echodichte des Organs sowie zu einer Größenzunahme.

Unser diagnostisches Vorgehen bei Verdacht auf Speicheldrüsenkonkremente umfaßt primär das Nativröntgen. Bei negativem Befund erfolgt eine Sonographie der

Speicheldrüsen. Weiters wird eine sonogr. Untersuchung durchgeführt, falls nativradiologisch die exakte Lokalisation eines schattengebenden Konkrementes unklar ist. Die Sialographie wird lediglich bei negativem sonographischem Befund mit hochgradigem klinischen Verdacht auf Konkremente durchgeführt.

7 Speicheldrüsentumoren

Speicheldrüsentumoren sind selten und machen insgesamt weniger als 3% aller Neoplasmen aus. Tabelle 1 gibt die Häufigkeit der verschiedenen Speicheldrüsentumoren wieder.

Tabelle 1. Histologie der Speicheldrüsentumoren, modifiziert nach G. Seifert (1982)

Histologie (n = 2913)	%
Pleomorphes Adenom	65
Zystadenolymphom	14
Carcinom	16
Mucoepidermoidtumor	4,5
Carcinom in pleomorphem Adenom	4,5

70—80% der Speicheldrüsentumoren sind in der Ohrspeicheldrüse lokalisiert (Anderson und Talal 1965). 80% der in der Glandula parotis gelegenen Tumoren sind benign, 20% sind bösartig. Tumoren in der Glandula submandibularis sind zu 55% gutartig und in 45% maligen. In der Glandula sublingualis sind lediglich 10% der Tumoren gutartig und 90% maligen (Seifert 1982). Wichtig für das Verständnis des biologischen Verhaltens der Speicheldrüsentumoren ist der von Ackermann und Delregato geprägte Satz: „Der übliche benigne Speicheldrüsentumor ist weniger gutartig als üblicherweise benigne Tumoren sind, der maligne Speicheldrüsentumor ist weniger bösartig als maligne Tumoren anderer Lokalisation sind." 95% der Speicheldrüsentumoren sind epithelialen Ursprungs. Sie kommen vorwiegend im höheren Lebensalter vor. 95% der im Kindesalter auftretenden Speicheldrüsentumoren sind Haemangiome.
Raumforderungen im Speicheldrüsenbereich wurden bis vor wenigen Jahren durch Leeraufnahme und Sialographie abgeklärt, wobei kleine Tumoren sialographisch häufig nur unzureichend nachweisbar sind.
Extraglanduläre Raumforderungen zeigen sialographisch meist ein unauffälliges Bild. Die Szintigraphie wurde vorwiegend bei Whartintumoren erfolgreich eingesetzt, gelegentlich zeigen jedoch auch Tumoren anderer Genese eine vermehrte Aufnahme des Radionukleids. Üblicherweise stellt sich ein Speicheldrüsentumor szintigraphisch als Zone verminderter Aktivität dar, wobei kleine Raumforderungen jedoch nur unzureichend nachweisbar sind.
Die Computertomographie, insbesonders nach intraductaler Applikation von KM ist ein bewährtes, allerdings aufwendiges Verfahren zur Darstellung von Parotisraumforderungen (Som und Biller 1980, Mancuso und Hanafee 1985).

7.1 Benigne Speicheldrüsentumoren

7.1.1 Pleomorphes Adenom

Das benigne pleomorphe Adenom ist der häufigste Speicheldrüsentumor. 34 bis 71%
aller Speicheldrüsentumoren sind pleomorphe Adenome (Tabelle 1). Die pleomorphen
Adenome sind häufig oberflächlich des Verlaufs des N. facialis gelegen (Batasakis 1979).
Das weibliche Geschlecht ist etwas häufiger betroffen als das männliche. Die
Mischtumoren kommen in allen Altersgruppen vor, in der 5. Lebensdekade ist jedoch
der Häufigkeitsgipfel. Histologisch ist das pleomorphe Adenom ein gemischter Tumor,
bestehend aus epithelialen, myoepithelialen und mesenchymalen Elementen, die auch
myxoid strukturiert sein können. Somit zeigt sich histologisch ein äußerst variables
Bild.

Zum biologischen Verhalten ist festzustellen, daß nach Tumorenukleation in bis zu
42% ein Rezidiv auftritt, so daß man von einen „semimalignen" Tumor sprechen kann.
Bei oberflächlicher oder totaler Parotidektomie ist die Rezidivrate jedoch unter 1%
(Dykun 1980). Das bilaterale Vorkommen ist selten (Rankow und Polayes 1976). Die
maligne Entartung ist möglich und die Wahrscheinlichkeit der malignen Degeneration
nimmt mit der Dauer des Bestehens des Tumors deutlich zu (Biörklund und Eneroth
1980). Ca. 1,5% der Mischtumoren sind schon primär malign (Tabelle 1).

Entsprechend dem variablen, histologischen Aufbau ist auch die Sonomorphologie
uneinheitlich. Das pleomorphe Adenom stellt sich zumeist als echoarme Raumforderung mit lobulärer Konfiguration und glatter Begrenzung dar (Pirschel 1982, Bruneton
et al. 1983, Kuhn et al. 1983, Schwerk et al. 1985, Wittich et al. 1985). Die Echostruktur
kann homogen echoarm (Abb. 14, 15) bis mäßig echoreich sein (Abb. 16), selten sind
auch cystische Anteile nachweisbar. Kalzifikationen sind ebenfalls selten. Eine
unregelmäßige Begrenzung läßt auf aggressives Wachstum bzw. auf eine maligne
Entartung schließen (Abb. 18). Im Vergleich zum sehr echoarmen bis cystoiden
Whartintumor zeigt das pleomorphe Adenom häufig eine etwas echoreichere Struktur.
Monomorphe Adenome zeigen eine homogen echoarme Echostruktur (Abb. 17).

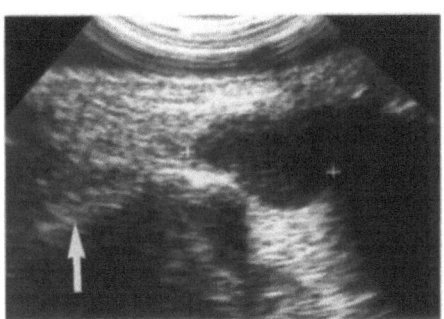

Abb. 14. Querschnitt linke Glandula parotis:
Glatt begrenzte, echoarme Raumforderung
(+ +) im oberflächlichen Anteil der Ohrspeicheldrüse: pleomorphes Adenom. ↑
Mandibula

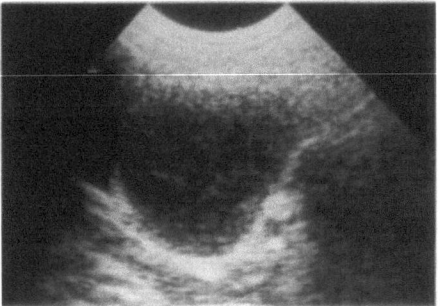

Abb. 15. Querschnitt rechte Glandula parotis: Glatt begrenzte, echoarme Raumforderung im oberflächlichen und tiefen Anteil
der Ohrspeicheldrüse: Pleomorphes Ade-
nom

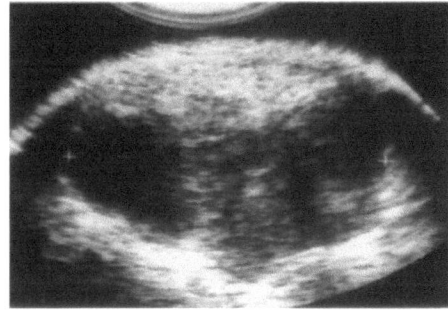

Abb. 16. Längsschnitt rechte Glandula parotis: Gelappt begrenzte heterogene Raumforderung im Parotisbereich: pleomorphes Adenom

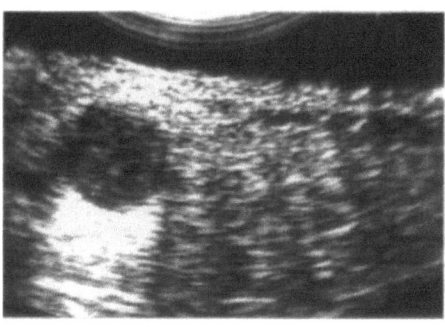

Abb. 17. Längsschnitt Glandula parotis: Glatt begrenzte, echoarme Raumforderung der Parotis: Monomorphes Adenom

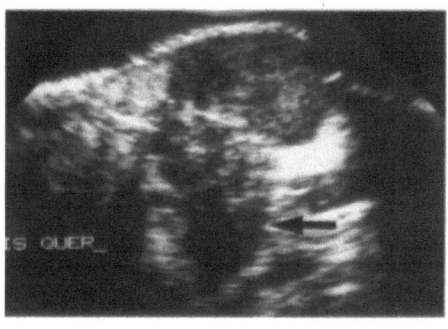

Abb. 18. Querschnitt Glandula parotis: Oberflächlich glatt begrenzte, echoarme Raumforderung mit unscharf begrenzter Infiltration des tiefen Anteils (←) und des parapharyngealen Raumes: Pleomorphes Adenom mit maligner Entartung

7.1.2 Zystadenolymphom

Das papilläre Zystadenolymphom, auch Whartintumor genannt, gehört zur Gruppe der monomorphen Adenome. Histologisch besteht es aus einem epithelialen und einem lymphatischen Anteil. Der Tumor dürfte aus heterotopen Speichelgangepithelien in intra- bzw. paraglandulären Lymphknoten entstehen. 2—24% aller Speicheldrüsentumoren sind Whartintumoren (Batasakis 1979). Männer sind häufiger betroffen als Frauen, der Altersgipfel liegt in der 6. bis 8. Dekade. Die Hauptlokalisation der Whartintumoren ist die Glandula parotis. Selten werden auch extraglanduläre Wahrtintumoren beschrieben (Fantozzi et al.). Ein Whartintumor der Glandula submandibularis gilt als Rarität. 90% der Whartintumoren sind im oberflächlichen Anteil der Parotis gelegen. Das Wachstum ist häufig multizentrisch (Seifert 1982). Ein synchroner, bilateraler Nachweis gelang Wittich in 30%. Nach Exstirpation von Whartintumoren konnte Gritzmann in 60% sonographisch Zweittumoren feststellen. Sowohl klinisch als auch histologisch handelt es sich um eine benigne Raumforderung. Palpatorisch sind Whartintumoren bis 12 mm Durchmesser kaum tastbar (Gritzmann 1986). Bei tiefer intraglandulärer Lage können gelegentlich auch größere Tumoren der Palpation entgehen, die sonographisch hingegen eindeutig nachweisbar sind.

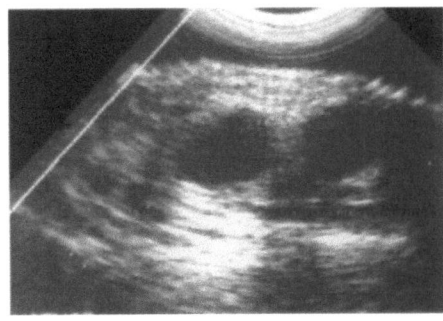

Abb. 19. Längsschnitt linke Glandula parotis: Zwei cystoide intraglanduläre Raumforderungen: Whartin-Tumoren

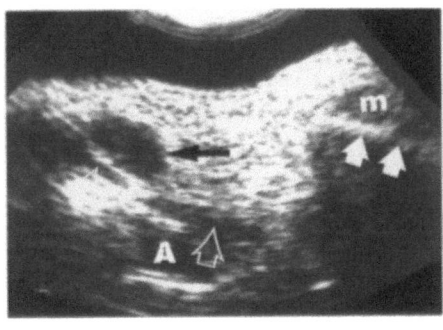

Abb. 20. Querschnitt rechte Glandula parotis: Glatt begrenzte, echoarme Raumforderung ← am dorsalen Rand der Parotis, dem Venter posterior d. M. digastricus direkt ↑ anliegend: Zystadenolymphom. ↑↑ Mandibula, *m* M. masseter, *A* A. carotis interna

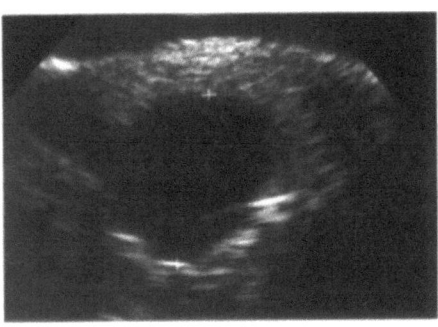

Abb. 21. Längsschnitt Glandula parotis: Glatt begrenzte, cystoide Raumforderung (+ +) mit zarten Binnensepten: Whartin-Tumor

Der Whartintumor stellt sich typisch als glatt begrenzte, sehr echoarme Raumforderung dar. Er kann homogen echoarm imponieren (Abb. 20), es können jedoch auch cystoide Areale nachweisbar sein, wobei mit den hochauflösenden Schallköpfen in den cystoiden Tumoranteilen ebenfalls Binnenechos bzw. feine Septen nachgewiesen werden können (Wittich et al. 1985, Gritzmann et al. 1986) (Abb. 21). Im Vergleich zum pleomorphen Adenom sind die glatte Begrenzung sowie die häufiger vorkommenden cystoiden Areale und die Multiciplität typisch (Abb. 19).
Als sonographische Differentialdiagnose ist bei multiplen Vorkommen vorwiegend an intraglanduläre Lymphknoten zu denken, wobei nicht zwischen reaktiver, entzündlicher und tumoröser Genese differenziert werden kann. Auch Abszesse können eine idente Sonomorphologie aufweisen.

7.1.3 Lipom

1,2% der Parotistumoren sind Lipome.
Palpatorisch imponieren sie teigig weich und sind häufig schwierig von branchiogenen Cysten des 1. Kiemenbogens zu unterscheiden (Mancuso und Hanafee 1985).

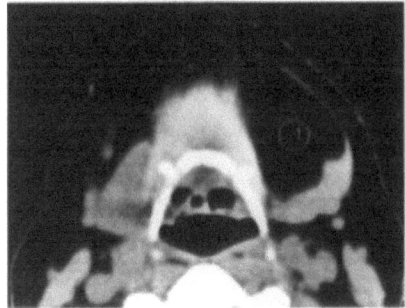

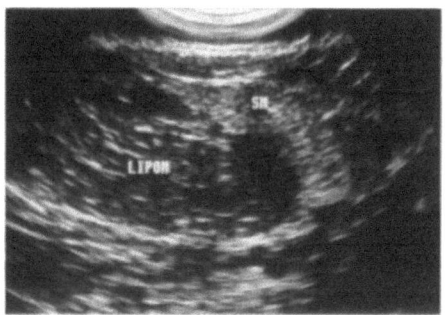

Abb. 22 A. CT der Glandula submandibularis. Große hypodense
Raumforderung in der Glandula
submandibularis, das Restparen-
chym, halbmondförmig kompri-
mierend: Lipom der Glandula
submandibularis

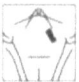

Abb. 22 B. Gleicher Patient wie
Abb. 22 A. Längsschnitt Glandula
submandibularis. Typisch gefiederte Echostruktur des Lipoms.
SM Gl. submandibularis

Sonomorphologisch sind sie im Vergleich zu den übrigen Tumoren relativ echoreich,
jedoch echoärmer als das Drüsenparenchym, wie in anderer Lokalisation ist ein
gefiedertes, relativ regelmäßiges Aussehen typisch (Abb. 22 A, b, 23 A, B, C). Wie auch
sonst zeigen sie eine gute Kompressibilität und glatte Begrenzung (Pirschl 1983,
Gritzmann et al. 1987). Die Computertomographie ermöglicht bei typischen Lipomen,
d. h. Lipomen die nicht zusätzlich einen hohen lymphangiomatösen Anteil bzw.
fibrösen Anteil aufweisen, die spezifische Diagnose (Mancuso und Hanafee 1985).

7.1.4 Onkozytom

Onkozytome sind sehr seltene Tumoren. Sie kommen vorwiegend nach dem 50.
Lebensjahr vor. Sonomorphologisch sind sie rundliche, glatt begrenzte, echoarme
Raumforderungen (Bruneton 1987).

7.1.5 Neurinom

Neurinome des N. facialis sind selten. Sowohl makroskopisch als auch sonographisch
weisen sie häufig eine unscharfe Begrenzung auf (Mancuso und Hanafee 1985), werden
somit zum Teil sonomorphologisch als maligner Tumor interpretiert.

7.1.6 Haemangiom

Das Haemangiom ist der häufigste Speicheldrüsentumor des Kindesalters. Bei
Kompression läßt sich die Raumforderung exprimieren. Sonographisch zeigt sich eine
unscharf begrenzte echoarme Strukturalteration (Abb. 24). Dopplersonographisch läßt
sich kein Fluß nachweisen, da die Blutflußgeschwindigkeit im Haemangiom sehr gering
ist.

7.2 Maligne Tumoren

7.2.1 Mucoepidermoidcarcinom

Das Mucoepidermoidcarcinom ist der häufigste bösartige Tumor der Speicheldrüse.
Foote and Fracell (1953) unterschieden drei Varianten: Eine sog. benigne Form, eine

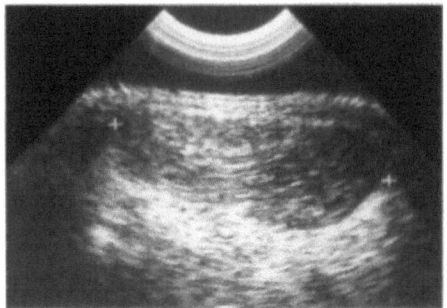

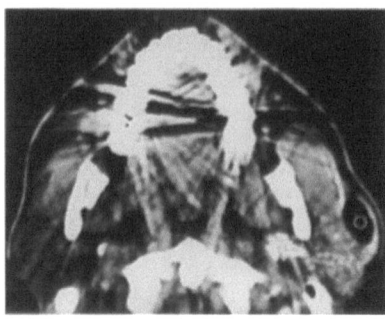

 Abb. 23 A. Querschnitt linke Glandula parotis: Glatt begrenzte, gefiedert strukurierte Raumforderung im oberflächlichen Anteil der Ohrspeicheldrüse: Parotislipom

 Abb. 23 B. Sialo-CT linke Glandula parotis: Hypodense Raumforderung im oberflächlichen Anteil der Parotis (— 85 HU). Parotislipom

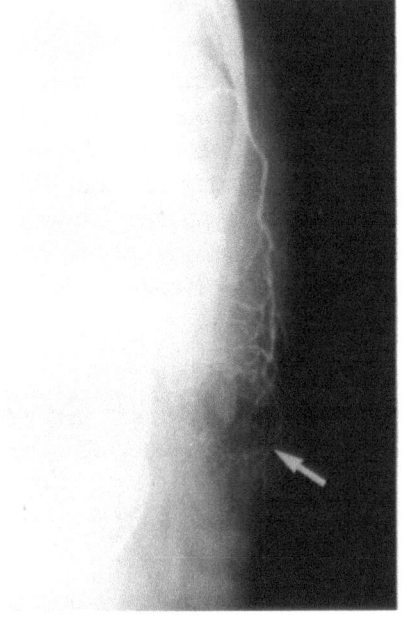

Abb. 23 C. Gleicher Patient wie Abb. 23 A, B. Sialographie Glandula parotis: Glatt begrenzte, intraglanduläre Raumforderung mit konvexbogiger Verlagerung der intraglandulären Ausführungsgänge

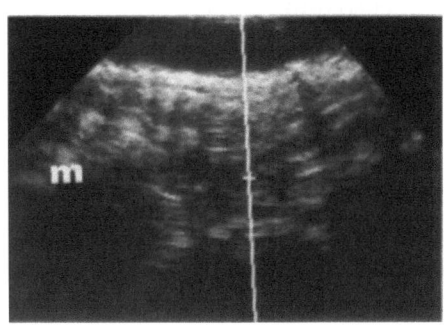

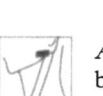 **Abb. 24.** Querschnitt linke Glandula parotis bei 8jährigem Kind: Ausgeprägte, unscharf begrenzte, echoarme Strukturinhomogenitäten. Dopplerzielstrahl eingeblendet: Haemangiom. *m* Mandibula

intermediäre Form und eine maligne Form. Die benigne Form ist typischerweise glatt begrenzt (Mancuso und Hanafee 1985, Bruneton 1983) und setzt erst im Spätstadium Lymphknotenmetastasen. Die maligne Form hingegen ist typischerweise irregulär begrenzt und weist in 66% Lymphknotenmetastasen auf (Foote and Frazell 1953) Kalzifikationen kommen nicht vor. Die Echostruktur ist typischerweise echoarm, häufig sehr inhomogen.

7.2.2 Adenoid-cystisches Carcinom (Zylindrom)

Typischerweise zeigen sich beim adenoidzystischen Carcinom histologisch perineurale Tumorinfiltrate (Cummings 1979). Klinisch besteht häufig ein schnelles Wachstum. Häufig können beim Zylindrom späte, haematogene Metastasen auftreten. Diese Metastasen können sehr groß werden, zeigen jedoch ein auffallend langsames Wachstum. In 15% sind Lymphknotenmetastasen nachweisbar. Kleine Zylindrome sind häufig rund und scharf begrenzt (Abb. 26 A, B). Bei großen Zylindromen ist die unscharfe Begrenzung typisch. Sonomorphologisch sind sie, wie die anderen Tumoren, echoarm oft heterogen strukturiert.

7.2.3 Adenocarcinom, Plattenepithelcarcinom und undifferenziertes Carcinom

Diese malignen Tumore sind seltener und typischerweise sehr heterogen strukturiert, unscharf begrenzt. Bei großen Tumoren gelingt die sonographische Abgrenzung nur unzureichend (Abb. 25 A, B, C).

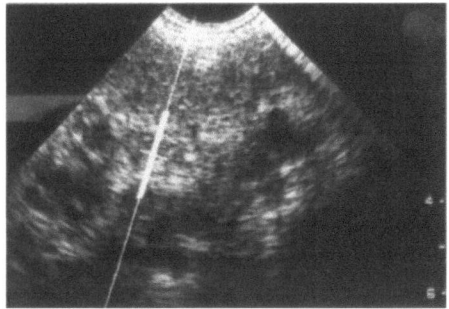

 Abb. 25 A. Längsschnitt Glandula parotis: Unscharf begrenzte, nicht abgrenzbare heterogene Raumforderung im Parotisbereich, Dopplerzielstrahl eingeblendet: Parotiscarcinom

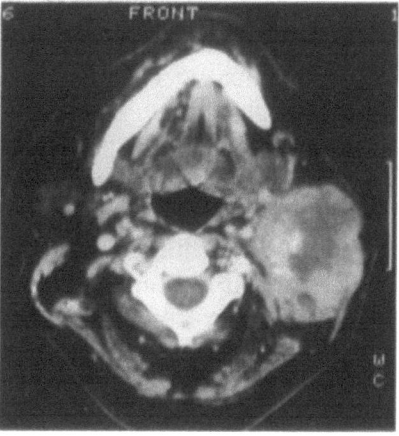

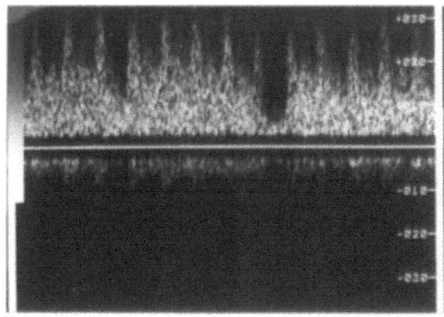

Abb. 25 B. Gleicher Patient wie Abb. 25 A. Ausgeprägter intratumoröser Blutfluß im reichlich vaskularisiertem Parotiscarcinom

 Abb. 25 C. Gleicher Patient wie Abb. 25 A. CT Glandula parotis. Große, zum Teil nekrotische Raumforderung mit Infiltration bis an den parapharyngealen Raum: Parotiscarcinom

7.2.4 Lymphom

Das primäre Lymphom der Glandula parotis ist ein seltener Tumor. Pathologisch-anatomisch kann zwischen primären Parotislymphom und einem Lymphom von intraglandulären Lymphknoten der Ohrspeicheldrüse fakultativ differenziert werden.

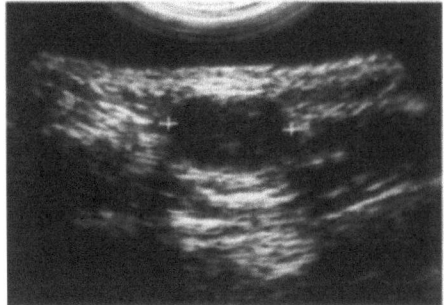

Abb. 26 A. Längsschnitt im Ausführungsgangbereich der rechten Glandula parotis: 13 mm haltende, glatt begrenzte, echoarme Raumforderung. Histologisch: Adenoidcystisches Carcinom (mit perineuraler Infiltration!)

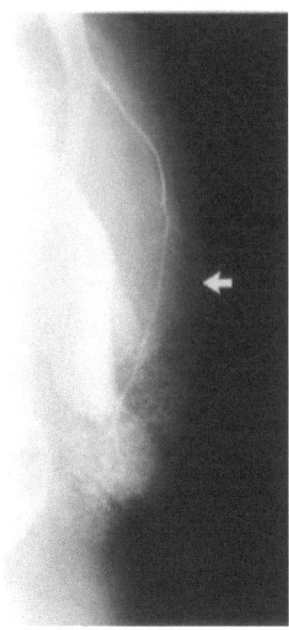

Abb. 26 B. Gleicher Patient wie Abb. 26 A. Sialographie Glandula parotis: Konvex-bogige Verlagerung eines zarten Speicheldrüsenganges

Für die Bildgebung ist diese Differenzierung im allgemeinen jedoch unmöglich (Anderson und Tolal 1971). Im Rahmen des Sjögren-Syndroms ist das maligne Lymphom häufiger. Lymphome ohne Sjögren-Syndrom haben die wesentlich bessere Prognose als Lymphome im Rahmen eines Sjögren-Syndroms (Nime et al. 1976). Bei generalisiertem Befall im Rahmen hochmaligner Non-Hodgkin-Lymphome entsteht häufig auch ein Parotisbefall, der zumeist den Patienten nicht akut gefährdet.
Parotislymphome wurden in der sonographischen Literatur vorwiegend kasuistisch beschrieben (Bruneton et al. 1982, Gritzmann et al. 1986). Das Lymphom zeigt sich meist als sehr echoarme, große, zum Teil auch multicystische Raumforderung (Abb. 27). Im Vordergrund der Differentialdiagnose steht das cystische Lymphangiom. Bei multinodulärem Befall ist als sonographische Differentialdiagnose auch an multiple Whartintumoren zu denken.

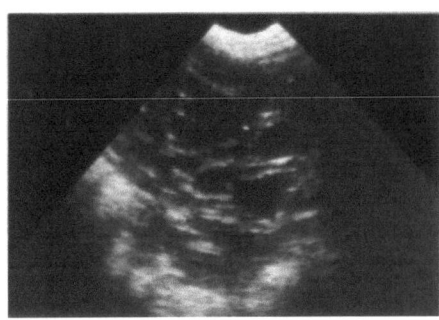

Abb. 27. Längsschnitt rechte Glandula parotis: Multicystische, zum Teil solide Raumforderung im Parotisbereich: hochmalignes Non-Hodgkin-Lymphom

7.2.5 Metastasen

Die häufigste Lokalisation von Tumoren, die in die Glandula parotis metastasieren, sind Kopfhaut und äußeres Ohr, aber auch Orbita, Augenlider, die Nasennebenhöhlen, Nasopharynxtumoren metastasieren fakultativ intraglandulär. Als häufigster maligner Tumor der Kopfhaut ist das maligne Melanom zu nennen.

Tumoren vom Nasopharynx können direkt in den tiefen Anteil der Glandula parotis einwachsen, ebenso können hier regionäre Lymphknotenmetastasen in den tiefen Anteil der Ohrspeicheldrüse infiltrieren. Selten metastasieren entfernte Tumoren in die Ohrspeicheldrüse, an erster Stelle wäre das Bronchuskarzinom zu nennen, gefolgt vom Magen- und Brustkarzinom (Mancuso und Hanafee 1985).

Tabelle 2. Begrenzung und Form der Parotistumoren

Rund bzw. oval scharf begrenzt	Lobuliert scharf begrenzt	Irregulär, unscharf begrenzt
Whartintumor pleomorphes Adenom Acinuszelltumor Lipom Metastase	pleomorphes Adenom kleines adenoid-cyst. Carcinom Mucoepidermoidcarcinom (low malignant) Metastase Lymphom	Mucoepidermoidcarcinom (high malignant) Rezidiv d. pleomorph. Adenoms großes adenoid-cystisches Carcinom Adenocarcinom Plattenepithelcarcinom Neurinom

7.3 Recidivtumoren

Sowohl benigne als auch maligne Speicheldrüsentumoren haben eine hohe Rezidivhäufigkeit. Der Whartintumor (Zystadenolymphom) ist bis zu 37% als multilokulärer Tumor anzutreffen (Gritzmann et al. 1986). Ein Rezidivieren im eigentlichen Sinn dürfte nicht bestehen. Es konnte nachgewiesen werden, daß die Häufigkeit der Zweittumoren auf der kontralateralen Seite gleich hoch ist wie die der operierten Seite. Das pleomorphe Adenom hingegen zeigt bei Tumorenukleation eine relativ hohe Lokalrezidivhäufigkeit.

Auch maligne Tumoren der Speicheldrüse weisen eine hohe Lokalrezidivhäufigkeit auf (Abb. 28).

Sonographisch ist eine Differenzierung zwischen umschriebenen Indurationen-narbigen Veränderungen und einem Rezidiv möglich. Narbige Veränderungen imponieren

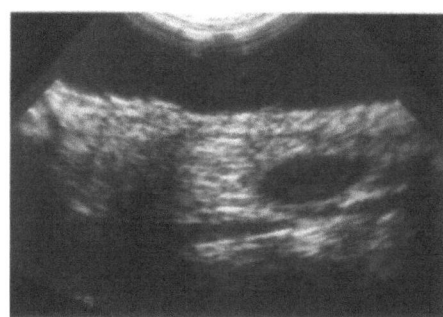

Abb. 28. St. p. Parotidektomie wegen Parotiscarcinom. Längsschnitt rechte Glandula parotis: Unscharf begrenzte, zentral cystoide Raumforderung: Parotiscarcinomrezidiv

sonographisch in typischer Weise echoreich ohne umschriebenen raumfordernden Effekt. Rezidivtumoren entsprechen in ihrer Sonomorphologie dem Primärtumor und kommen als mehr oder weniger echoarme Raumforderungen zur Darstellung. Die kleine echoarme Raumforderung im Operationsfeld ist jedoch nicht für ein Rezidiv spezifisch. Reaktive Lymphknoten können ein identes sonomorphologisches Bild aufweisen (Abb. 29). Unmittelbar postoperativ ist bei cystoiden Raumforderungen im Operationsbereich auch an Haematome bzw. Abszedierungen zu denken.

Die Sonographie ist der Palpation in der Rezidivdiagnostik von Speicheldrüsentumoren deutlich überlegen und sollte zur Differenzierung zwischen narbiger Induration und kleinem Rezidivtumor eingesetzt werden.

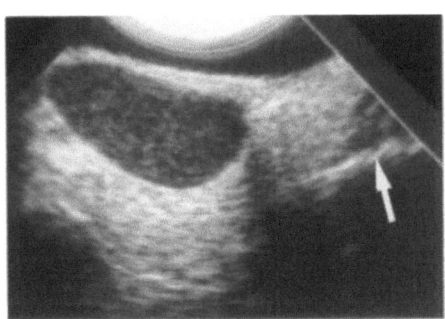

Abb. 29. Längsschnitt rechte Glandula parotis: Ovaläre Raumforderung unterer Parotispol: Entzündlich vergrößerter Lymphknoten

7.4 Aufgaben und Stellenwert der Sonographie bei Parotistumoren

Die Aufgaben der Sonographie bei tumorösen Raumforderungen im Parotisbereich sind:

7.4.1 Differenzierung zwischen intra- und extraglandulärer Raumforderung

Die Differenzierung zwischen intra- und extraglandulärer Raumforderung ist in 98% der Fälle möglich. Schwierigkeiten treten vorwiegend in der Differenzierung von Tumoren im cervicalen Anteil der Glandula parotis und hohen jugulodigastrischen Lymphknoten auf. Dies ist durch die mangelnde Fähigkeit der Sonographie bedingt die Parotiskapsel darzustellen.

Oberflächliche, extraglanduläre Tumoren sind im allgemeinen sonomorphologisch gut von der Ohrspeicheldrüse zu differenzieren. Hierbei sind an erster Stelle extraglanduläre oberflächliche Lymphknoten zu nennen. Es sollte mittels Sonopalpation die Verschieblichkeit der Raumforderung gegenüber dem Drüsenparenchym beurteilt werden. Weiters kommen in dieser Lokalisation Atherome vor, diese zeichnen sich, wie auch die meisten anderen Tumoren, ebenfalls durch eine echoarme Echostruktur aus. Palpatorisch sind sie zumeist teigigweich. Differentialdiagnostische Schwierigkeiten kann eine größere laterale Halszyste des 1. Kiemenbogens bereiten (Abb. 30), diese kann sich deutlich ins Parotisparenchym vorwölben und so den Eindruck einer intraglandulären Raumforderung erwecken. Weiters ermöglicht die Sonographie die Diagnose einer Masseterhypertrophie (Abb. 31). Bei entsprechender Verdünnung oder Destruktion der Mandibula können auch primäre ossäre Pathologien dargestellt werden (Abb. 32).

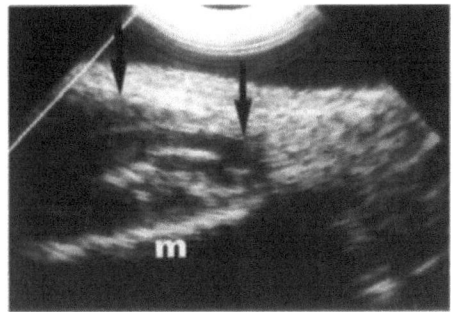

Abb. 30. Querschnitt re. Glandula parotis: Glatt begrenzte, homogene, feindispers strukturierte Raumforderung im oberflächlichen Anteil: Branchiogene Cyste (1. Kiemenbogen). (↑) Mandibula

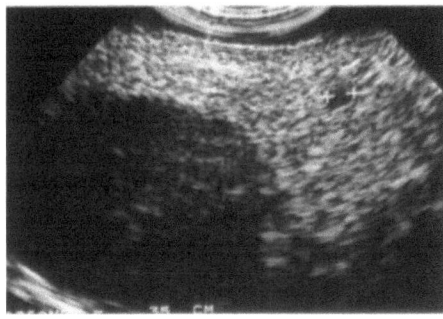

Abb. 31. Längsschnitt linke M. masseter: Hochgradige Verdickung des Muskels (↓↓): Masseterhypertrophie. *m* Mandibula

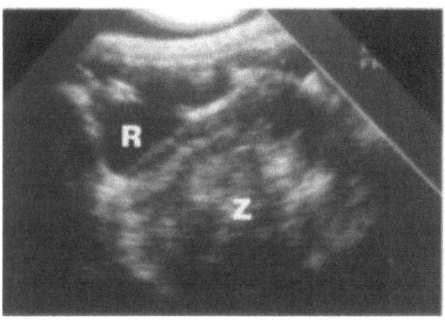

Abb. 32. Querschnitt linke Glandula parotis: Große, echoarme Raumforderung im Bereich des Ramus mandibulae: Histologisch: Große odontogene Unterkiefercyste, 3,5 mm großer, intraglandulärer Lymphknoten (+ +)

7.4.2 Lokalisation von intraglandulären Parotistumoren

Tiefer Anteil

11 bis 12% der Tumoren der Glandula parotis liegen im tiefen Anteil (Hanna et al. 1968). Manchmal sind diese Tumoren trommelschlägelförmig konfiguriert. Dies ist durch die Impression der tiefen cervicalen Fascie bedingt. Tumoren im tiefen Anteil der Glandula parotis sind sonographisch häufig unzureichend vom retromandibulären Anteil bzw. vom parapharyngealen Raum differenzierbar, so daß die Computertomographie eingesetzt werden sollte (Som und Biller 1980).

Oberflächlicher Anteil

Der oberflächliche Anteil der Glandula parotis beträgt 80 bis 90% des Drüsenparenchyms. Er ist durch keine anatomische Barriere vom tiefen Anteil getrennt. Als Grenze wird der Verlauf des Facialishauptstamms angegeben. Dies ist vorwiegend für eine modifizierte Parotischirurgie von Bedeutung (Nichols et al. 1979, Ogura und Biller 1972).

Falls eine Raumforderung in toto sonographisch gut abgrenzbar ist, kann unserer Meinung nach auf eine ergänzende Computertomographie oder MR verzichtet werden.

Nervus facialis

Der intraglanduläre Verlauf des N. facialis ist sehr unterschiedlich. Der N. facialis tritt etwas cranial und ventral des unteren Bauches des M. digastricus in die Ohrspeicheldrüse ein (Mancuso und Hanafee 1985). Der Nerv ist sonographisch nicht darstellbar (Bruneton 1987). Unter Kenntnis des anatomischen Verlaufs kann jedoch sonographisch der Verlauf des Hauptstamms etwas eingegrenzt werden. Bei großen Tumoren ist allerdings die Beurteilung einer etwaigen Infiltration sonographisch unmöglich. Kleine oberflächliche Tumoren sind zumeist eindeutig vom Facialishauptstamm entfernt.

7.4.3 Solitäres bzw. multiples Auftreten

Bei multiplen, intraglandulären Raumforderungen ist differentialdiagnostisch vorwiegend an Whartintumoren bzw. vergrößerte intraglanduläre Lymphknoten zu denken. Die intraglandulären Lymphknoten können reaktiv, entzündlich bzw. tumorös sein. Aus klinischer Sicht ist die Differenzierung zwischen Zystadenolymphomen und Lymphknoten zumeist möglich.
Weitere seltene Differentialdiagnosen von multiplen echoarmen, intraglandulären Raumforderungen sind das maligne Lymphom bzw. das multiple, intraglanduläre Abszesse.

7.4.4 Beurteilung der Dignität

Die Sonographie ist lediglich eine makromorphologische Methode. Bruneton 1982 und Wittich 1985 wählten die Begrenzung des Tumors als Kriterium für Benignität bzw. Malignität. Glatt begrenzte Tumoren wurden als benigne bewertet, unscharf begrenzte, irreguläre Tumoren als maligne. Die Fähigkeit der Sonographie zwischen gut- und bösartig aufgrund der sonomorphologischen Begrenzung zu differenzieren, lag zwischen 79,6 und 87%.
Bei Malignomen sind die häufigsten falsch-negativen Befunde durch Low-grade-Mucoepidermoidcarcinome und kleine Acinuszellcarcinome bedingt. Weiters durch Carcinome in pleomorphen Adenomen, intraglandulären Lymphknotenmetastasen und kleine adenoid-cystische Carcinome (siehe auch Tabelle 2).
Ursache falsch-positiver Befunde sind aggressiv wachsende pleomorphe Adenome, Neurinome und Abszesse.

7.4.5 Lymphknotenmetastasen

Bei jedem Parotistumor sollten auch die cervicalen Lymphknotenstationen sonographisch untersucht werden. Die jugulodigastrische Gruppe ist die primäre Lymphabflußstation der Parotis. Vergrößerte Lymphknoten im Bereich des Kieferwinkels unterstützen die sonographische Vermutungsdiagnose eines malignen Tumors.

7.5 Tumoren der Glandula submandibularis

In der Glandula submandibularis kann die Differenzierung zwischen primärer, von der Drüse ausgehender Raumforderung und vergrößerten intraglandulären Lymphknoten unmöglich sein. Bei solitärem Vorkommen einer Raumforderung in der Unterkiefer-drüse sollte jedoch primär an einen Speicheldrüsentumor gedacht werden.

Die Tumoren der kleinen Speicheldrüsen sind häufiger bösartig als die Parotistumoren.

8 Speicheldrüsencysten

Die Ranula ist eine cystische Raumforderung im Bereich des Mundbodens bzw. der Submandibularisloge. Pathogenetisch soll eine Obstruktion der Sublingualisausfüh-rungsgänge dafür verantwortlich sein.

Infolge der Speichelsekretion kommt es zu einer Gangruptur, wobei sich ein cystisches Gebilde meist ventral der Glandula submandibularis entwickelt. Die Ausbildung erfolgt vorwiegend dorsal des M. mylohyoideus. Es gibt aber auch Ranulae, die sich zwischen den Fasern des Muskels nach caudal entwickeln. Sonographisch imponiert die Ranula typischerweise als cystoide Raumforderung (Abb. 33 A, B). Differential-diagnostisch ist an die mediane Halscyste zu denken. Diese ist suprahyoidal jedoch median gelegen. Die laterale Halscyste kann manchmal im Submandibularisbereich vorkommen, typisch ist jedoch das Auftreten am Vorderrand des M. sternocleidoma-stoideus. Eine dysontogenetische Cyste kann ebenfalls in gleicher Lokalisation wie die Ranula auftreten, sonographisch imponiert die Epidermoidcyste jedoch unter Verwen-dung von hochauflösenden Schallköpfen häufig solid.

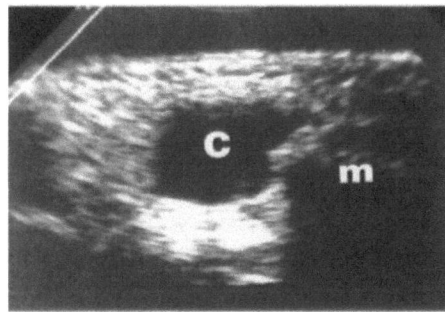

Abb. 33 A. Querschnitt re. Mundboden: Cystische Raumfor-derung im Mundbodenbereich (*R*): Ranula. *Z* Zunge

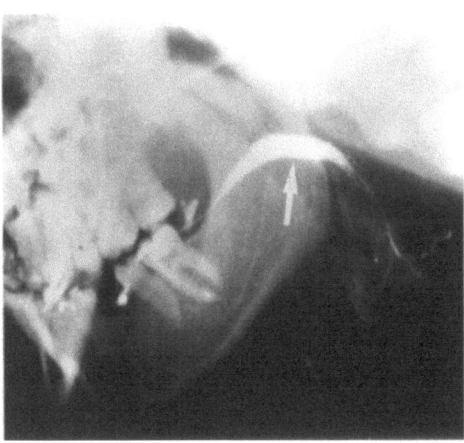

Abb. 33 B. Gleicher Patient wie Abb. 33 A. Sialographie Glandula submandibularis. Konvex-bogige Verlagerung des Wharton-schen Ausführungsganges und den Glan-dula submandibularis: Ranula

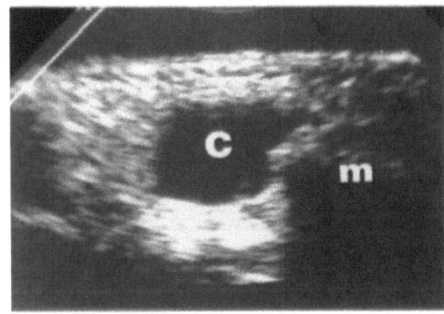

Abb. 34. Querschnitt rechte Glandula parotis: Cystische Raumforderung (*c*) der Mandibula (*m*) direkt anliegend: Parotiscyste

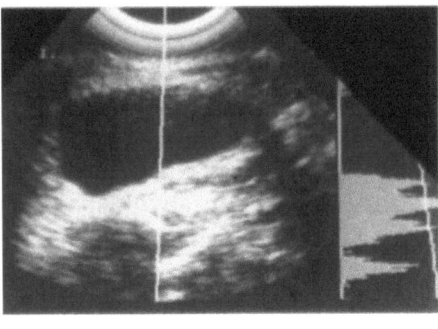

Abb. 35. Längsschnitt re. Glandula parotis: Glatt begrenzte, echofreie Raumforderung mit dorsaler Schallverstärkung. A-Mode eingeblendet. Parotiscyste

Weiters muß eine intraglandulär gelegene Speicheldrüsencyste abgegrenzt werden, die sonographisch als echofreie Raumforderung imponiert (Abb. 34, 35).
Das cystische Lymphangiom bzw. Hygrom stellt sich sonographisch zumeist als multiseptierter bzw. kleincystischer Tumor dar.

9 Speicheldrüsenveränderungen nach Strahlentherapie

Bei Bestrahlungen von Tumoren im Kopf- und Halsbereich kann häufig nicht vermieden werden, daß die großen Kopfspeicheldrüsen im primären Strahlenbereich liegen. Bei einer Bestrahlung der cervicalen Lymphknoten wird die Glandula submandibularis oft stärker betroffen, als die Glandula parotis. Tumorvernichtende Dosen (> 60 Gy) führen nach Bestrahlungsende zu einer diffusen Abnahme der Echostruktur der Speicheldrüse. Eine Verwechslung der bestrahlten Gl. submandibularis mit vergrößerten cervicalen Lymphknoten ist möglich, bei exakter Analyse der Halsanatomie und Kenntnis des etwaigen Operationsbefundes jedoch leicht zu vermeiden.

Literatur

Allen MS, Marsh WL (1976) Lymph node involvement by direct extensions of adenoid cystic carcinoma. Absence of classic embolic lymph node metastasis. Cancer 38: 2018
Anderson LG, Talal N (1971) The spectrum of benign to malignant lymphoproliferation in Sjögren's Syndrome. Clin Exp Immunol 9: 199—221
Anderson R, Byris LT (1965) Surgery of the parotid gland. Mosby, St Louis
Ballerini G, Mantero M, Sbrocca M (1984) Ultrasonic patterns of parotid masses. JCU 12/5: 273—277
Bartlett LJ, Pon M (1984) High resolution real-time ultrasonography of the submandibular salivary gland. J Ultrasound Med 3: 433—437

Batsakis JG (1979) Tumors of the head and neck: clinical and pathological considerations, 2nd edn. Williams & Wilkins, Baltimore

Batsakis JG, Regezi JA (1977) Selected controversial lesions of salivary tissues. Otolaryngol Clin North Am 10: 309—328

Batsakis JG, Regezi JA, Bloch D (1979) The pathology of head and neck tumors: salivary glands, part 3. Head Neck Surg 1: 260—273

Bhaskar SM, Lilly GE (1968) Salivary gland tumors of infancy: report of 27 cases. J Oral Surg 21: 305

Bihl H, Maier H, Adler D (1985) Stellenwert der Sonographie in der Diagnostik nicht neoplastischer Erkrankungen der großen Kopfspeicheldrüsen. US-Dreiländertreffen, Zürich GTV

Biörklund A, Eneroth CM (1980) Management of parotid gland neoplasms. Am J Otolaryngol 1: 155—167

Bohman L, Mancuso A, Thompson J, et al (1981) A CT approach to benign nasopharyngeal masses. AJR 136: 173—180

Boles R, Raines J, Lebovits M, et al (1980) Malignant tumors of salivary glands. A university experience. Laryngoscope 90: 729—736

Bond WR, Kincaid RS, Schultz RL, Morrisno WV (1981) Bilateral simultaneous presentation of papillary cystadenoma lymphomatosum. Ear Nose Throat J 60/9: 404—407

Bruneton JN, Caramella E, Bonblil JL, Rom P, Abbes M. Demard F (1982) Echographic aspects of thyroid and parotid localizations in non-Hodgkin lymphomas. RÖFO 136/5: 530—533

Bruneton JN, Normard F, Santin N, Balu-Maestro C (1987) In: Bruneton JN (ed) Ultrasonography of the neck. Springer, Berlin Heidelberg New York Tokyo

Bruneton JN, Sicart M, Roux P, Pastoud P, Nicolau A, Delorme G (1983) Indications for ultrasonography in parotid pathologies. RÖFO 138/1: 22—24

Buxton RW, Maxwell JH, French AT (1953) Surgical treatment of epithelial tumors of the parotid gland. Surg Gynecol Obstet 97: 401—416

Calcaterra TC, Hemenway WG, Hansen GC, Hanafee WN (1977) The value of sialography in the diagnosis of parotiol tumors. Arch Otolaryng 103: 727

Chaudry AP, Gorlin RJ (1958) Papillary cystadenoma lymphomatosum (adenolymphoma): a review of the literature. Am J Surg 95: 923

Conley J (1980) Recurrent mixed tumors of the parotid. Laryngoscope 90: 880

Cummings CW (1977) Adenoidcystistic carcinoma (cylindroma) of the parotid gland. Ann Otol Rhinol Laryngol 86: 280—291

Cummings NA (1971) Sjögren's syndrome new aspects of research, diagnosis, and therapy. Ann Intern Med 75: 937—950

Dykun RJ, Deitel M, Borowy ZJ, Jackson S (1980) Treatment of parotid neoplasms. Can J Surg 23/2: 14—19

Eneroth CM (1964) Histological and clinical aspects of parotid tumors. Acta Otolaryngol [Suppl] 191: 111

Eneroth CM (1970) Incidence and prognosis of salivary-gland tumors at different sites; a study of parotid submandibular, and palatal tumors in 2632 patients. Acta Oto-Laryng [Suppl] 263: 174

Fantozzi RD, Bone RC, Fox R (1985) Extraglandular Whartin tumors. Laryngoscope 95/6: 682—688

Foote FW, Frazell EL (1953) Tumors of the major salivary glands. Cancer 6: 6065

Foulsham DK, Johnson GS, Snyder GG, Carpenter RJ, Shafi NQ (1984) Immunohistopathology of papillary cystsadenoma lymphomatosum. Ann Clin Lab Sci 14/1: 47—63

Ganzer U (1976) Behandlung und Prognose des adenoidzystischen Karzinoms. Laryngol Rhinol Otol 53: 901

Gooding GAW (1980) Gray-scale ultrasound of the parotid gland. Am J Roentgenol 134: 469

Gritzmann N, Türk R, Wittich G, Karnel F, Schurawitzki H, Brunner E (1986) Hochauflösende Sonographie nach Operation von Zystadenolymphomen der Glandula parotis. RÖFO 145: 648—651

Gritzmann H, Hajek P, Karnel F, Fezoulidis I, Türk R (1985) Sonographie bei Speichelsteinen, Indikation und Stellenwert. RÖFO 142/5: 559—563

Gritzmann N, Czembirek H, Leitner H, Karnel F, Haller J (1986) Sonographie bei extranodalem Lymphombefall. RÖFO 145/2: 144—149

Gritzmann N, Czembirek H, Hajek P, Karnel F, Frühwald F (1987) Sonographische Halsanatomie und ihre Bedeutung beim Lymphknotenstaging vom Kopf-Hals-Malignomen. Fortschr Röntgenstr 146/1: 1—7

Hanna DC, Gaisford JC, Richardson GS, et al (1968) Tumors of the deep lobe of the parotid gland. Am J Surg 116: 524

Ishikawa H, Ishi Y (1984) Evaluation of salivary gland tumors with 99 mtc-pertechnetate. J Oral Maxillofac Surg 42/7: 429—434

Krogdahi AS, Bretlau P (1983) Malignant transformation of adenolymphomas. Ann Otol Rhinol Laryngol 92/1/part 1: 49—52

Kuhn FP, Mika M, Schild H, Klose K (1983) Spektrum der Sonographie von lateralen Kopf- und Halsweichteilen. Fortschr Röntgenstr 138/4: 435—439

Livolsi VA, Perzin KH (1977) Malignant mixed tumors arising in salivary glands. Carcinomas arising in benign mixed tumors. A clinicopathologic study. Cancer 39: 2209

Ljung BM, Larsson SG, Hanafee WN (1984) CT guided aspiration cytology in head and neck lesions. Arch Otolaryngol 110: 604

Mancuso AA, Hanafee WN (1985) Computed tomography of the head and neck, 2nd edn. Williams & Wilkins, Baltimore

McClattchey KC, Appelblatt NH, Langin JL (1982) Carcinoma in papillary cystadenoma lymphomatosum. Laryngoscope 92/1: 98—99

McGahan JP, Walter IJP, Bernstein L (1984) Evaluation of the parotid gland, comparison of sialography, non-contrast computed tomography and CT sialography. Radiology 152/2: 453—458

McGrath M (1984) Atlas of sectional anatomy. Head, neck and trunk. Karger, Basel

McGuirt WF, McCabe BF (1977) Limitations of parotid scans. Ann Otol Rhinol Laryngol 86: 247—259

Miksanek T, Reyes CJ, Borkenhagen R (1983) Warthin's tumor. Am Fam Physician 27/3: 157—160

Miller R, Yanagihara ET, Dubrow AA, Lukes RJ (1982) Malignant lymphoma in a Warthin's tumor. Report of a case. Cancer 60/12: 2948—2950

Neuman HL (1978) Ultrasound of the parotid gland. In: de Vlieger M: Handbook of clinical ultrasound. Wiley, New York, p 941

Nichols RD, Stine PH, Bartsch LR (1979) Facial nerve function in 100 consecutive parotidectomies. Laryngoscope 89: 1930—1934

Nime FA, Cooper HS, Eggleston JC (1976) Primary malignant lymphomas of the salivary glands. Cancer 37: 906—912

Ogura JH, Biller HF (1972) Head and neck-surgical management. JAMA 221: 77—79

Pirschel J (1982) Die Erkrankungen der Parotis im hochauflösenden Real-time-Schnittbild. RÖFO 137/5: 503—508

Rauch S (1959) Die Speicheldrüsen des Menschen. G Thieme, Stuttgart

Rankow RM, Polayes IM (1976) Diseases of the salivary glands. Saunders, Philadelphia

Rice DH, Mancuso AA, Hanafee WN (1980) Computerized tomography with simultaneous sialography in evaluating parotid tumors. Arch Otolaryngol 106: 472—473

Schaefer SD, Maravilla KR, Close LG, Burns DK, Merkel MA, Suss RA (1985) Evaluation of NMR versus CT for parotid masses: a preliminary report. Laryngoscope 95/8: 945—950

Schindler E, Reck R (1982) Die Kombination von Computertomographie und Sialographie zur Parotisdiagnostik. Radiologe 22/6: 241—246

Schroeder HG, Schwerk WB, Eichhorn TH (1985) Hochauflösende Real-Time-Sonographie bei Speicheldrüsenerkrankungen. Teil II: Speicheldrüsentumoren. HNO 33: 511—516

Schuller DE, McCabe BF (1977) The firm salivary mass in children. Laryngoscope 87: 189

Schulz HG (1969) Das Röntgenbild der Kopfspeicheldrüsen. J A Barth, Leipzig

Schurawitzki H, Gritzmann N, Fezoulidis J, Karnel F, Kramer J (1987) Stellenwert und Indikation der hochauflösenden Real-time-Sonographie bei nicht tumorösen Speicheldrüsenerkrankungen. RÖFO 146/5: 527—532

Schwerk B, Schroeder HG, Eichhorn TH (1985) Hochauflösende Real-Time Sonographie bei Speicheldrüsenerkrankungen, Teil I: Entzündliche Erkrankungen. HNO 33: 515—510

Seifert G (1979) Mundhöhle, Mundspeicheldrüsen, Tonsillen und Rachen. In: Doerner W, Uehlinger E (Hrsg) Spezielle path Anatomie, Bd 1. Springer, Berlin Heidelberg New York

Seifert G (1982) In: Seifert G, Miehlke A, Haubrich J, Chilla R (Hrsg) Speicheldrüsenerkrankungen. GTV, p 182

Shugar JM, Som PM, Biller HF (1982) Warthin's tumor, a multifocal disease. Ann Otol Rhinol Laryngol 91/3: 246—249

Skolnik EM, Friedman M, Becker S, Sisson GA et al. (1977) Tumors of the major salivary glands. Laryngoscope 87: 843—877

Som PH, Biller HF (1980) The combined CT sialogram. Radiology 135: 387—390

Stone DN, Mancuso AA, Rice D, Hanafee WN (1981) Parotid CT sialography. Radiology 138: 393

Ward CM (1975) Injury of the facial nerve during surgery of the parotid gland. Br J Surg 62: 401—403

Wittich GR, Scheible WF, Hajek PC (1985) Ultrasonography of the salivary glands. Radiol Clin North Am 23/1: 29—37

7
Halsanatomie

N. Gritzmann

1 Untersuchungstechnik

Wir führen die sonographische Untersuchung der vorderen und lateralen Halsweichteile mit einem mechanischen 7,5- bzw. 10-MHz-real-time-Sektorscanner durch. Dies ermöglicht eine Eindringtiefe von 5 bzw. 4 cm. Im allgemeinen ist eine ausreichende Beurteilung auch tiefer gelegener Strukturen möglich. Lediglich bei großen blastomatösen Raumforderungen verwenden wir 5-MHz-Schallköpfe, wobei sich Annulararray-Transducer bewährt haben.

Auch Lineartransducer können zur Smallpart-Sonographie der Cervicalregion eingesetzt werden. Die Auflagefläche sollte jedoch nicht zu groß sein, da sonst keine ausreichende Applikation, z. B. im Kieferwinkel, möglich ist. Bei zu kleiner Applikationsfläche ist die anatomische Orientierung schwierig, da aufgrund der linearen Schallausbreitung auch in der Tiefe nur ein eingeschränktes Schallfeld zur Verfügung steht. Als Vorteil gegenüber dem Sektorscanner zeigt der Linearscanner keine Nahfeldartefakte, zudem hat er eine etwas bessere Auflösung.

Zur Analyse ganz oberflächlich gelegener Weichteile verwenden wir ein Silikonelastomer als Vorlauf. Dies dient dazu, die Nahfeldartefakte zu eliminieren, die Läsion in die optimale Focuszone zu bringen und Inkongruenzen zwischen Transducer und Haut zu beseitigen.

Bei der sonographischen Untersuchung werden die anatomischen Leitgebilde sowie alle pathologischen Veränderungen systematisch im Längs- und Querschnitt mittels Multiformatkamera dokumentiert.

Dynamische Vorgänge wie die Sonopalpation, d. h. die Prüfung der Verschieblichkeit von Raumforderungen gegenüber umgebenden Strukturen bzw. die sonographische Stoßpalpation werden mittels Videosystem dokumentiert. Aus Gründen der Übersichtlichkeit wird in eine vorgedruckte schematische Skizze der Halsregion zusätzlich die Anzahl, Lage und Größe cervicaler Raumforderungen eingezeichnet. Dieses Halsschema erhält der zuweisende Arzt gemeinsam mit dem sonographischen Befund (Abb. 1).

Abb. 2 zeigt die typischen sonographischen Schnittebenen der vorderen und seitlichen Halsweichteile.

Tabelle 1. Legende zu Abb. 1—10

A	M. sternocleidomastoideus
B	M. omohyoideus
C	M. sternohyoideus
D	M. sternothyreoideus
E	M. digastricus
F	M. longus colli
G	Scalenusgruppe
H	M. masseter
I	Bulbus caroticus
J	A. carotis interna
K	A. carotis externa
L	A. thyreoidea sup.
M	A. thyreoidea inf.

N	V. jug. interna
O	V. thyreoidea
P	Oesophagus
Q	Trachea
S	Schilddrüse
T	Gl. parotis
U	Mandibula
V	Gl. submandibularis
W	Venter ant. d. M. digastricus
X	Zungenmuskulatur
Y	Platysma
Z	M. trapezius

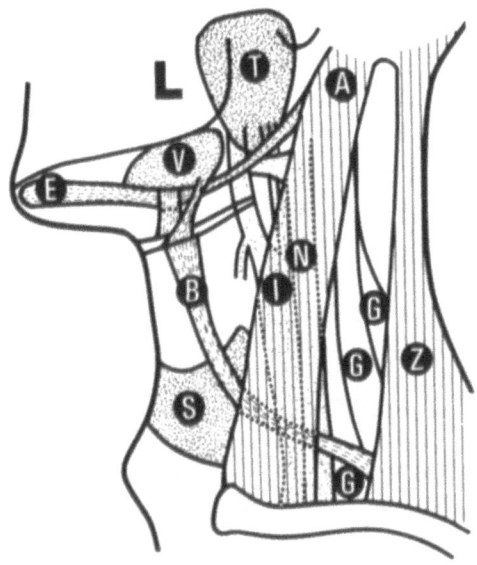

Abb. 1. Halsskizze (siehe Tabelle 1)

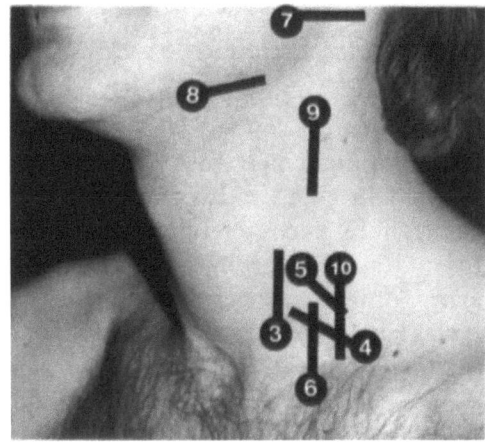

Abb. 2. Typische cervicale Standardschnitte (siehe Abb. 3—10)

2 Anatomie und Sonoanatomie

2.1 Muskeln

Muskeln stellen sich sonographisch als echoarme von echoreichen, längs verlaufenden Strukturen durchzogene, tubuläre Areale dar.

M. sternocleidomastoideus (Abb. 3—6, 9, 10)

Der Muskel zieht vom Processus mastoideus des Schläfenbeines nach caudal zum Sternum bzw. zum sternalen Ende des Schlüsselbeines. Sonographisch stellt sich der Muskel als echoarmes, gefiedertes Band dar, er ist glatt begrenzt und von der Umgebung differenzierbar. Die Echostruktur ist, im Vergleich zur Schilddrüse von niedrigerer Amplitude, weiters ist sie inhomogener.
Der ventrale Rand des M. sternocleidomastoideus bildet in der cranialen Hälfte die laterale Begrenzung des Operationsfeldes einer supraomohyoidalen Neckdissektion. Falls Lymphknoten dorsal des M. sternocleidomastoideus nachweisbar sind, wird eine radikale bzw. funktionelle Neckdissektion durchgeführt.

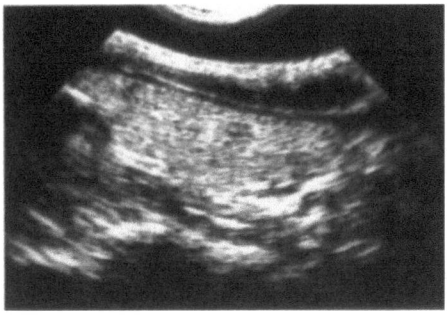

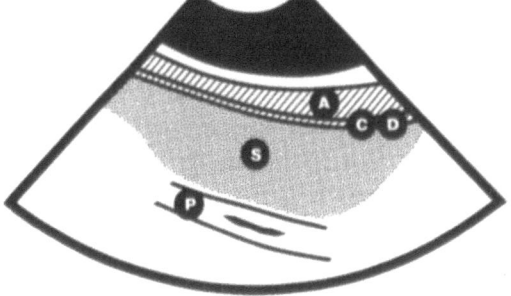

Abb. 3 A. Längsschnitt linker Schilddrüsenlappen

Abb. 3 B. Skizze zu Abb. 3 A

Scalenusgruppe (Abb. 4)

Die Scalenusgruppe besteht aus dem vorderen, mittleren und hinteren Rippenhalter. Der M. scalenus anterior liegt am weitesten ventral bzw. medial. Die Muskeln entspringen an den Querfortsätzen der Halswirbel und verlaufen unterhalb der tiefen Halsfascie nach caudal und setzen an der 1. bzw. 2. Rippe an. Sonographisch ist die Muskelgruppe von den Ursprüngèn bis knapp unter die Clavicula analysierbar. Im Vergleich zum M. sternocleidomastoideus ist die Echostruktur der Scalenusgruppe häufig inhomogener, da sie zum Teil Fetteinlagerungen aufweist. Im Querschnitt gleicht sie einem vergrößerten Lymphknoten.
Die Muskel bilden die tiefe dorsale Grenze des Operationsfeldes einer radikalen Neckdissektion. Eine Tumorinfiltration der Muskelgruppe stellt eine onkologische Kontraindikation zur Operation dar.

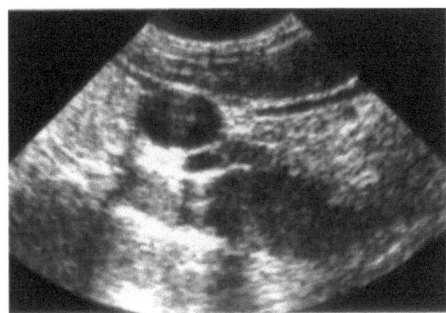

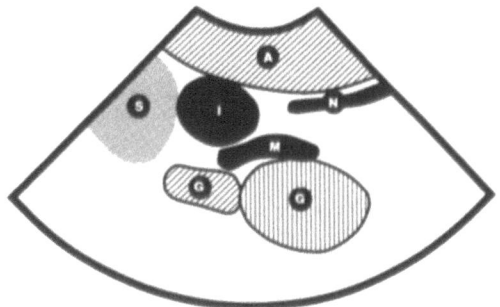

Abb. 4 A. Längsschnitt li. A. thyreoidea inf.

Abb. 4 B. Skizze zu Abb. 4 A

M. omohyoideus (Abb. 5, 10)

Der Muskel entspringt am Hyoid und überkreuzt die A. carotis communis bzw. V. jug. interna. Er ist mit der Vene bzw. der Halsfascie adhaerent. Der M. omohyoideus unterkreuzt den M. sternocleidomastoideus sowie den M. trapezius und zieht ventral der Scalenusgruppe zur Scapula.

Dieser zarte Muskel ist vom Hyoid abgehend nach caudal bis zur Unterkreuzung mit dem M. trapezius sonographisch verfolgbar. Bei der Untersuchung der Halsgefäße im Längsschnitt, wird er schräg abgebildet und gelangt als ovaläre solide Struktur vor den Halsgefäßen zur Darstellung und kann in dieser Schnittführung mit einem Lymphknoten verwechselt werden.

Der Muskel bildet die caudale Grenze einer supraomohyoidalen Neck-Dissektion.

M. longus capitis und M. longus colli (Abb. 6)

Die Muskel verlaufen praevertebral, vom Hinterhauptbein bzw. dem Vorderrand der oberen Halswirbelkörper nach lateral fächerförmig zu den Querfortsätzen der Halswirbel bzw. Vorderflächen der Brustwirbelkörper. Sie liegen unter den tiefen Halsfascien. Sonographisch gelingt die Darstellung der lateralen Anteile der praevertebralen Muskelgruppe. Die medialen Anteile der Muskulatur liegen im retrolaryngealen bzw. -trachealen Schallschatten und sind somit sonographisch nicht darstellbar. Im Querschnitt muß der quer-ovale M. longus colli von einem Parathyreoidea-Adenom differenziert werden. Bei tumoröser Infiltration der praevertebralen Muskeln kann im allgemeinen keine radikale operative Sanierung erfolgen.

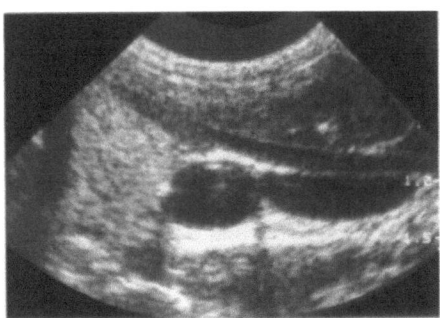

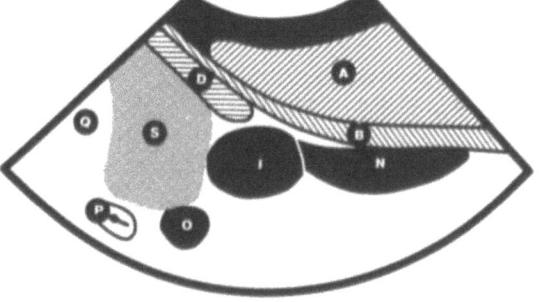

Abb. 5A. Längsschnitt li. M. omohyoideus

Abb. 5B. Skizze zu Abb. 5 A

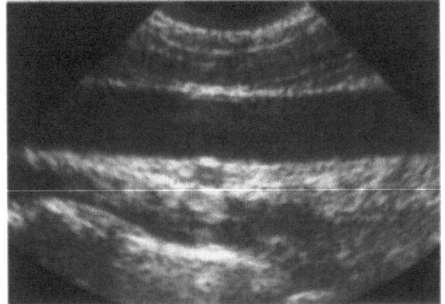

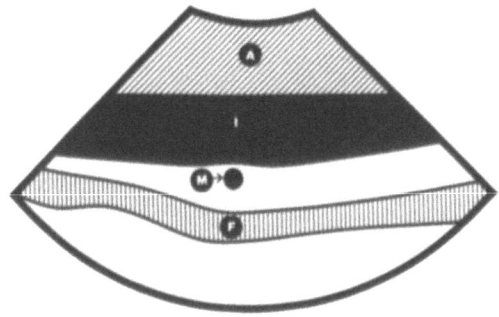

Abb. 6A. Längsschnitt li. A. carotis communis

Abb. 6B. Skizze zu Abb. 6 A

M. biventer (digastricus) (Abb. 7, 8)

Der M. biventer besteht aus einem vorderen und einem hinteren Bauch. Der vordere
Bauch entspringt in der Fossa digastrica des Unterkiefers und verläuft in die Gegend
des großen Zungenbeinhorns, wo der sehnige Zwischenteil mit einem bindegewebigen
Retinaculum am Hyoid fixiert ist. Sein Hinterbauch zieht vom Zungenbeim zum
Mastoid und verläuft annähernd parallel zum M. stylohyoideus. Der hintere Bauch des
Digastricus überkreuzt die V. jug. interna und die A. carotis interna. Er bildet die
laterale Begrenzung des parapharyngealen Raums. Sonographisch ist der Muskel in
seinem gesamten Bereich, mit Ausnahme der Zwischensehne gut darstellbar.

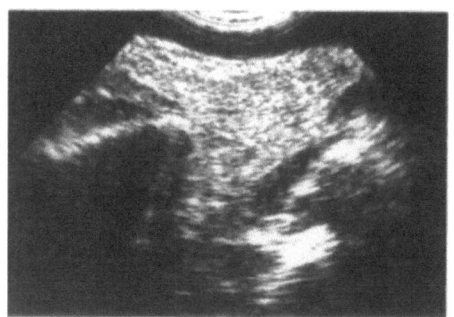

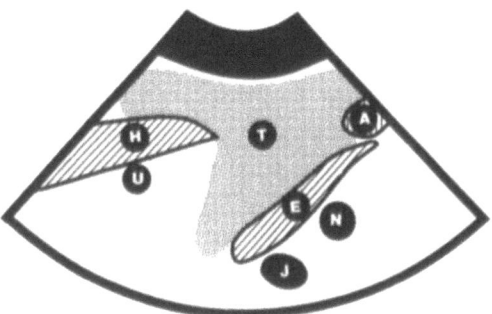

 Abb. 7A. Querschnitt li. Glandula parotis

Abb. 7B. Skizze zu Abb. 7A

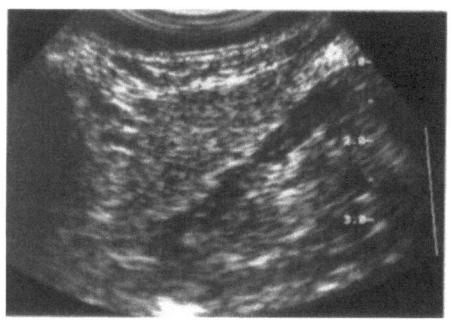

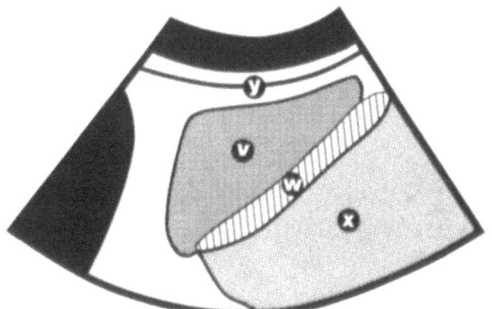

 Abb. 8A. Querschnitt re. Glandula submandibularis

Abb. 8B. Skizze zu Abb. 8A

M. sternohyoideus, M. sternothyreoideus, M. thyreohyoideus

Entsprechend der Nomenklatur ergibt sich auch der anatomische Verlauf der Muskulatur, wobei der M. sternohyoideus am kräftigsten ausgebildet ist und ventral liegt.
Sonographisch ist die vordere Halsmuskulatur im gesamten Bereich darstellbar.

2.2 Gefäße

A. carotis communis (Abb. 4—6, 9)

Die rechte A. carotis communis entspringt in typischer Weise aus dem Truncus
brachiocephalicus. Die linke A. carotis communis direkt aus dem Aortenbogen. Die A.
carotis communis liegt beiderseits unter dem M. sternocleidomastoideus, mediodorsal

zur V. jugularis interna. Ca. in Höhe des oberen Schildknorpels erweitert sich die A. carotis communis zum Sinus caroticus (Bulbus caroticus). Die Wand der großen Halsarterien imponiert in typischer Weise dreigeschichtet. Die sonographisch darstellbare Intimalinie entspricht allerdings nicht der anatomisch definierten Intima (Marosi und Ehringer 1984).

A. carotis interna und externa (Abb. 9)

Die A. carotis externa liegt in über 70% ventromedial zur A. carotis interna. In 5—12% zeigt sich ein nach lateral gerichteter externa Abgang (Faller 1946). Häufig kann die von der A. carotis externa nach caudal abgehende A. thyreoidea sup. sonographisch dargestellt werden.

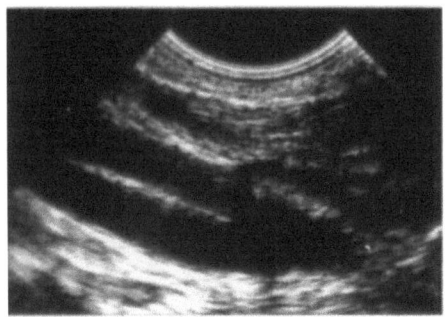

Abb. 9A. Längsschnitt li. Caro-   **Abb. 9B.** Skizze zu Abb. 9A
tisbifurcation

Bei ausgeprägtem Kinking kann eine real-time-sonographische Differenzierung von A. carotis interna und externa schwierig sein. Die Dopplersonographie ermöglicht im Normalfall jedoch durch die charakteristischen Flußmuster die Differenzierung zwischen A. carotis interna und externa. Bei guten Untersuchungsbedingungen kann auch die A. facialis dargestellt werden. Diese verläuft am Hinterrand der Glandula submandibularis nach cranial zur Mandibula. Die A. lingualis kann im Mundbodenbereich konstant dargestellt werden.

A. vertebralis

Die A. vertebralis ist sonographisch nur bei guten Untersuchungsbedingungen darstellbar. Eine morphologische Beurteilung der Lumenweite erscheint sonographisch jedoch nur in Einzelfällen möglich. Eine kontinuierliche überlagerungsfreie Darstellung der A. vertebralis wird durch die Querfortsätze der Halswirbelkörper verhindert.

V. jug. interna (Abb. 10)

Die Vene liegt lateral bzw. lateroventral der A.C.C. Sie ist leicht mit dem Schallkopf komprimierbar. Bei Valsalvaversuch erfolgt eine deutliche Zunahme des Durchmessers. Die V. jugularis int. sollte stets im entfalteten Zustand untersucht werden. Links

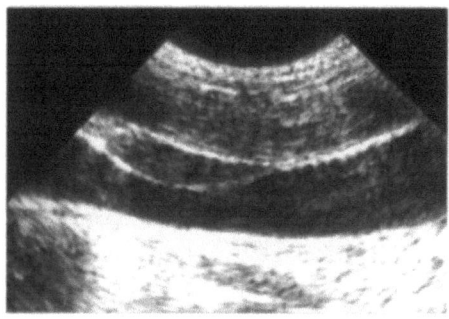

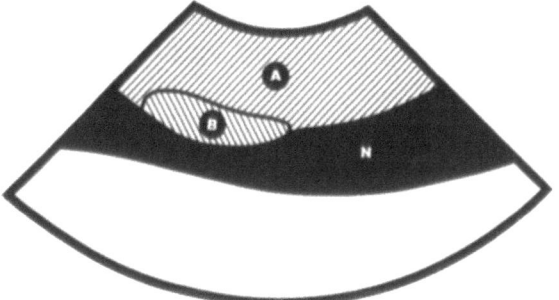

Abb. 10A. Längsschnitt li. V. jugularis interna

Abb. 10B. Skizze zu Abb. 10A

am Konfluens der V. jugularis int. und V. subclavia ist konstant real time sonographisch eine Venenklappe darstellbar. Die rechte V. jug. int. ist häufig kaliberstärker als die linke (siehe auch Kapitel 10).

2.3 Schilddrüse (Abb. 3—5)

Die Schilddrüse liegt im unteren Anteil der Regio colli anterior. Die beiden daumengliedgroßen Lappen, die beiderseits der Trachea gelegen sind, sind durch einen unterschiedlich dicken Isthmus verbunden. Als Normwerte für den Längsdurchmesser werden 4—6 cm angegeben, der Querdurchmesser beträgt 1—2 cm, der sagittale Durchmesser 1—2 cm (Zaunbauer und Haertel 1985).
Die Glandula thyroidea ist gut als homogene, im Vergleich zur umgebenden Muskulatur echoreichere Struktur darstellbar. Häufig können mit hochauflösenden Schallköpfen intrathyroidale Venen nachgewiesen werden, die aufgrund der tubulären Struktur leicht von kleinen Adenomen im Real-time-Bild zu differenzieren sind.
Der Isthmus thyroidea mißt im Normalfall 0 bis 9 mm (Zaunbauer und Haertel 1985). Fakultativ ist ein unterschiedlich weit nach cranial reichender Lobus pyramidalis nachweisbar (siehe auch Kapitel 11).

2.4 Nebenschilddrüsen

Zumeist sind anatomisch 4 Nebenschilddrüsen darstellbar, wobei typischerweise 2 obere und 2 untere nachweisbar sind. In 2—7% sind überzählige (bis zu 8) Nebenschilddrüsen vorhanden. Auch die Lokalisation der Nebenschilddrüse ist sehr unterschiedlich.
Die unteren Nebenschilddrüsen entstehen aus dem 3. Kiemenbogen. Wang (1976) fand die unteren Nebenschilddrüsen in 42% in Höhe des unteren Schilddrüsenpoles, in 41% caudal im Halsbereich in 15% juxtathyroidal und in 2% mediastinal. Die oberen Nebenschilddrüsen entstehen aus dem 4. Kiemenbogen. Typischerweise liegen sie neben der A. thyroidea inferior, ihre Position ist eher konstant. Lediglich 1% der oberen Nebenschilddrüsen liegen in retropharyngealer oder retrotrachealer Position. Die normalen, nicht vergrößerten unteren Nebenschilddrüsen sind sonographisch nur selten als platte bzw. ovale, bis zu 5 mm große Gebilde dorsal des unteren Schilddrüsenpols nachweisbar. Die oberen Nebenschilddrüsen sind sonographisch nur in Einzelfäl-

len zu erkennen. Raumforderungen über $7 \times 5 \times 3$ cm im Durchmesser sollten bei entsprechender Klinik als vergrößerte NSD gewertet werden (siehe auch Kapitel 12).

2.5 Oesophagus (Abb. 3, 5)

Der cervicale Anteil des Oesophagus beginnt ca. 15 cm aboral der Zahnreihe, vor dem 6. Halswirbelkörper. Häufig wendet sich die Speiseröhre vor der HWS etwas nach links. Dadurch kann die Speiseröhre bei Kippung des Transducers nach medial (coronale Schnittführung) oft paramedian links dorsal des linken Schilddrüsenlappens dargestellt werden. Sonographisch ist der Oesophagus als längliche, echoarme Struktur mit unregelmäßigem echoreichem Zentrum (Schleimhautechos) darstellbar. Er muß im Querschnitt von einem kleinen Parathryreoideaadenom differenziert werden, wobei gelegentlich ein Schluckversuch hilfreich ist.

2.6 Trachea, Zungenbein (Abb. 5)

Die Luftröhre und das Zungenbein und die HWS kommen als knöcherne bzw. lufthältige Strukturen nur als echoreiche Konturen mit dorsalem Schallschatten zur Darstellung. Eine ausreichende Analyse dahinter gelegener Strukturen ist sonographisch nur unzureichend möglich.

2.7 Larynx

Bei jungen Erwachsenen können in über 50% die Stimmbänder sonographisch dargestellt werden, sie erscheinen als echoarme Bänder (Raghavendra et al. 1987). Die Taschenbänder sind häufiger darstellbar und erscheinen etwas echoreicher. Mit zunehmendem Alter tritt eine Verknöcherung des Larynxskelettes ein, die die sonographische Beurteilbarkeit erschwert. Der praeepiglottische Raum ist sonographisch gut darstellbar. Dieser erscheint als keilförmige echoreiche Struktur caudal des Hyoids, cranial des Schildknorpels. Die sonographisch darstellbare Hyoidebene entspricht ca. der Valleculahöhe. Bei Raumforderungen in diesem Bereich empfiehlt sich die Durchführung eines Schluckmanövers, um die echoarmen Strukturalterationen aus dem Schallschatten des Hyoids zu verlagern.

2.8 Platysma und Halsfaszien

Das Platysma ist im Bereich des Mundbodens sonographisch als schmale, flächige subcutane, echoarme Struktur darstellbar. Die cervicalen Fascien sind sonographisch nicht konstant darstellbar. Aufgrund der analysierbaren Muskulatur ist eine eindeutige Kompartmentzuteilung von cervicalen Raumforderungen sonomorphologisch zumeist jedoch möglich.

2.9 Cervicale Nerven

Die operativ relevanten Nerven (N. laryngeus recurrens, Nervus facialis, N. hypoglossus, N. accessorius, N. phrenicus) sowie der Plexus brachialis sind derzeit sonographisch aufgrund des zu geringen Impedanzunterschieds zwischen Myelinscheide und perineuralem Fett bzw. Bindegewebe nicht darstellbar.

2.10 Speicheldrüsen (Abb. 7, 8)

Siehe Kapitel 6.

2.11 Lymphknoten

Das cervicale Lymphsystem wurde schon 1938 von Rouvier eingehend beschrieben. Anatomisch können oberflächliche und tiefe cervicale Lymphknoten unterschieden werden. Die oberflächlichen Lymphknoten liegen über der oberflächlichen Halsfascie. Klinisch bedeutsam sind zumeist lediglich die tiefen cervicalen Lymphknoten. Es können folgende Lymphknotengruppen differenziert werden:

1. Intra- und paraglanduläre Parotislymphknoten.
2. Submentale Lymphknotengruppe.
3. Submandibuläre Lymphknotengruppe, zum Teil auch intraglandulär gelegen.
4. Jugularis-interna-Lymphknotengruppe: diese wird in die obere Jugularis-interna-Gruppe, die mittlere und die untere unterteilt. Die craniocaudale Grenze wird durch das Hyoid bzw. dem M. omohyoideus gebildet.
5. Recurrensgruppe: Lymphknotengruppe entlang des N. laryngeus recurrens bzw. A. thyroidea inf.
6. Accesoriusgruppe: Lymphknotengruppe entlang des N. accesorius.
7. Nuchale Lymphknoten.
8. Supraclaviculäre Lymphknotengruppe: Lymphknotengruppe der V. subclavia.
9. Para- und retropharyngeale Lymphknotengruppe.

Die Kenntnis des regionären Lymphabflusses ist für die lymphogene Ausbreitung von Kopf-Hals-Tumoren wichtig. Ein Überspringen der regionären Lymphknotengruppe ist bei Plattenepithelcarcinomen ungewöhnlich.

Normale cervicale Lymphknoten sind sonographisch nicht konstant darstellbar. Bei pathologischer Infiltration (entzündl. bzw. tumorös) kommen sie als echoarme Raumforderungen zur Darstellung.

Mit Ausnahme der retropharyngealen Lymphknotengruppe sind alle cervicalen Lymphknotengruppen sonographisch anaylsierbar.

2.11.1 Primäres lymphogenes Metastasierungsmuster verschiedener Tumorlokalisationen am Kopf und Hals

Kopfhaut:

Intraglanduläre Parotislymphknoten, jugulo-digastrische Lymphknoten und retro-auriculäre Lymphknoten.

Augenlid:

Parotislymphknoten, maxilläre Lymphknoten.

Oberlippe:

Parotislymphknoten, submentale und submandibuläre Lymphknoten.

Unterlippe:

Submentale und submandibuläre Lymphknoten.

Parotis:

Praetragale Lymphknoten, intraglanduläre Parotislymphknoten und jugulo-digastrische Lymphknoten.

Submandibularis:

Submandibuläre, jugulo-digastrische und mittlere Jug.-interna-Lymphknoten.

Ohr:

Praetragale Lymphknoten, retroauriculäre und jugulo-digastrische Lymphknoten.

Zunge:

Vorderes und mittleres Drittel: Submentale und submandibuläre Lymphknoten, häufig kreuzender Ausbreitungsmodus.
Hinteres Drittel: Submandibuläre, jugulo-digastrische Lymphknoten, häufig bilateraler Befall.

Tonsille:

Jugulo-digastrische Lymphknoten und mittlere Jugularis-interna-Lymphknoten.

Larynx:

Jugularis-interna-Lymphknoten, Accessoriuslymphknoten.
Subglottischer Larynxtumor zusätzlich medianer supraisthmischer Lymphknoten (Delphischer Knoten), mittlere Jug.-interna-Lymphknoten und praetracheale Lymphknoten, Lymphangiose der Schilddrüse.

Hypopharynx:

Obere und mittlere Jug.-interna-Lymphknoten und retropharyngeale Lymphknoten, parapharyngeale Lymphknoten.

Schilddrüse:

Obere und mittlere Jug.-interna-Lymphknoten, paratracheale Lymphknoten und Recurrenslymphknoten (kleines Gefäßbündel).

Literatur

Bartlett LJ, Pon M (1984) High resolution real-time-ultrasonography of the submandibular salivary gland. J Ultrasound Med 3: 433—437

Faller A (1946) Zur Kenntnis der Gesamtverhältnisse der Carotisteilungsstelle. Schweiz Med Wochenschr 45: 1156

Gebarski KS, Glazer GM, Gebarski SS (1982) Brachial plexus: Anatomic, radiologic and pathologic correlation using computed tomography. J Comput Assist Tomogr 6: 1058

Gritzmann N, Czembirek H, Hajek P, Karnel F, Frühwald F (1987) Sonographische Halsanatomie und ihre Bedeutung beim Lymphknotenstaging von Kopf-Hals-Malignomen. Fortschr Röntgenstr 146/1: 1—7

Hafferl A (1969) Lehrbuch der topographischen Anatomie. Springer, Berlin Heidelberg New York

Hajek PC, Salomonowitz E, Türk R, Tscholakoff D, Kumpan W, Czembirek H (1986) Lymph nodes of the neck. Evaluation with US. Radiology 158: 739—742

König R (1984) Computertomographische Anatomie des Halses. RÖFO 140/1: 31—36

Kortike JG, Sick H (1982) Atlas anatomischer Schnittbilder des Menschen, Bd I. Urban & Schwarzenberg, München

Kuhn FP, Mika M, Schild H, Klose K (1983) Spektrum der Sonographie von lateralen Kopf- und Halsweichteilen. Fortschr Röntgenstr 138/4: 435—439

Larsson SG, Mancuso A, Hanafee WN (1982) Computed tomography of the tongue and floor of the mouth. Radiology 143: 493—500

Lufkin RB, Larsson SG, Hanafee WN (1983) Work in progress: NMR anatomy of the larynx and tongue base. Radiology 148: 173—175

Marosi L, Ehringer H (1984) Die extracranielle Arteria carotis im hochauflösendem Ultraschallechtzeit Darstellungssystem: Morphologische Befunde bei jungen gesunden Erwachsenen. Ultraschall 5: 174—181

McGrath M (1984) Atlas of sectional anatomy. Head, neck and trunk. Karger, Basel

Mancuso AA, Harnsberger HR, Muraki AS, Stevens MH (1983) Computed tomography of cervical and retropharyngeal lymph nodes. Normal anatomy, variants of normal and applications in staging head and neck cancer. Radiology 148: 709—714

Ogura JH, Biller HF (1969) Conservative surgery in carcinomas of the head and neck. Otolaryng Clin North Am 1: 641

Ogura JH, Biller HF, Wette R (1971) Elective neck dissections for pharyngeal and laryngeal cancers. Ann Otol (St Louis) 80: 646

Pernkopf E (1952) Topographische Anatomie des Menschen. Urban & Schwarzenberg

Prendes JL, McKinney W, Buonanno FS, Jones AM (1980) Anatomic variations of the carotid bifurcation affecting Doppler scan interpretation. J Clin Ultrasound 8: 147—150

Raghavendra BN, Harii SC, Reede DL, Rumaneik WM, Persky M, Bergeron RT (1987) Sonographic anatomy of the larynx. With particular reference to the vocal cords. J Ultrasound Med 6: 225—230

Reede DL, Whelan MA, Bergeron RT (1982) Computed tomography of the infrahyoid neck. Part I: Normal anatomy. Radiology 145: 389

Rouvier H (1938) Anatomy of the human lymphatic system, 1st edn. Edwards Brothers, Ann Arbor, Mich, pp 1—82

Stark DD, Moos AA, Gamsu G, Clark OH, Gooding WA, Webb WR (1984) Magentic resonance imaging of the neck. Part I: Normal anatomy. Radiology 150: 447—454

Wang CA (1976) The anatomic basis of parathyroid surgery. Ann Surg 183: 271

Zaunbauer W, Haertel M (1984) Die zervikale Kompartemente im Computertomogramm. Fortschr Röntgenstr 140: 151

8
Pathologie der vorderen und seitlichen Halsweichteile

N. Gritzmann

1 Benigne Raumforderungen

1.1 Cervicale Entzündungen

Aus therapeutischer Sicht ist es wichtig, zwischen einer Abszedierung und einer cervicalen Phlegmone zu differenzieren.

Als Ursache cervicaler Weichteilentzündungen kommen Anginen, Peritonsillarabszesse, dentogene Eiterungen, Parotididen, Lymphadenitiden und Entzündungen der Schilddrüse in Frage (Zaunbauer und Haertel 1981). Weiters werden auch intravenöse, cervicale Drogeninjektionen als Entzündungsursache angesehen (Mehar 1981). Phlegmonöse Entzündungen im Spatium suprasternale bleiben häufig auf dieses Kompartment beschränkt. Hingegen breiten sich Entzündungen im zentralen cervicalen Kompartment fakultativ auf das Mediastinum aus, da keine Fascie bzw. Bindegewebeschicht die Räume trennt (Zaunbauer und Haertel 1985).

Entzündungen im lateralen cervicalen Kompartment können zum Teil auch auf die Axilla übergreifen (Zaunbauer und Haertel 1985).

Die cervicale Phlegmone ist durch eine flächige, echoarme Strukturalteration der echoreichen bindegewebigen Strukturen gekennzeichnet. Typischerweise bewirkt die phlegmonöse Entzündung keinen umschriebenen raumfordernden Effekt. Die Abszedierung ist durch eine Höhlenbildung bzw. Liquifizierung charakterisiert, wobei bei einem reifen Abszeß zentrale cystische Areale zu erwarten sind. Zelldetritus bzw. Luft bewirken vergröberte, zum Teil grobschollige, harte Echokomplexe, insgesamt ein sehr inhomogenes Strukturmuster, welches auch soliden Charakter aufweisen kann (Abb. 1, 2). Fakultativ läßt sich auch Luft in der Abszedierung sonographisch nachweisen, diese erscheint sonomorphologisch als Echos hoher Amplitude mit einem sogenannten „schmutzigen Schallschatten (dirty shadow)", bedingt durch Wiederholungsartefakte, es kann auch eine kometenschweifartige Schallverstärkung auftreten.

Eine phlegmonöse Entzündung im lateralen cervicalen Kompartment muß sonographisch von einer Thrombophlebitis der V. jug. differenziert werden. Diese ist

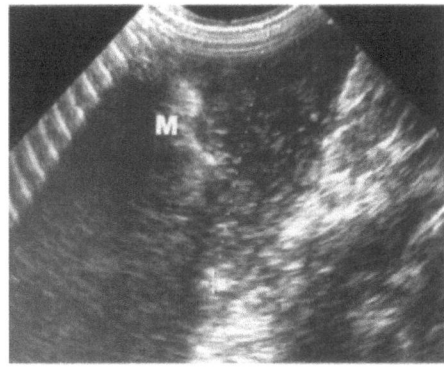

Abb. 1. Querschnitt linke Mandibula (*M*): Cystoide Raumforderung (+ +) der Mandibula direkt anliegend: Abszeß

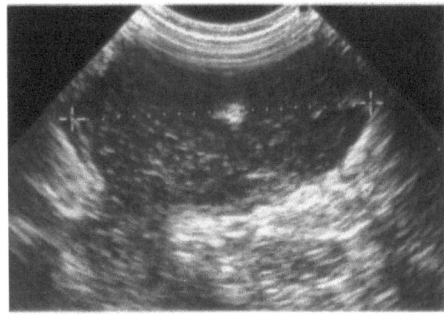

Abb. 2. St. p. myocutaner Pectoralislappen: Große, cystoide Raumforderung im Lappen (+ +): Abszeß

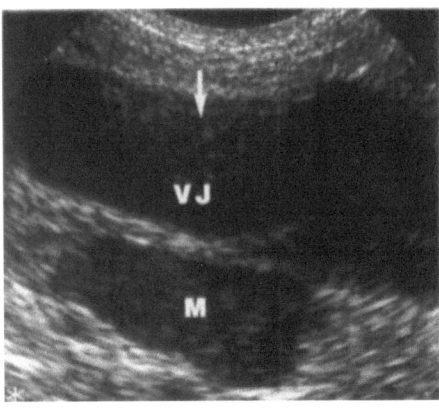

Abb. 3. Längsschnitt V. jugularis interna. Dilatierte V. jug. interna (*VJ*) mit diskreten soliden Binnenechos (↓): Beginnende Jugularisthrombose. Dorsal Lymphknotenmetastase (*M*)

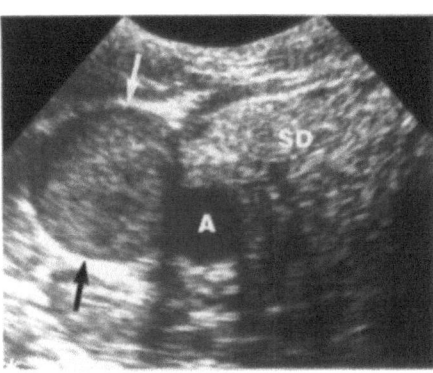

Abb. 4. Querschnitt rechtes großes Gefäßbündel, Schilddrüse (*SD*): Solide Binnenechos in dilatierter, nicht kompressibler V. jugularis interna (↑↓): Jugularisthrombose. *A* carotis communis. Klinisch Rötung und Schmerzen!

sonomorphologisch charakterisiert durch solide, intraluminale Strukturen mit zusätzlicher Verdickung der Venenwand (siehe Kapitel 10) (Abb. 3, 4).

Die sonographische Differenzierung eines Abszesses zur infizierten lateralen Halscyste ist häufig sehr schwierig. Bei typischer Lokalisation des Entzündungsprozesses im Bereich der cranialen Halshälfte, am Vorderrand des M. sternocleidomastoideus ist keine Differenzierung möglich.

Die Sonographie kann wertvolle Hinweise geben, den optimalen Zeitpunkt einer Inzision bzw. Drainage des cervicalen Abszesses zu wählen. Bei phlegmonösen Entzündungen wird üblicherweise lediglich eine antibiotische Therapie durchgeführt. Es sollten jedoch kurzfristige Kontrolluntersuchungen durchgeführt werden, um eventuelle Einschmelzungen so früh wie möglich aufzudecken.

Weiters lassen sich Thrombosen im Jugularisbereich bestätigen bzw. ausschließen.

1.2 Laterale Halscyste (branchiogene Cyste, Kiemengangcyste)

Laterale Halscysten werden zumeist zwischen dem 15. und 35. Lebensjahr symptomatisch. Das männliche Geschlecht ist etwas häufiger betroffen (Mann 1984).

Histologisch kann zwischen den häufiger auftretenden ektodermalen äußeren Kiemengangcysten, die mit Plattenepithel ausgekleidet sind, differenziert werden und den entodermalen inneren Kiemangangcysten, die mit Flimmerepithel ausgekleidet sind (Zaunbauer und Haertel 1985). Die laterale Halscyste bzw. die laterale Halsfistel entwickelt sich aus den Resten des Sinus cervicalis, d. h. dem Ductus cervicalis und der Vesicula cervicalis zumeist im Bereich des 2. Kiemenbogens (Mancuso und Hanafee 1985, Zaunbauer und Haertel 1983). Halscysten des 1. Kiemenbogens sind selten. Diese können mit Anomalien des äußeren Gehörganges einhergehen (Batsakis 1971, Zaunbauer und Haertel 1983). Besteht ein Defekt der Fimbria branchialis, so kann sich ein Cystenstiel bilden, der den Verlauf des 2. Kiemenbogens einnimmt und zwischen A. carotis interna und externa bis an den Pharynx reicht (Stark 1975, Batsakis 1979, Koch 1982, Mancuso und Hanafee 1985). Laterale Halscysten sind zu 87% oberhalb der Zungenbeinebene lokalisiert (Mann 1984). Meist sind sie unter der Fascia cervicalis superficialis gelegen, am vorderen Rand des M. sternocleidomastoideus. Vorwiegend ist das obere bzw. mittlere Halsdrittel betroffen. Ein häufigeres Vorkommen auf der linken Seite gilt als typisch. Ein bilaterales Vorkommen hingegen ist selten (Paley 1970, Riedler und Hölzl 1974, Gould et al. 1977, Koch 1983, Zaunbauer und Haertel 1983). Wird eine Punktion durchgeführt, läßt sich im nichtinfizierten Zustand sterile, farblose Flüssigkeit gewinnen, im infizierten Zustand kann auch Eiter aspiriert werden. Bei der Punktion sollte streng darauf geachtet werden, daß keine komplette Aspiration der Flüssigkeit erfolgt, da kollabierte Cysten intraoperativ nur sehr schwierig zu entdecken sind. Die Therapie der Wahl ist die komplette Ausräumung. Bei inkompletter Operation können Rezidive entstehen. Gefürchtet ist die maligne Entartung einer lateralen Halscyste, diese ist jedoch selten (Batsakis 1979) (Abb. 10). Laterale Halscysten werden häufig infolge von Entzündungen klinisch symptomatisch. Sie können jedoch auch als indolente, intermittierende oder kontinuierlich zunehmende Schwellung imponieren. Bei Veränderungserscheinungen können sie zu Schluck- oder Atembeschwerden führen.

Die Sonomorphologie der lateralen Halscysten ist unterschiedlich. Einerseits werden rein cystische Formen beschrieben, d. h. echofreie Raumforderungen mit dorsaler Schallverstärkung (Abb. 5). Andererseits beschreiben Hajek et al. (1986) jedoch auch eine frequenzabhängige Echostruktur der lateralen Halscyste, wobei sie unter Verwendung von 3-MHz-Transducer das typische cystische Bild nachweisen konnten (Abb. 6 a). Bei 5 MHz zeigte sich ein semisolides Bild (Abb. 6 b) und bei 7,5 bzw.

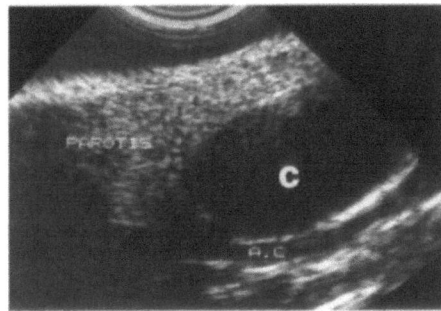

Abb. 5. Längsschnitt rechte Glandula parotis: Cystische Raumforderung (C) caudal die Glandula parotis imprimierend: Laterale Halscyste des 1. Kiemenbogens

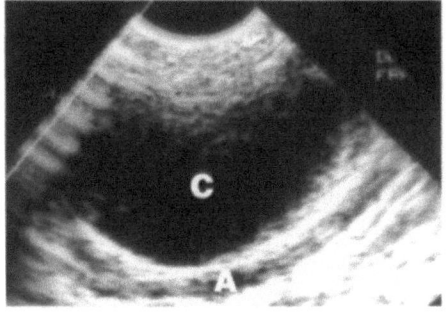

 Abb. 6A. Längsschnitt A. carotis externa (*A*) 3 MHz: Glatt begrenzte cystische Raumforderung ventral des Gefäßes. *C* Cyste

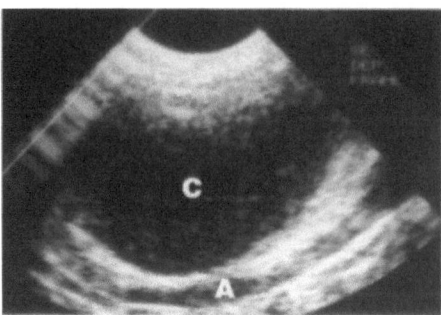

 Abb. 6B. Gleicher Patient wie Abb. 6A mit 5 MHz: Semisolide Raumforderung. *A* Carotis externa, *C* Cyste

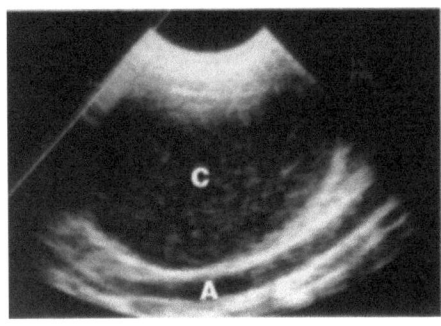

 Abb. 6C. Gleicher Patient wie Abb. 6A, B mit 7,5 MHz: Homogen feindispers strukturierte „solide" Raumforderung. *C* Typische Sonomorphologie einer lateralen Halscyste, *A* carotis externa

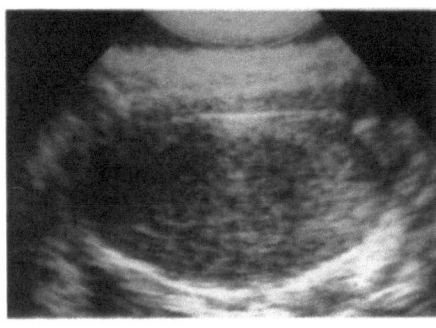

 Abb. 7. Längsschnitt Vorderrand des rechten M. sternocleidomastoideus: Homogene „solide" Raumforderung mit glatter Begrenzung und guter Kompressibilität: Laterale Halscyste

10 MHz zeigten die lateralen Halscysten eine typische, solide Echostruktur (Abb. 6c, 7). Sie führten das auf den Nachweis von Cholesterinpartikelchen im Cysteninhalt zurück, die durch das zunehmende Auflösungsvermögen der hochfrequenten Schallköpfe solide imponierten.

Zanella et al. (1986) beschreiben ebenfalls sowohl cystische als auch „solide" bzw. komplexe Formen der lateralen Halscyste. Mittels der sonogr. kontrollierten Stoßpalpation kann das Flottieren beweglicher Binnenechos sichtbar gemacht werden. Bei Entzündungen kann die laterale Halscyste auch dickwandig mit unregelmäßigen Wänden imponieren. In diesen Fällen ist eine sonographische Differenzierung zum tiefen cervicalen Abszeß schwierig bzw. unmöglich.

Die computertomographisch zum Teil mögliche Darstellung des Cystenstiels, die als pathognomonisch für eine laterale Halscyste gesehen werden kann (Zaunbauer und Haertel 1985), kann sonographisch nur selten nachgewiesen werden.

Weitere sonographische Differentialdiagnosen sind das cystische Hygrom, welches häufig Septierungen aufweist und bevorzugt bis zum 2. Lebensjahr auftritt und oft dorsal des M. sternocleidomastoideus nachzuweisen ist. Weiters das cystisch degenerierte Schwanom, welches zumeist im lateralen bzw. posterioren cervicalen Kompartment zu finden ist. Das Epidermoid ist vom sonomorphologischen Bild gegebenenfalls mit einer infizierten lateralen Halscyste zu verwechseln, wobei das blande klinische Bild jedoch eine Differenzierung zulassen sollte. Eine zentral eingeschmolzene Metastase sollte ebenfalls anhand der Klinik von einer infizierten lateralen Halscyste zu differenzieren sein.

Laterale Halsfisteln sind günstiger mit Fistulo- bzw. Sinogrammen darzustellen (Harnsberger et al. 1984, Riedler und Hoelzl 1979, Koch 1982, Zaunbauer und Haertel 1985). Manchmal läßt sich der Fistelgang allerdings auch sonographisch darstellen (Abb. 8, 9).

1.3 Mediane Halscyste

Die mediane Halscyste entsteht aus Resten eines persistierenden Ductus thyreoglossus. Die Lokalisation kann vom Zungengrund bis zur Schilddrüse reichen. 95% sind

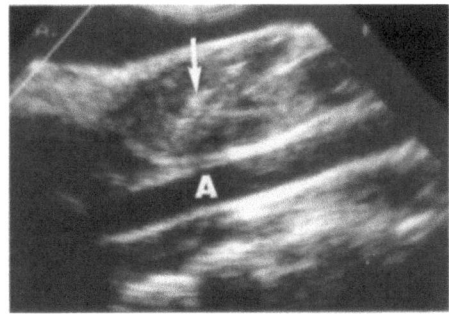

Abb. 8. Längsschnitt linke A. carotis comm. (*A*): Subcutane, in die Tiefe reichende, echoarme Strukturalteration, mit zentral echoreichen bandförmigen Strukturen (↓) (Luft) am Vorderrand des M. sternocleidomastoideus: Laterale Halsfistel

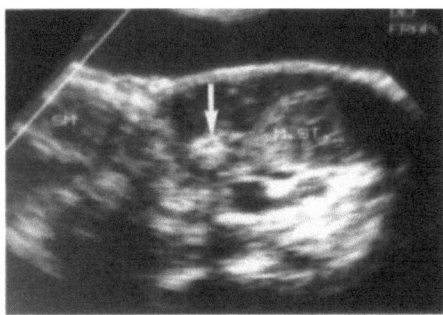

Abb. 9. Querschnitt caudal des linken Kieferwinkels: Echoarme Infiltration ventral des M. sternocleidomastoideus (M. ST.) mit Lufteinschlüssen (↓): Laterale Halsfistel. *SM* Glandula submandibularis

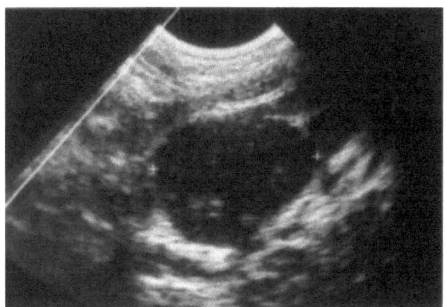

Abb. 10. Längsschnitt rechtes Carotisdreieck: Solide, rundliche Raumforderung. Histologisch: branchiogenes Carcinom

allerdings unter dem Zungenbein lokalisiert (Mann 1984). Der Ductus thyreoglossus
sollte in der 8. Woche obliterieren. Es kann jedoch bei Persistenz zu einem Sekretstau
zwischen Foramen caecum und Isthmus der Schilddrüse kommen. Infrahyoidale
mediane Halscysten können auch paramedian gelegen sein. Prinzipiell kann eine
mediane Halscyste in jedem Alter symptomatisch werden. Eine Häufung zeigt sich
zwischen dem 2. Lebensjahr und dem 40. Lebensjahr (Rieder und Hoelzel 1974,
Zaunbauer und Haertel 1985). Männer sind häufiger betroffen. Infekte der medianen
Halscyste sind relativ häufig, weiters können mediane Halscysten nach außen perforie-
ren und eine Fistel bilden.

Falls ein Kontakt der medianen Halscyste zum Zungenbein besteht, sollte auch eine
Teilresektion des Zungenbeins erfolgen, da sonst die Rezidivhäufigkeit wesentlich
größer ist.

Sonographisch sind blande mediane Halscysten zumeist echofreie runde, glatt begrenzte Raumforderungen mit dorsaler Schallverstärkung (Abb. 11, 12). Differentialdiagnostisch muß an eine flüssigkeitsgefüllte, extralaryngeal reichende Laryngocele gedacht
werden (Abb. 13). Wie auch bei der inflammierten, lateralen Halscyste können im
infizierten Zustand solide, echoreiche Binnenstrukturen nachweisbar sein (Abb. 14).
Die sonographischen Differentialdiagnosen sind ähnlich denen der lateralen Halscyste, wobei aufgrund der medialen Lage die Abszedierung weniger wahrscheinlich ist.
Als weitere Differentialdiagnose muß auch an die seltene Bursitis praehyoidea gedacht
werden (Zaunbauer und Haertel 1985).

1.4 Dysodontogenetische Cysten

Hierbei können histologisch 3 Formen differenziert werden: Das *Epidermoid*, das von
einer Kapsel umgeben ist, einen cystischen Inhalt aufweist und keine Hautanhanggebilde enthält, es kann im Wangenbereich, in der Zunge oder im Halsbereich lokalisiert
sein (Mann 1984).

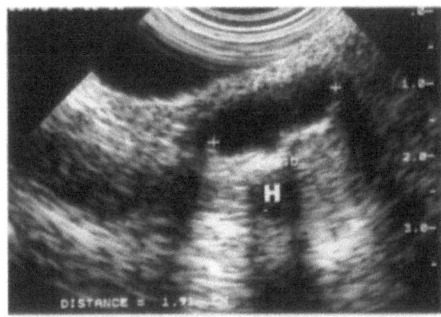

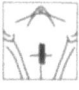

Abb. 11. Medianer Längsschnitt in der
Hyoidregion: 19 mm große, cystische Raumforderung über dem Hyoid: Mediane Halscyste. *H* Schallschatten des Hyoids

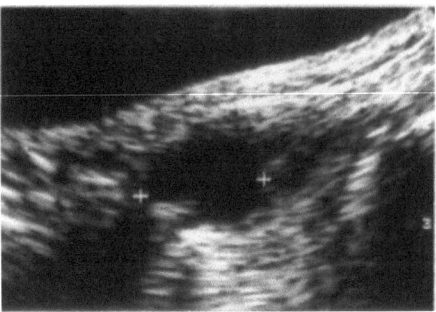

Abb. 12. Längsschnitt praeepiglottischer
Raum median: 13 mm große, cystische
Raumforderung (+ +) im Bereich der Sub-
cutis: mediane Halscyste

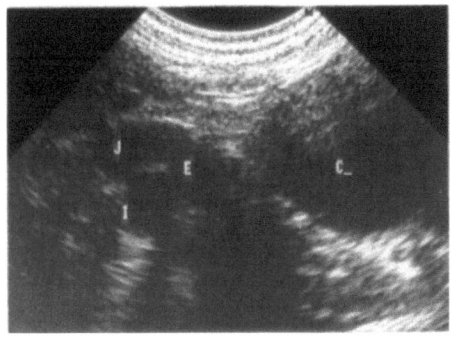

Abb. 13. Querschnitt rechts paralaryngeal: Cyste (C) rechts paralaryngeal. Extralaryngeal reichende Laryngocele. *I* A. carotis interna, *E* A. carotis externa, *J* V. jugularis interna

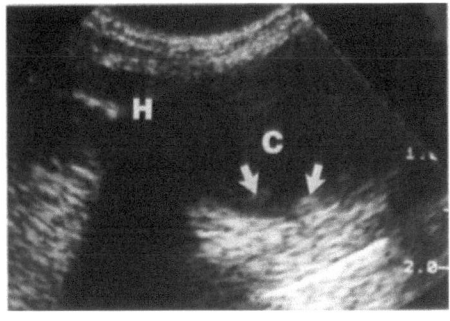

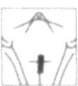

Abb. 14. Längsschnitt praeepiglottischer Raum: Cystische Raumforderung (C) caudal des Hyoids (H), mit unregelmäßiger solider Wand. Histologisch: Mediane Halscyste mit chronischer Entzündung

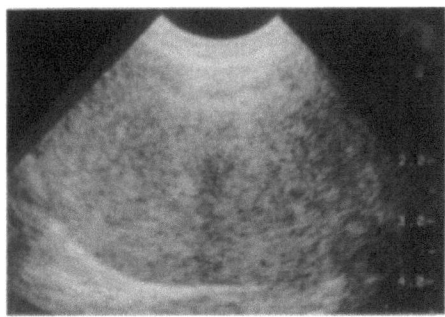

Abb. 15. Längsschnitt mediane Regio colli anterior: Solide, sehr echoreiche homogene Raumforderung mit glatter Begrenzung. Histologisch: Dermoid

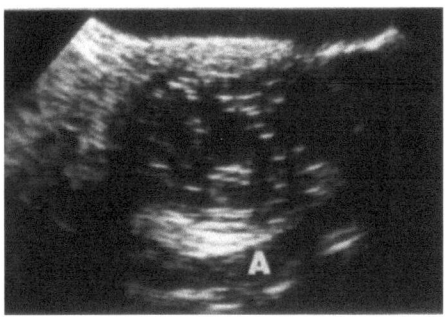

Abb. 16. Längsschnitt A. carotis externa (A): Cystoide Raumforderung mit zahlreichen grobscholligen harten Echokomplexen ohne Schallschatten: Dermoid

Dermoide sind vorwiegend in der Mittellinie in Höhe des Hyoids lokalisiert (Hunter et al. 1983). Sie entstehen als epidermaler Einschluß bei Fusion der Kiemenbögen und weisen neben Hautanhanggebilden, wie´Talg, Schweißdrüsen, Haare und Follikel, auch einen käsigen Inhalt auf. Die Sonomorphologie umfaßt sehr echoreiche Binnenstrukturen, wobei jedoch auch cystische Areale vorkommen können (Abb. 15, 16). Falls Verkalkungen im Dermoid nachweisbar sind, zeigen sich harte Echokomplexe mit dorsalem Schallschatten.

Als weitere Form ist das *Teratom* abzugrenzen, wobei das Teratom intratumoröse Strukturen aller drei Keimblätter aufweist. Die Morphologie der Tumoren ist sehr unterschiedlich, ebenso das sonographische Bild. Üblicherweise sind die Teratome schon bei der Geburt klinisch manifest und können bei entsprechender Größe schon in utero sonographisch nachgewiesen werden. In seltenen Fällen werden auch innerhalb der Zunge Teratome nachgewiesen, wobei Mann (1984) einen Fall eines echoreichen Zungentumors beschreibt.

1.5 Cystisches Lymphangiom (Hygrom)

Das cystische Lymphangiom geht vom tiefen cervicalen Lymphsystem aus (Silverman et al. 1983 a, b, Som und Biller 1984, Zaunbauer und Haertel 1985). In der Regel ist es ein vielkammriger Tumor, welcher kapilläre Anteile bzw. cavernöse Tumoranteile aufweisen kann. In 80 bis 90% sind Kinder bis zum 2. Lebensjahr betroffen (Mancuso und Hanafee 1985). Das cystische Lymphangiom ist typischerweise dorsal des M. sternocleidomastoideus im lateralen cervicalen Kompartment lokalisiert (Zaunbauer und Haertel 1983). Die Raumforderung wird jedoch auch im parapharyngealen Raum und selten im Bereich des Mundbodens bzw. im Nacken gefunden. Als extracervicale Lymphangiomlokalisation werden Axilla, Mediastinum, Leber, Milz, Niere, Skelett und Colon beschrieben (Zaunbauer und Haertel 1985).

Klinisch imponiert das cystische Lymphangiom als uni- oder multilokuläre, elastische, indolente Raumforderung, welche typischerweise an Größe wechselt (Mann 1984, Zaunbauer und Haertel 1983). Mancuso beschreibt das in Zunge und Lippen häufige Vorkommen eines eher angiomatös ausgebildeten Typs des Lymphangioms. Die lateralen Halsweichteile weisen häufiger größere cavernöse Cysten auf, diese sollen auch besser operativ therapeutisierbar sein (Mancuso und Hanafee 1985).

Sonographisch imponiert das cystische Lymphangiom entweder unilokulär oder multicystisch (Abb. 17), wobei ein flächenhaftes Ausbreitungsmuster von kleinen cystoiden Raumforderungen nachgewiesen werden kann. Real-time-sonographisch gilt die gute Kompressibilität als typisch. Beim multicystischen Typ ist vom sonomorphologischen Bild differentialdiagnostisch lediglich ein tiefes Haemangiom in Erwägung zu ziehen. Beim unicystischen, unilokulären Typ ist, insbesondere bei appositioneller Infektion, auch an eine Abszedierung zu denken. Große Hygrome können häufig schon intrauterin sonographisch nachgewiesen werden (Rahmanni et al. 1986).

Therapeutisch sollte lediglich dann eine Operation durchgeführt werden, wenn kompressionsbedingte Nervenausfälle bestehen (Som und Biller 1984) bzw. Verdrängungserscheinungen der oberen Atemwege bestehen. Bei kosmetisch sehr störenden Lymphangiomen ist ebenfalls an eine operative Sanierung zu denken (Mancuso und Hanafee 1985).

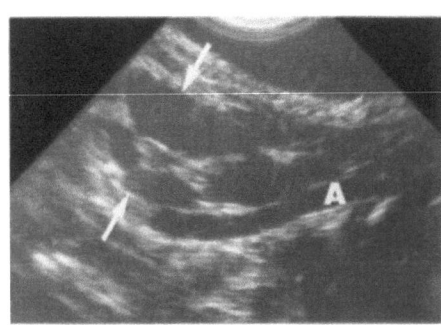

Abb. 17. Längsschnitt A. carotis externa (*A*): Multicystische Raumforderung (↑↓) ventral d. A.C.E. Cystisches Lymphangiom

1.6 Haemangiom

Bei Haemangiomen muß zwischen kapillärem Typ, cavernösem und gemischtem Typ unterschieden werden. 63% der Haemangiome sind cutan gelegen, 15% subcutan und 22% in verschiedenen Schichten der lateralen Halsweichteile (Mann 1984). Haemangiome treten zumeist im Bereich des Gesichts bzw. des Halses auf. Typisch für das Haemangiom ist, wie auch für das cystische Lymphangiom, die Größenänderung bei Palpation bzw. Kompression.

Sonographisch zeigen sich cystoide, scharf begrenzte Hohlräume, die bei Muskelkompression bzw. Kompression mit dem Transducer exprimiert werden können.

Im Haemangiom kann, bei Flußgeschwindigkeiten über 3 cm pro Sekunde, mit einem gepulsten Dopplersystem der Blutfluß mittels Dopplerfrequenzspektralanalyse dargestellt werden, wobei die vasculäre Ursache der Raumforderung bewiesen werden kann.

1.7 Paragangliom

Glomus-caroticum-Tumoren sind nichtchromaffine Paragangliome, die aus den Chemorezeptoren im Bereich des Glomus caroticum entstehen. Weitere Ausgangspunkte nichtchromaffiner Paragangliome sind Glomus jugulare, Glomus aorticum und Glomera des N. vagus.

Glomustumoren kommen bei Bewohnern in großen Höhen häufiger vor. Weiters wurde ein familiär gehäuftes Vorkommen von Glomustumoren beschrieben, wobei in bis zu 32% ein bilaterales Vorkommen nachweisbar war (Wilson 1970). Glomustumoren sind in typischer Weise hypervascularisiert, wobei die Versorung vorwiegend aus den Ästen der A. carotis externa stammt. Glomus-caroticum-Tumoren können zu einer Verdrängung der A. carotis interna und externa führen, sie können aber auch die großen cervicalen Arterien umwachsen. Zumeist handelt es sich um benigne Formen, eine sichere histologische Differenzierung der selten vorkommenden malignen Formen ist nicht möglich. Bei Fernmetastasen und regionären Lymphknotenmetastasen gilt die Malignität als gesichert.

Lewis et al. (1980) konnten mittels Continous-wave-Doppler-Sonographie einen intratumorösen Flow in einem Glomus-caroticum-Tumor nachweisen. Gritzmann et al. (1987) wiesen mittels gepulster Dopplersonographie ebenfalls einen intratumorösen Flow nach (Abb. 18 A, B). Es konnte mittels standardisierter Duplexsonographie zwischen hypervaskularisierten Glomustumoren und hypovaskulären Lymphknotenmetastasen differenziert werden. Falls praeoperativ eine genaue Darstellung der tumorversorgenden Arterien zur Operationsplanung notwendig ist, sollte jedoch eine Angiographie durchgeführt werden (Abb. 18 C). Die Sonomorphologie der Glomuscaroticum-Tumoren umfaßt zum Teil echoreiche, zum Teil echoarme Raumforderungen, diese sind vom B-Bild her nicht sicher von vergrößerten cervicalen Lymphknoten differenzierbar (Abb. 19, 20), mittels standardisierter gepulster Dopplersonographie ist jedoch durch den Nachweis eines intratumorösen Blutflusses eine Unterscheidung möglich (Gritzmann et al. 1987). Auch Rezidive lassen sich sonographisch einfach nachweisen.

Glomus-jugulare-Tumoren sind sonographisch nicht oder nur unzureichend abgrenzbar. Bei diesen Tumoren sollte primär die CT eingesetzt werden (Abb. 21).

1.8 Neurinom

Histologisch wird zwischen Antony-A-Gewebe mit einer kompakten Anordnung der proliferierenden, lipidhaltigen Schwannschen Zellen differenziert und Antony-B-Gewebe

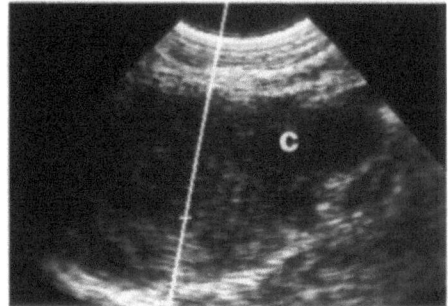

Abb. 18 A. Längsschnitt A. carotis interna (*C*): Echoarme Raumforderung, mit eingeblendetem Dopplerzielstrahl: Glomus-caroticum-Tumor

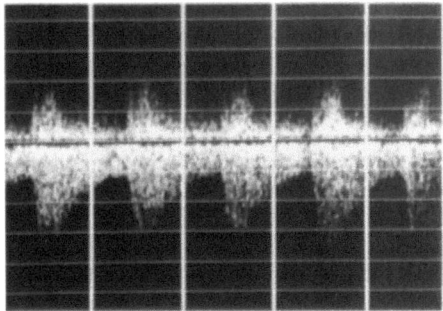

Abb. 18 B. Gleicher Patient wie Abb. 18 A: Dopplerfrequenzspektrum: Arterio-venöser Fluß: hypervascularisierter Glomus-caroticum-Tumor

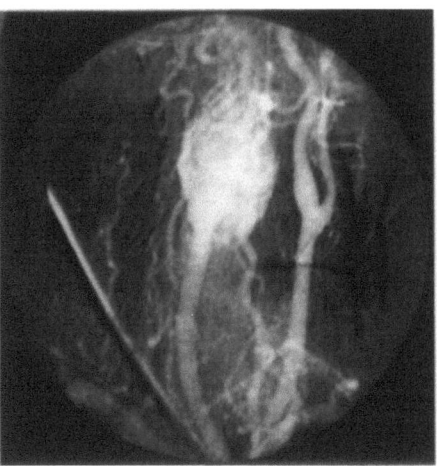

Abb. 18 C. I.v. DSA der Aa. carotides: Hypervascularisierte Raumforderung im Bereich der rechten Carotisbifurcation: Glomus-caroticum-Tumor

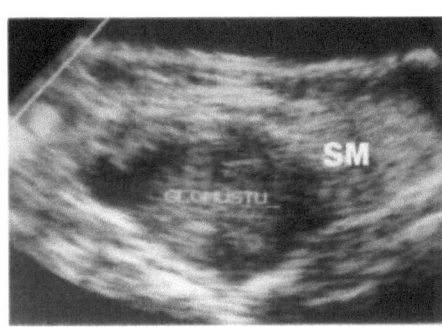

Abb. 19. Querschnitt rechter Kieferwinkel: Echoarme Raumforderung, direkt an die Glandula submandibularis (*SM*) grenzend. Glomus-caroticum-Tumor

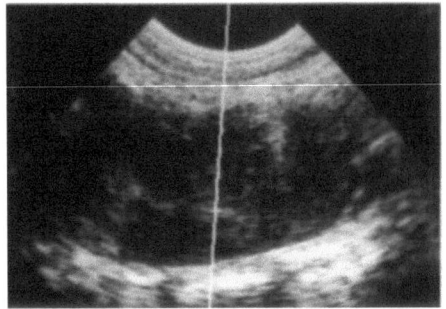

Abb. 20. Längsschnitt echoarme Raumforderung zwischen A. carotis interna und externa. Dopplerzielstrahl eingeblendet: Glomus-caroticum-Tumor

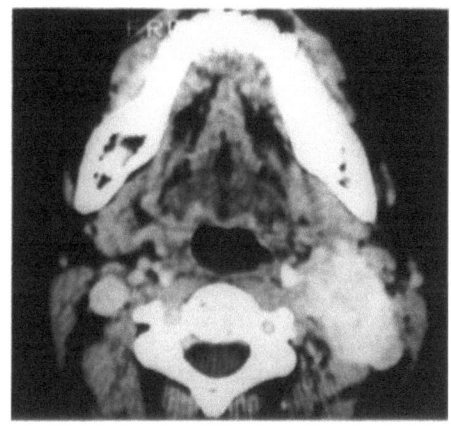

Abb. 21. CT-Schicht in Höhe Carotisbifurcation. Hypervaskularisierte Raumforderung im Bereich des Gefäßbündels: Glomus-caroticum-Tumor

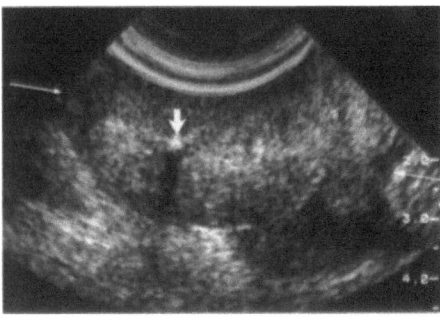

Abb. 22. Längsschnitt rechte caudale Accessoriusregion. Polygonale solide Raumforderung (→←) mit zentraler Verkalkung (⬇): großer neurogener Tumor

mit zellärmerem mucinösem, lockerem Stroma (Kumar et al. 1983). Degenerationen mit cystoidem bzw. cystischem Aspekt sind nicht selten. Neurinome können solitär oder multipel auftreten. Beim multiplen Auftreten von Neurinomen ist an einen M. Recklinghausen zu denken (Zanella et al. 1984).

Je nach histologischer Komponente können sonographisch echoreiche bzw. gemischte, bei cystischer Degeneration auch zentral echoarme Raumforderungen nachgewiesen werden. Die cystische Degeneration ist als Folge einer zentralen Nekrose vorwiegend bei großen Tumoren zu beobachten (Zaunbauer und Haertel 1985). Fakultativ sind Verkalkungen nachweisbar (Abb. 22). Neben dem Neurinom können histologisch auch Neurofibrome differenziert werden. Eine typische sanduhrförmige Konfiguration im Bereich des Foramen intervertebrale gilt als typisch. Sonographisch können häufig lediglich die lateralen Anteile des Neurofibroms dargestellt werden. Ein Einblick in das Foramen intervertebrale ist zumeist nicht möglich. Auch die malignen neurogenen Tumoren, wie das maligne Neurofibrom bzw. das Neuroblastoma sympaticum, sind sonographisch infolge des häufigen raschen lokalen Wachstums und der Wirbelsäulen-arrosion nur unzureichend untersuchbar, hier erweist sich die Computertomographie als überlegen.

1.9 Lipom

Lipome sind vorwiegend posterior-cervical im Nacken lokalisiert (Reede et al. 1982, Zaunbauer und Haertel 1985, Scherl et al. 1986). Die meisten Lipome sind über dem Platysma gelegen und die Diagnose bedarf im allgemeinen keiner Bildgebung. Palpatorisch ist eine teigig weiche Konsistenz des Lipoms typisch. Bei tiefer gelegenen

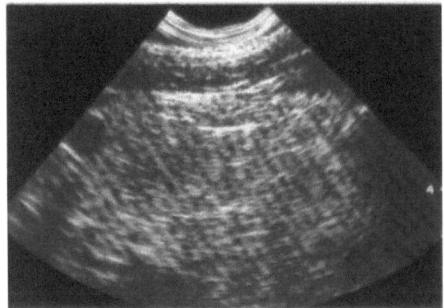

Abb. 23 A. Echoreiche Raumforderung unter dem M. sternocleidomastoideus: Lipom

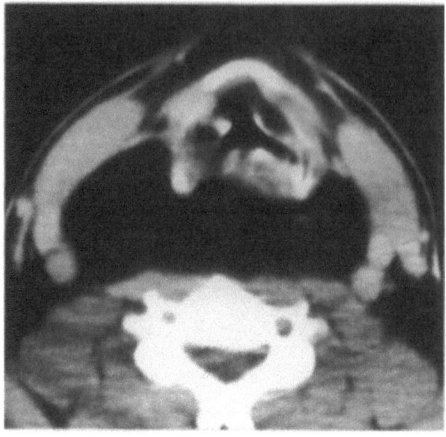

Abb. 23 B. Gleicher Patient wie Abb. 23 A. CT-Schicht in Höhe des Larynx: Große retrolaryngeale Raumförderung mit Dichtewerten von —68 HU: Retrolaryngeales Lipom

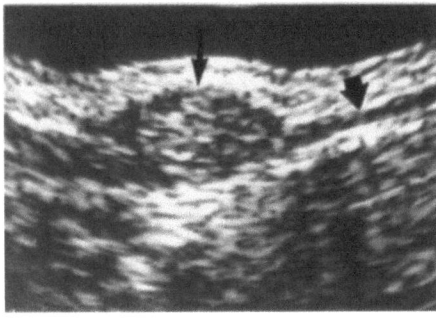

Abb. 24. Längsschnitt Submentalregion: Spindelige, gefiederte Raumforderung (⬇) dem Platysma (⬇) direkt aufsitzend: Lipom

Lipomen können klinisch durchaus differentialdiagnostische Schwierigkeiten auftreten.

Sonographisch imponiert das Lipom häufig als im Vergleich zur Muskulatur echoreiche, von regelmäßigen longitudinalen echoreichen Strukturen durchsetzte Raumforderung, die infolge der echoreichen Züge eine Art gefiedertes Aussehen aufweist. Die Echogenität von Lipomen ist im wesentlichen vom Fett-Bindegewebe-Verhältnis abhängig. Je größer der Bindegewebsanteil, desto echoreicher imponiert das Lipom (Abb. 23A, 24). Im Vergleich zur Muskulatur ist das typische Lipom echoreicher. In manchen Fällen können sonographisch differentialdiagnostische Schwierigkeiten zu einer ektopen Struma entstehen. Die gute Kompressibilität ist typisch. Intermuskuläre Lipome sind unscharf begrenzt und weisen ein fingerförmiges infiltrierendes Wachstum auf und werden dadurch mit malignen Tumoren verwechselt.

Sonographisch ist bei typischer Sonomorphologie zwar ein fetthaltiger Tumor zu vermuten, die sichere Diagnose, wie dies mittels CT oder MRT möglich ist, kann jedoch zumeist nicht erfolgen (Abb. 23B).

1.9.1 Lipomatose

Die Lipomatose zeigt im Gegensatz zum Lipom keine Kapsel. Die benigne symmetrische Lipomatose (Madelungscher Fetthals), die vorwiegend bei Männern auftritt, ist häufig mit Alkoholismus und Hepatopathie vergesellschaftet (Jaske et al. 1980). Die CT ermöglicht die exakte Bestimmung der Tiefeninfiltration, wobei zum Teil ein unscharfes, infiltrierendes Wachstum zu beobachten ist. Die Infiltrationstiefenbestimmung der Lipomatose sollte vor Fettabsaugungen durchgeführt werden, um die großen cervicalen Gefäße zu lokalisieren und Blutungskomplikationen zu vermeiden. Die Sonographie ermöglicht ebenfalls die Darstellung des fetthaltigen Gewebes. Die Abgrenzung gegenüber der ebenfalls gefiedert strukturierten Muskulatur, ist jedoch deutlich schwieriger. Zudem ist das CT-Bild wesentlich übersichtlicher und leichter für den nichtuntersuchenden, zuweisenden Arzt verständlich. Die im Rahmen der perkutanen Fettabsaugung bedeutsame Lokalisation der großen cervicalen Gefäße kann jedoch auch sonographisch erfolgen.

1.10 Lymphadenitis

Die akute cervicale Lymphadenitis ist die häufigste Ursache einer schmerzhaften cervicalen Schwellung. Unserer Meinung nach ist die akute Lymphadenitis keine Indikation zur Sonographie, da gegenüber dem klinischen Befund keine therapeutisch relevanten Zusatzbefunde bzw. Differenzierungsmöglichkeiten zu erwarten sind (Bruneton 1987) (Abb. 33).

Entzündlich vergrößerte Lymphknoten sind sonographisch echoarme Raumforderungen. Bei Einschmelzung können cystoide Areale nachgewiesen werden.

Bei der chronischen Tuberkulose (Skrofulose) sind häufig in den vergrößerten Lymphknoten Calcifikationen nachweisbar, die jedoch nicht als pathognomonisch für diese Erkrankung anzusehen sind. Zum Teil sind sehr heterogen strukturierte Lymphknoten mit echoreichen und echoarmen Anteilen nachweisbar. Aus klinischer Sicht ist lediglich die Differenzierung zwischen einem vergrößerten Lymphknoten bzw. einer lateralen Halscyste entscheidend. Zumeist ist diese Differentialdiagnose sonographisch möglich, bei inflammierten lateralen Halscysten kann jedoch manchmal die Unterscheidung zu einem entzündlich bzw. tumorös vergrößerten Lymphknoten sonographisch nicht möglich sein.

1.11 Vaskuläre Raumforderungen

1.11.1 Arteriovenöse Fistel

Arteriovenöse Fisteln können angeboren sein. Erworbene arteriovenöse Fisteln sind häufig traumatischer Genese. Sonographisch zeigen sich tubuläre, gewundene Strukturen. Dopplersonographisch läßt sich ein typischer Fluß nachweisen (Abb. 25 A, B).

1.11.2 Aneurysma

Siehe auch Kapitel 9.

Pulsierende Schwellungen im seitlichen Halsbereich sind zumeist durch ein Kinking der großen Halsarterien bedingt. Die Sonographie ermöglicht die sichere Diagnose eines Carotisaneurysmas.

1.12 Ektope Struma

Versprengte Schilddrüsenreste sind histologisch häufig im Bereich des Ductus thyreoglossus nachweisbar. Eine ektope Struma entsteht jedoch nur relativ selten. Die

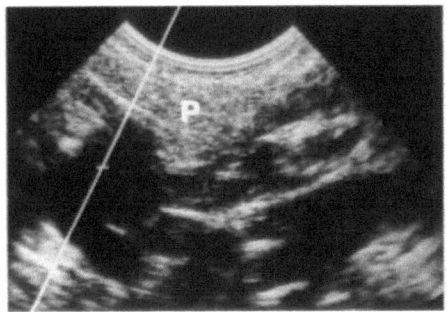

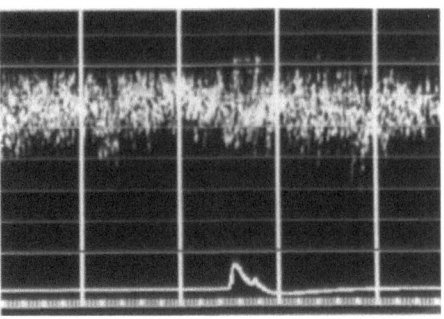

Abb. 25 A. Längsschnitt linke Glandula parotis (*P*): Multiple tubuläre echofreie Strukturen im Bereich der Ohrspeicheldrüse. Dopplerzielstrahl eingeblendet: Arteriovenöse Fistel

Abb. 25 B. Gleicher Patient wie Abb. 25 A. Dopplerfrequenzspektralanalyse: Typischer Flow in arteriovenöser Fistel

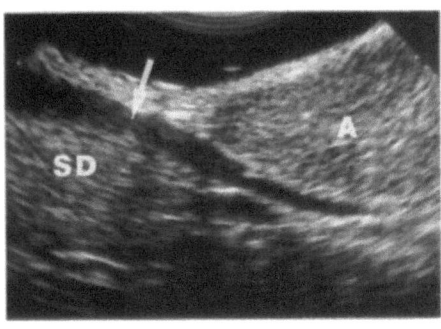

Abb. 26. Längsschnitt rechter Schilddrüsenlappen (*SD*): Echoreiche, homogene Raumforderung (*A*) über dem M. sternohyoideus (↓): Ektopes Schilddrüsenadenom

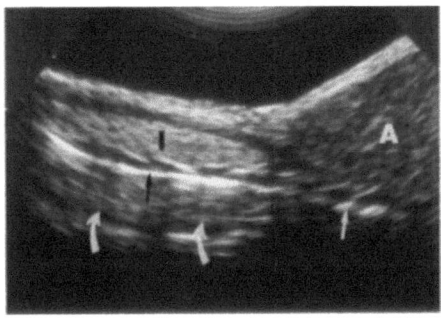

Abb. 27. Längsschnitt im Bereich des Isthmus thyreoidei (*I*): Große, etwas echoärmere, homogene Raumforderung ventral des M. sternohyoideus: Ektopes Schilddrüsenadenom. (↑↑) Trachea, ((()) Spiegelartefakt. *A* Adenom

Echodichte und Struktur ist zumeist ähnlich wie die der Schilddrüse. Im Gegensatz zur Szintigraphie ermöglicht die Sonographie jedoch keine spezifische Diagnose (Abb. 26, 27).

2 Maligne Raumforderungen

2.1 Lymphknotenmetastasen

Die Prognose der Patienten mit malignen Kopf-Hals-Tumoren wird wesentlich vom Lymphknotenstatus bestimmt (Fletcher 1980). Die Palpation kann den Lymphknotenbefall nur unzureichend klären. Die Häufigkeit der falsch-negativen Befunde wird

zwischen 15 und 66% angegeben (Ogura et al. 1971, Sako et al. 1964). In unserem
Krankengut lag sie bei 31% (Gritzmann et al. 1987).

Insbesonders sind im jugulo-digastrischen Bereich sowie unter dem M. sternocleidomastoideus vergrößerte Lymphknoten palpatorisch schwer zu erfassen. Hierbei können
bis zu 20 mm große Lymphknoten dem tastenden Finger entgehen. Zudem kann
palpatorisch häufig nicht zwischen einem einzelnen vergrößerten und multiplen
konfluierenden Lymphknoten differenziert werden. Als Folge der Unzulänglichkeit
der Palpation wurden früh andere Techniken der cervicalen Lymphknotenmetastasendiagnostik erprobt. Die Angiographie hat sich nicht bewährt, da Lymphknotenmetastasen meist a- bzw. hypovasculär sind (Abb. 28). Die Lymphographie war aufgrund ihrer
Invasivität sowie unzureichenden Treffsicherheit nicht zielführend. Die Lympho-
szintigraphie zeigte eine zu geringe Sensitivität.

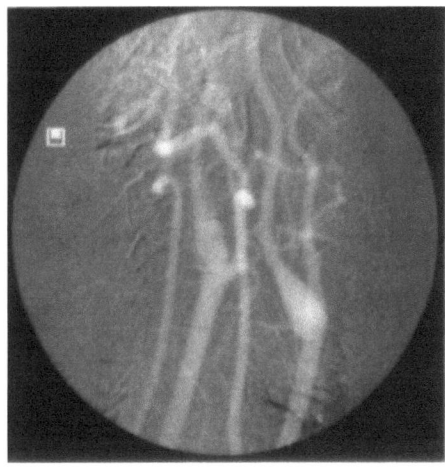

Abb. 28. I.v. DSA: Aortenbogenäste: konvex-bogige
Verlagerung der li. A. carotis interna. Mäßige Gefäß-
verlagerung infolge einer Lymphknotenmetastase

Die Computertomographie ist eine bewährte Methode in der Diagnostik cervicaler
Lymphknotenmetastasen (Mancuso et al. 1981). Die Sonographie ist derzeit das
sensitivste bildgebende Verfahren im cervicalen Lymphknotenstaging (Bruneton et al.
1984, Hajek et al. 1986, Gritzmann et al. 1987). Wie auch in anderen Bereichen
ermöglicht die Sonographie jedoch keine histologische Diagnose. Bei bekanntem
Primärtumor im Kopf-Hals-Bereich führen wie jedoch bei jedem Patienten ein sog.
cervicales Lymphknotenstaging durch, wobei wir folgende Malignitätskriterien anwenden.

2.1.1 Malignitätskriterien cervicaler Lymphknoten

2.1.1.1 Größe cervicaler Lymphknoten

Wir bestimmen sowohl Quer- als auch Längsdurchmesser von umschriebenen,
echoarmen cervicalen Raumforderungen. Als Grenzwert zwischen normal großen bzw.
reaktiven Lymphknoten und potentiell sekundär-blastomatös veränderten Lymphknoten werden 8 mm im Querdurchmesser angenommen (Bruneton et al. 1984, Gritzmann
et al. 1987). Im jugulo-digastrischen Bereich werden bis zu 10 mm im Querdurchmesser
toleriert, da der jugulo-digastrische Lymphknoten (Küttnerscher Knoten) größer als
die anderen cervicalen Lymphknoten ist, und am häufigsten reaktiv verändert ist.
Die Größe als Malignitätskriterium birgt jedoch zwei wichtige Fehlermöglichkeiten.

Einerseits können vergrößerte Lymphknoten lediglich durch reaktive Veränderungen im Sinne einer Sinushistiocytose bedingt sein, andererseits können sogenannte normal große Lymphknoten Mikrometastasen aufweisen (Gritzmann et al. 1987). Die gewählten Normwerte der Lymphknotengröße stellen jedoch einen Kompromiß zwischen ausreichender Sensitivität und Spezifität dar.

2.1.1.2 Infiltration

Die Infiltration in die umgebenden Organe ist sonographisch gekennzeichnet durch eine unscharfe, irreguläre Begrenzung. Zumeist kommen extranodale Tumorausbreitungen bzw. Kapselrupturen bei großen Lymphknotenmetastasen vor. Fakultativ kann jedoch auch eine unscharfe Begrenzung bei ausgeprägten Entzündungen darstellbar sein. Zumeist ist bei bekanntem Primärtumor und Fehlen einer entzündlichen Symptomatik bei einer unscharf begrenzten Raumforderung jedoch an eine Lymphknotenmetastase mit Kapselruptur zu denken (Abb. 29, 30). Eine Infiltration in die umgebende Muskulatur kann therapeutisch entscheidend sein, insbesondere wenn die Scalenusgruppe bzw. die praevertebrale Muskelgruppe betroffen ist. Bezüglich einer Infiltration in die Gefäßwände wird auf Kap. 2.1.1.7 verwiesen.

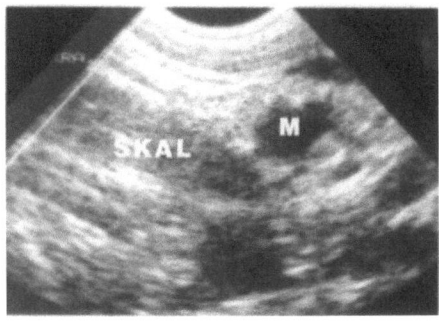
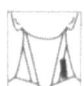

Abb. 29. St. p. cerv. Radiotherapie bei Mundbodencarcinom. Längsschnitt linke Scalenusgruppe: 10 mm große unscharf begrenzte, echoarme Raumforderung im Fett-/Bindegewebe ventral des M. Scalenus ant. (*SKAL*): Plattenepithelmetastasenrezidiv mit Kapselruptur. *M* Metastase

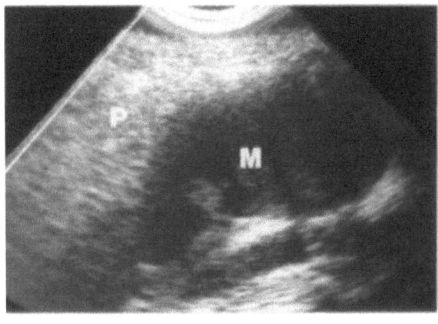

Abb. 30. Längsschnitt rechte Glandula parotis (*P*): Echoarme, zentral cystische Raumforderung (*M*), mit Infiltration des Lobus colli der Parotis: Nekrotische Lymphknotenmetastase

2.1.1.3 Lokalisation

Die Wahrscheinlichkeit, daß ein vergrößerter Lymphknoten sekundärblastomatös bedingt ist, ist unter anderem, auch lokalisationsabhängig, d. h. die Kenntnis des regionären Lymphabflusses der Primärtumorlokalisation muß dem Untersucher bekannt sein (siehe Kapitel 7). Beim unbehandelten Kopf-Hals-Malignom besteht zumeist primär eine Metastasierung in die regionären Lymphabflußwege. Ein Überspringen von Lymphknotengruppen ist bei Plattenepithelcarcinomen im Gegensatz zu verschiedenen Lymphomarten selten. Gekreuzte Metastasierungen, auf die kontralaterale Seite sind jedoch, insbesondere bei Zungentumoren sowie supraglottischen Larynxtumoren, keine Seltenheit. Zudem sollte das sonographische Lymphknotenstaging nicht allein auf die Gefäßscheide konzentriert werden, da z. B. beim Larynxkarzinom häufig primäre Lymphknotenmetastasen in der Accesoriusgruppe nachweisbar sein können.

2.1.1.4 Anzahl

Bei multiplen, sonographisch darstellbaren Lymphknoten besteht eine höhere Metastasierungswahrscheinlichkeit als bei solitär nachweisbarem Lymphknoten. Typischerweise sind Lymphknoten im Rahmen eines malignen Lymphoms konglomeratartig angeordnet. Bei Metastasen von Plattenepithelcarcinomen sind hingegen häufig multiple vergrößerte Lymphknoten nachweisbar, die jedoch nur geringe Tendenz haben, ein größeres Konglomerat zu bilden.

2.1.1.5 Echostruktur

Die Echostruktur ist ein unverläßliches Kriterium in der Differenzierung metastatischer und entzündlicher Lymphknoten. Bei indolenten Raumforderungen ist jedoch der Nachweis zentraler cystoider Areale im Sinne einer Tumornekrose zu werten, die histologisch bei Plattenepithelcarcinomen häufig nachweisbar ist (Abb. 31, 32). Plattenepithelcarcinommetastasen sind zumeist heterogen strukturiert, da sie stromareiche und epithelreiche Anteile aufweisen. Lymphknoten, die eine homogene, sehr echoarme Echostruktur aufweisen, sind eher entzündlich bzw. im Rahmen eines malignen Lymphoms bedingt.

Aufgrund der Echostruktur ist jedoch keine sichere Differenzierung zwischen entzündlichen und metastatisch befallenen Lymphknoten möglich.

Auch Calcifikationen können im Plattenepithelcarcinomen nachgewiesen werden, dies ist jedoch lediglich bei großen Lymphknotenmetastasen nachweisbar.

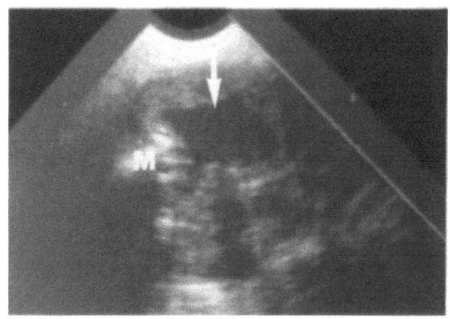

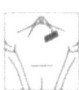

Abb. 31. Querschnitt linke Mandibula (*M*): Solide zentral nekrotische (↓) Raumforderung, den Unterkieferast (*M*) zum Teil umwachsend: Nekrotische Lymphknotenmetastase

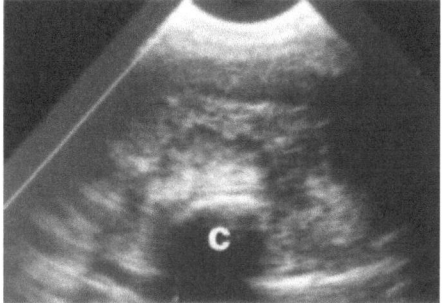

Abb. 32. Querschnitt rechte Clavicula: Solide, die Clavicula (*C*) umwachsende Raumforderung: Rezidiv einer Plattenepithelcarcinommetastase

2.1.1.6 Konfiguration

Reaktive cervicale Lymphknoten zeigen zumeist eine längliche, bzw. dattelförmige Konfiguration (Abb. 33). Die Längsachse ist entlang der Gefäßscheide bzw. entlang der Mundbodenmuskulatur ausgerichtet. Lymphknotenmetastasen hingegen sind zumeist rundlich konfiguriert.

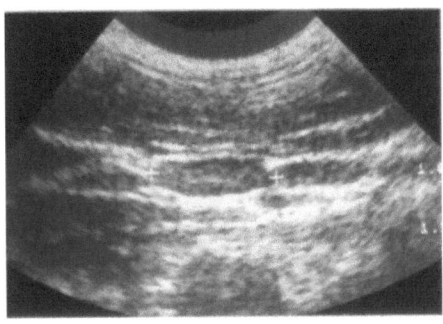

Abb. 33. Längsschnitt linker M. sternocleidomastoideus. Mehrere längliche bzw. oväläre cerv. Lymphknoten: reaktive Lymphknoten

2.1.1.7 Gefäßwandinfiltration

Eine Infiltration der Gefäßwand von A. carotis comm. und A. carotis int. ist von entscheidendem klinischen Interesse. Während bei Infiltration der Adventitia zumeist chirurgisch ein Abpräparieren der Metastase möglich ist, ist bei Infiltration in die Media eine Präparation nicht möglich. Beide Eingriffe sind jedoch als unradikal anzusehen. Als chirurgische Therapie der Wahl wird die Exstirpation des entsprechenden Gefäßes mit Bypassüberbrückung angesehen.

2.1.1.7.1 Verlust der echoreichen Gefäßwand

Zumeist besteht ein Impedanzunterschied zwischen einer Lymphknotenmetastase und der echoreichen Gefäßwand (Abb. 34). Bei Infiltration einer Lymphknotenmetastase in die arterielle Gefäßwand kommt es zum Verlust des Echoreichtums und die echoarme Strukturalteration kann bis ans Gefäßlumen reichen (Abb. 35, 36). Zur Beurteilung dieser Situation muß die Raumforderung jedoch in Bezug auf die Schallausbreitungsrichtung vor oder hinter das Gefäß gebracht werden. Die Tumorkontaktfläche und die Gefäßwand sollen senkrecht zur Schallausbreitungsrichtung eingestellt werden. Falls die Kontaktfläche zwischen Tumor und Gefäßwand parallel zur Schallausbreitungsrichtung liegt, ist aufgrund von Tangentialschatten und des schlechteren lateralen

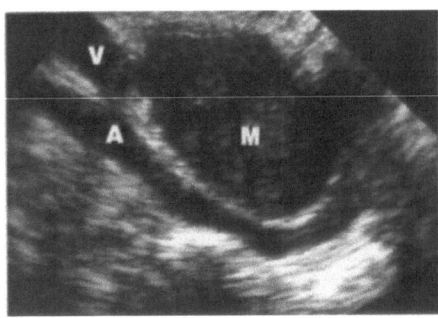

Abb. 34. Längsschnitt A. carotis externa (*A*): Große, echoarme Raumforderung (*M*). Die Gefäßwand erscheint intakt: Lymphknotenmetastase. *V* V. jugularis interna

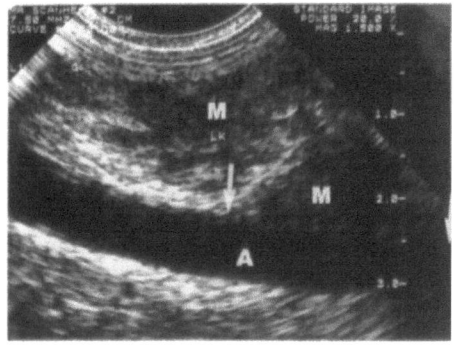

Abb. 35. Längsschnitt li. A. carotis comm.: 2 echoarme Raumforderungen (*M*): Cranial die Gefäßwand intakt, caudal die Gefäßwand echoarm — tumorös infiltriert (↓↓): Lymphknotenmetastasen ohne und mit Gefäßwandinfiltration. *A* A. arotis communis

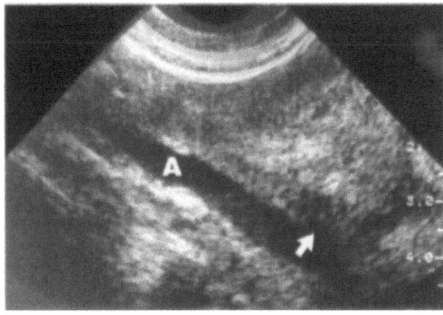

Abb. 36. St. p. Neck-Dissektion links. Längsschnitt linke A. carotis communis (*A*): Große, echoreiche Raumforderung, die arterielle Gefäßwand infiltrierend (↑): Histologisch: Plattenepithelmetastase mit Kapselruptur und art. Gefäßwandinfiltration

Auflösungsvermögens keine sichere Infiltrationsbeurteilung möglich. Tangentialschatten bzw. intratumorös bedingte Schallabschwächungen können eine Gefäßwandinfiltration vortäuschen (siehe Kapitel 9).

2.1.1.7.2 Mangelnde Verschieblichkeit der Raumforderungen im Rahmen der Sonopalpation

Die Verschieblichkeit einer Raumforderung unter Real-time-Sicht spricht gegen eine Gefäßwandinfiltration. Die mangelnde Verschieblichkeit von Sekundärblastomen im Rahmen der Sonopalpation ist jedoch kein sicheres Zeichen einer Infiltration in die Gefäßwand, da eine Infiltration lediglich in die umgebende Muskulatur erfolgt sein kann und der Lymphknoten chirurgisch trotzdem gut von der Arterie abpräparierbar ist. Ein weiteres Maß für die Wahrscheinlichkeit einer Gefäßwandinfiltration ist die Tumor/Gefäßwandkontaktfläche. Raumforderungen mit einer Tumor/Gefäßwandkontaktlänge über 3 cm bzw. Breite über 180 Grad sind operativ zumeist nicht mehr entfernbar.

Im allgemeinen kann festgestellt werden, daß, je größer der Tumor ist, desto schwieriger ist die sonographische Beurteilung der Gefäßwandinfiltration. Insbesondere ergeben sich Probleme bei großen jugulo-digastrischen Raumforderungen, da im cranialen Bereich die Gefäßwände sonographisch häufig nur noch sehr eingeschränkt beurteilbar sind. Eine Beurteilung im Bereich der Schädelbasis ist sonographisch nicht möglich.

2.1.1.7.3 Venöse Gefäßwandinfiltration

Da die V. jug. int. im Vergleich zur A. carotis eine wesentlich dünnere Gefäßwand aufweist, ist die Beurteilung einer Gefäßwandinfiltration schwieriger (Abb. 37, 38,

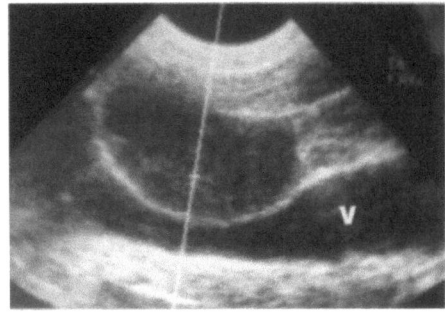

Abb. 37. Längsschnitt V. jug. int.: Konvex-bogige Impression der V. jug. int. (*V*) durch eine glatt begrenzte, echoarme Raumforde-rung. Die Gefäßwand erscheint intakt: Lymphknotenmetastase der Venenwand ad-haerent

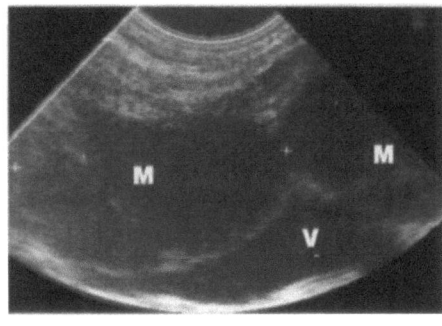

Abb. 38. Längsschnitt V. jug. interna (*V*): 3,5 cm große, zentral nekrotische Raumfor-derungen (*M*), die Vene deutlich einengend: Lymphknotenmetastasen

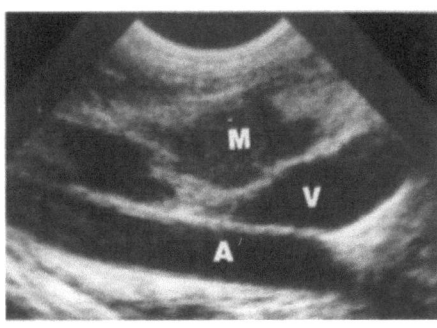

Abb. 39. Längsschnitt A. carotis comm. (*A*) und V. jugularis interna (*V*): Unscharf be-grenzte, echoarme Raumforderung (*M*), die V. jug. int. deutlich von ventral komprimie-rend: Lymphknotenmetastase

39). Bei unilateralem Lymphknotenbefall ist dies nicht von entscheidender klinischer Bedeutung, da sowohl bei gefäßwandanliegenden als auch bei infiltrierenden Lymphknoten eine Ligatur und Exstirpation der Vene im Rahmen einer Neck-Dissektion durchgeführt werden. Bei bilateralen Lymphknotenmetastasen ist jedoch von Interesse, auf welcher Seite die V. jug. int. geschont werden kann, da eine simultane, bilaterale Exstirpation der V. jug. interna möglichst vermieden werden sollte.

Jugulariskompressionen sind sonographisch sicher diagnostizierbar. Die Untersu-chung sollte stets während Valsalvamanöver durchgeführt werden.

2.2 Wertung

In mehreren Studien (Bruneton et al. 1984, Hajek et al. 1986, Gritzmann et al. 1987) konnte aufgezeigt werden, daß die Sonographie im Vergleich zur Palpation eine höhere Treffsicherheit aufweist. In unserem Krankengut lag die Treffsicherheit in der Lymphknotenmetastasendiagnostik bei 89%. Die Treffsicherheit der Palpation bei 80%.

Die Computertomographie ist eine bewährte Methode in der Diagnostik cervicaler Lymphknotenmetastasen. Die Vorteile der CT sind die simultane Beurteilung der ossären Strukturen und der cervicalen Weichteile. Computertomographisch ist auch die retropharyngeale Lymphknotengruppe beurteilbar (Mancuso et al. 1981), die sonographisch aufgrund der überlagernden lufthältigen Strukturen nicht erfaßt werden kann. Ein Befall der retropharyngealen Lymphknotengruppe ist jedoch vorwiegend bei Pharynxmalignomen sowie cervicalen Oesophagusmalignomen zu erwarten. Bei den übrigen Tumoren besteht lediglich bei sehr fortgeschrittenem Tumorstadium ein Befall dieser Lymphknotengruppe. Bei diesen liegen sonographisch zumeist aufgrund von Infiltrationen der Gefäße bzw. der Scalenusgruppe oder der praevertebralen Muskelgruppe Zeichen der Inoperabilität vor.

Ein Vorteil der Sonographie gegenüber der Computertomographie besteht darin, daß sonographisch sowohl Längs- als auch Querdurchmesser der Lymphknoten exakt bestimmbar und somit das Volumen der Lymphknoten genau gemessen werden kann. Mit Ausnahme der Submandibularisgruppe können computertomographisch die Längsdurchmesser der cervicalen Lymphknoten nur sehr eingeschränkt beurteilt werden.

Bezüglich des Nachweises einer Gefäßwandinfiltration ist unserer Meinung nach die Sonographie der Computertomographie deutlich überlegen. Computertomographisch bestehen keine sicheren Dichteunterschiede zwischen Gefäßwand und Sekundärblastom, so daß lediglich die Größe der Kontaktfläche zwischen Tumor und Gefäßwand ein Infiltrationskriterium darstellt. Zudem ermöglicht die Sonographie wesentlich einfacher die Beurteilung der V. jug. int.

Als weiterer Vorteil der Sonographie müssen die wesentlich geringeren Kosten sowie die fehlende Strahlenbelastung angesehen werden. Zudem ist keine intravenöse Applikation von jodhältigen Kontrastmitteln notwendig.

Die Ergebnisse der MRT sind bisher vielversprechend, allerdings liegen derzeit größere klinische Studien noch nicht vor. Zudem ist die Verfügbarkeit zur Zeit noch nicht ausreichend.

2.3 Maligne Lymphome und Systemerkrankungen

Hodgkinlymphome sind in 80% cervical lokalisiert. In den allermeisten Fällen besteht ein Befall der cervicalen Lymphknoten. Auch der Befall des Waldeyerschen Schlundrings wird zum nodalen Lymphombefall gerechnet. Non-Hodgkin-Lymphome weisen dagegen häufiger einen extranodalen Befall (Parotis, Schilddrüse) auf. 10% der Non-Hodgkin-Lymphome sind im Bereich der Tonsille lokalisiert (siehe auch Kapitel 5). Prinzipiell können sämtliche cervicalen Lymphknotengruppen im Rahmen des malignen Lymphoms betroffen sein, wobei im Gegensatz zu epithelialen Sekundärblastomen häufig auch nuchale Lymphome nachweisbar sind.

Sonographisch erscheinen maligne Lymphome als homogene, echoarme bis cystoide Raumforderungen (Bruneton et al. 1985). Strukturinhomogenitäten sind atypisch. Die homogenen Raumforderungen sind aufgrund des multiplen Auftretens von „soliden" Halscysten (z. B. laterale Halscyste, dysodontogenetische Cyste) zu differenzieren. Im Gegensatz zu Lymphknotenmetastasen sind maligne Lymphome häufig konglomeratartig angeordnet („Bulky disease"). Maligne Lymphome sind typischerweise glatt begrenzt (Abb. 40, 41). Eine extranodale Infiltration ist ungewöhnlich, infolgedessen sind Gefäßwandinfiltrationen völlig atypisch. Aufgrund der Sonomorphologie ist allerdings keine sichere Differenzierung zu entzündlichen Lymphknoten möglich,

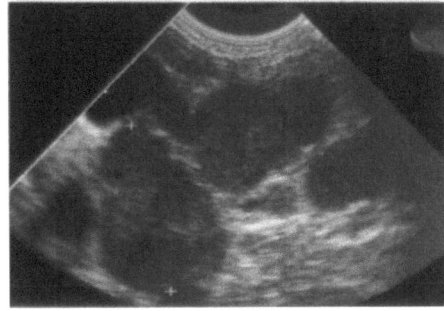

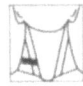

Abb. 40. Längsschnitt Supraclaviculargrube: Multiple, zum Teil konfluierende, echoarme Raumforderungen: Histologisch: Non-Hodgkin-Lymphom

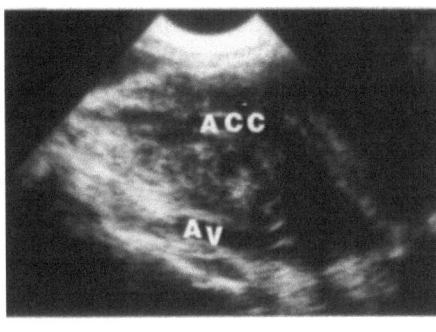

Abb. 41. Längsschnitt A. carotis communis (*ACC*) und A. vertebralis (*AV*): Echoarme Ummauerung der großen Halsgefäße: Ausgedehnte Lymphommassen perivasculär

insbesondere bei Toxoplasmose und Pfeifferschem Drüsenfieber können sonographisch völlig idente konglomeratartige Lymphknoten nachweisbar sein.

Die Sonographie kann jedoch praeoperativ, vor Lymphknotenexstirpationen, den optimal freizulegenden Lymphknoten festlegen.

In der Nachsorge von malignen Lymphomen hat die Sonographie allerdings einen hohen Stellenwert, da Lymphknotenrezidive sonographisch früher als palpatorisch diagnostiziert werden können (Bruneton et al. 1987).

Weichteilinfiltrate im Rahmen von Systemerkrankungen (akute Leukosen) können als diffuse, flächenhafte, echoarme Infiltrate sonographisch dargestellt werden. Im Gegensatz zum Lymphknotenbefall sind diese Infiltrate unscharf, fingerförmig begrenzt. Sonomorphologisch ist die Differenzierung zu Phlegmonen nicht möglich. Die gezielte Punktion ermöglicht jedoch die Differentialdiagnose.

Zusammenfassend ist die hochauflösende Real-time-Sonographie derzeit die Methode der Wahl im Lymphknotenstaging bei malignen Lymphomen. Aufgrund der Sonomorphologie kann jedoch nicht sicher zwischen Lymphombefall, Lymphknotenmetastasen und entzündlichen Lymphknoten differenziert werden, so daß häufig eine histologische Abklärung der vergrößerten Halslymphknoten indiziert ist.

2.4 Larynxcarcinom

Der Kehlkopf ist sonographisch nur eingeschränkt beurteilbar. Die lufthältigen Anteile und ausgedehnte Knorpelverkalkungen verhindern die exakte sonographische Darstellung der Stimmbandebene. Lediglich bei Kindern und Jugendlichen sind die Stimmbänder zumeist darstellbar. Die Sonographie ermöglicht jedoch die konstante Analyse des praeepiglottischen Raumes. Dieser kommt als keilförmige echoreiche Struktur zwischen Hyoid und Schildknorpel zur Darstellung. Tumoröse Infiltrationen erscheinen als echoarme Strukturalterationen, wobei jedoch nicht zwischen Tumor, Entzün-

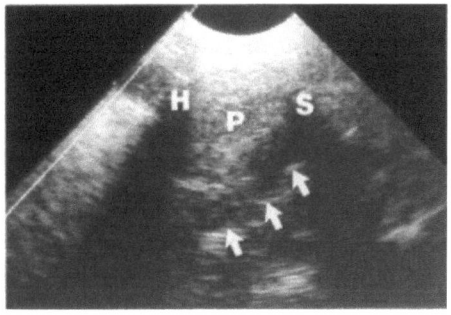

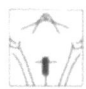

Abb. 42. Längsschnitt praeepiglottischer Raum (*P*): Echoarme, tumoröse Infiltration des praeepiglottischen Raumes im Rahmen (↑↑↑) eines Larynxcarcinoms. *H* Hyoid, *S* Schildknorpel

dung und Ödem differenziert werden kann (Abb. 42). Weiters ermöglicht die Sonographie die Darstellung der ventralen und lateralen extralaryngealen Ausbreitung von Kehlkopftumoren. Die Beurteilung nach dorsal ist sonographisch nur sehr eingeschränkt möglich, da der Sinus piriformis nicht konstant identifiziert werden kann. Neben der Endoskopie ist jedoch die CT weiterhin bildgebende Methode der Wahl beim Staging von Larynxcarcinomen (Mafee et al. 1983, Reede et al. 1984, Silverman et al., 1984 a, Zaunbauer und Härtel 1982).

2.5 Oesophaguscarcinom/Hypopharynxycarcinom

Beide Malignome können sonographisch dargestellt werden, sie imponieren als echoarme Verdickung der Wände (Abb. 43). Die genaue Abgrenzung nach ventral gegenüber der Trachea bzw. dem Larynx kann sonographisch zumeist nicht erfolgen, infolgedessen ist die CT als obligate Untersuchung anzusehen. Der Endosonographie dürfte in Zukunft ein hoher Stellenwert im Staging zukommen.

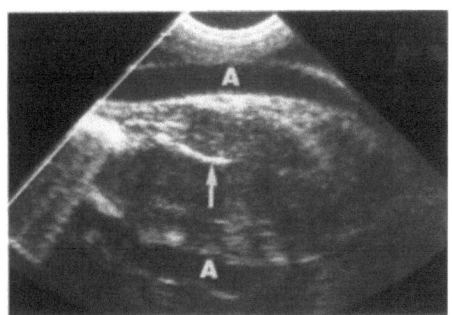

Abb. 43. Coronaler Längsschnitt A. carotis communis (*A*): Große, echoarme, tumoröse Infiltration medial der konvexbogig verlagerten Carotiden mit zentralem Echoband ↑ (Schleimhautechos): Zirkulär stenosierendes cervicales Oesophaguscarcinom

3 Posttherapeutische Befunde

Carcinome im Kopf-Hals-Bereich werden vorwiegend durch Operation und/oder Radiotherapie behandelt. In letzter Zeit wird die adjuvante Chemotherapie vermehrt eingesetzt. Auch maligne Lymphome werden mit Strahlentherapie und/oder Chemotherapie therapeutisiert. Die klinische Beurteilung des operativ bzw. radiotherapeutisch behandelten Halses ist nur sehr eingeschränkt möglich. Einerseits behindern myocutane Lappen die Palpation, andererseits läßt sich in derben Narbenplatten palpatorisch ein Rezidiv kaum ausschließen. Dies führt, insbesondere bei kleinen Rezidivtumoren, zu einer geringen Sensitivität der Palpation in der Rezidivdiganostik.

Für das posttherapeutische Management des Patienten ist wichtig, daß Lokal- bzw. Lymphknotenrezidive vorwiegend in den ersten beiden Jahren nach der Primärbehandlung auftreten (Fletcher 1980).

3.1 Limitierende Faktoren der sonographischen Nachsorge

Im Bereich von Ulcerationen, frischen Wunden, Fisteln ist keine direkte Schallkopfapplikation möglich. Auch erschweren ausgedehnte narbige Einziehungen die Schallkopfapplikation deutlich, dies kann jedoch zumeist durch ausreichend Kontaktgel ausgeglichen werden. Bei Patienten mit Tracheostoma ist das unmittelbar parastomal gelegene Gewebe nur eingeschränkt beurteilbar. Insgesamt sind weniger als 5% der therapeutisierten Patienten sonographisch nicht oder nur teilweise untersuchbar.

Falls eine sonographische Beurteilung unbedingt indiziert ist, können jedoch Wundareale mit einer sterilen Plastikfolie abgedeckt werden, wodurch eine eingeschränkte Beurteilung ermöglicht wird.

Zur exakten Beurteilung der Kopf-Hals-Weichteile müssen naturgemäß sämtliche Verbände entfernt werden. Weiters empfiehlt sich die kurzfristige Entfernung einer etwaigen Trachelkanüle.

3.2 Postoperative Anatomie

3.2.1 Radikale Neck-Dissektion

Bei der radikalen Neck-Dissektion erfolgt eine komplette Ausräumung der lateralen Halsweichteile. Der M. sternocleidomastoideus, die V. jugularis interna und die Glandula submandibularis werden entfernt. Sonographisch ist die radikale Neck-Dissektion leicht durch das Fehlen der beschriebenen Strukturen zu erkennen, die A. carotis liegt oberflächlich, subcutan (Abb. 44). Zudem wird zumeist der N. accessorius entfernt, dies bewirkt postoperativ die sogenannte Hängeschulter. Die bilaterale simultane radikale Neck-Dissektion sollte nach Möglichkeit vermieden werden, da postoperativ häufig ein Ödem im Kopfbereich entsteht und cerebrale Komplikationen zu befürchten sind.

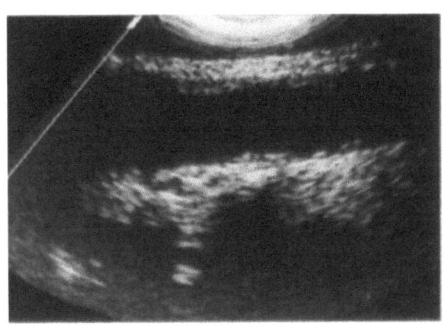

 Abb. 44. Längsschnitt A. carotis communis. St. p. radikaler Neck-Dissektion. Die A.C.C. liegt unmittelbar subcutan von echoreichem Narbengewebe umgeben

3.2.2 Funktionelle Neck-Dissektion

Bei der funktionellen Neck-Dissektion wird der M. sternocleidomastoideus erhalten. Je nach Lymphknotenbefall erfolgt eine Exstirpation der V. jugularis interna. Die chirurgische Präparation ist wesentlich aufwendiger als bei der radikalen Neck-Dissektion. Sie sollte jedoch, wenn immer möglich, der radikalen Neck-Dissektion vorgezogen werden (Bocca 1975).

3.2.3 Supraomohyoidale Neck-Dissektion

Hier werden lediglich die Fett-, Binde- und Lymphgewebe vor dem M. sternocleido-mastoideus ausgeräumt. Der Muskel sowie die V. jugularis interna und die Unterkiefer-drüse werden erhalten. Diese Operationstechnik wird vorwiegend beim Larynxtumor angewendet.

3.2.4 Suprahyoidale Neck-Dissektion

Hierbei erfolgt eine Ausräumung der Weichteile cranial des Hyoids bzw. der Carotisbifurcation mit Exstirpation der Glandula submandibularis. Diese Operation wird häufig bei Zungen-/Mundbodentumoren durchgeführt.

3.2.5 Myocutaner Lappen

Myocutane Lappen werden vorwiegend aus dem Pectoralis- bzw. Latissimus-dorsi-Bereich gestielt transponiert. Der myocutane Lappen erschwert die palpatorische Beurteilung des Halses sehr. Bei größeren Lappen führen wir die sonographische Untersuchung mit einem 5-MHz-Transducer durch, um eine ausreichende Penetration zu ermöglichen. Sonomorphologisch zeigt sich der myocutane Lappen als längsgefiederte, inhomogene, echoarme Struktur.

Je ausgedehnter und radikaler die Operation ist, desto mehr ist mit ausgedehnten, postoperativen Narbenbildungen zu rechnen. Narbengewebe erscheint sonomorphologisch echoreich ohne umschriebenen raumfordernden Effekt.

Insbesondere bei St. p. radikaler Neck-Dissektion ist in den ersten 3 Monaten perivaskulär mit zirkulären, echoarmen Arealen zu rechnen, die jedoch keinen raumfordernden Effekt aufweisen und durch die Skelettierung der A. carotis bedingt sind. Diese inhomogenen, echoarmen Areale sind als Granulationsgewebe bzw. reaktive Veränderungen zu werten. Zum Ausschluß eines incipienten Rezidivs müssen kurzfristige Kontrollen bzw. eine Feinnadelpunktion durchgeführt werden.

3.2.6 Dünndarminterponat

Die kokardenartigen Strukturen eines Dünndarminterponats können gut dargestellt werden (Abb. 45). Zumeist zeigt sich eine rege Peristaltik.

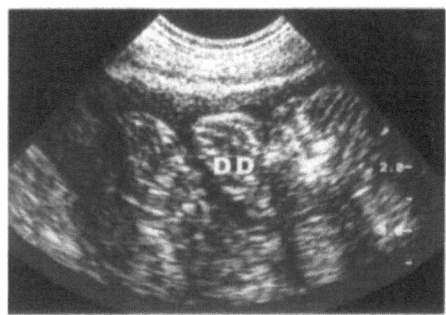

Abb. 45. Längsschnitt Regio colli media: St. p. Laryngektomie und Pharynxteilresektion mit Dünndarminterposition: Die Dünndarmschleimhautechos (*DD*) gut sichtbar mit peristaltischer Umformung im Real-time-Bild

3.3 Haematom

Bei Zustand nach operativen Eingriffen im Bereich der Halsregion sind häufig postoperativ umschriebene Flüssigkeitsansammlungen nachweisbar (Abb. 46). Diese Haematome resorbieren sich im allgemeinen innerhalb von 14 Tagen. Sie erschweren die sonographische Analyse der Halsweichteile deutlich, und die Frage der Radikalität einer Lymphknotenausräumung kann postoperativ in den ersten 14 Tagen zumeist nicht beantwortet werden.

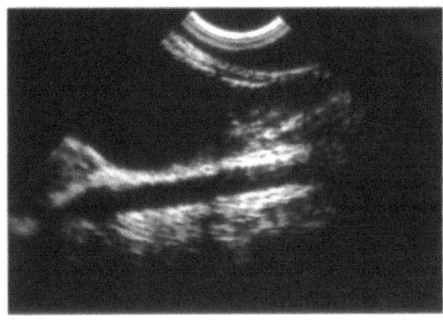

Abb. 46. St. p. Neck-Dissektion vor 7 Tagen: Echofreie Raumforderung in den Weichteilen: postoperatives Haematom

3.4 Abszess

Wie in allen operierten Regionen ist auch im Bereich der Cervicalregion mit einer vermehrten Infektionshäufigkeit zu rechnen. Einerseits ist an diffuse, phlegmonöse Prozesse bei schmerzhafter Schwellung zu denken, andererseits an umschriebene Einschmelzungen. Der sonographische Nachweis einer Liquifizierung spricht für eine Abszedierung.

3.5 Nahtgranulom

Nahtgranulome stellen sich sonomorphologisch als bis zu 1,5 cm im Durchmesser haltende, echoarme Raumforderungen dar. Sie sind bei tiefer Lage weder vom klinischen noch vom sonomorphologischen Bild von Rezidivtumoren zu differenzieren.

3.6 Rezidiv

Die Mehrzahl der Lymphknotenrezidive liegt im Bereich der Gefäßscheide. Gefäßwandinfiltrationen sind häufiger als bei praetherapeutischen Patienten. Rezidivtumoren erscheinen ebenso wie der Primärtumor bzw. Lymphknotenmetastasen als echoarme Raumforderungen (Abb. 47).

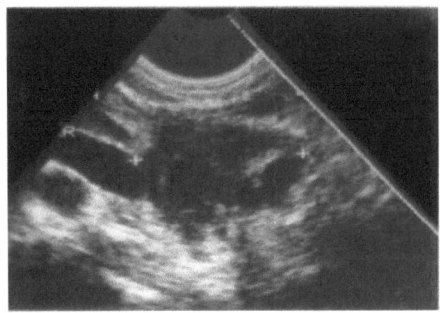

Abb. 47. Längsschnitt rechte A. carotis comm.: 2,3 cm große, unscharf begrenzte, solide, zentral cystische Raumforderung: Lymphknotenmetastase mit Kapselruptur

Sonographisch ist jedoch nicht nur eine Rezidivdiagnostik im Bereich der cervicalen Lymphknotengruppen möglich. Die Sonographie ermöglicht eine Beurteilung der Weichteile im Bereich der Wange, der NNH, der Speicheldrüsen, Zunge und des Mundbodens, der Tonsille, Schilddrüse und Nebenschilddrüse. Mit Einschränkung ist auch eine Beurteilung des cervicalen Oesophagus bzw. der Larynxregion sonographisch möglich. Insbesondere beim Zustand nach Laryngektomie können Lokalrezidive auch im Kehlkopfbereich nachgewiesen werden. Bei erhaltenem Kehlkopf ist sonomorphologisch lediglich eine Beurteilung des praeepiglottischen Raumes möglich. Weiters konnte gezeigt werden, daß die Sonographie der Palpation in der Rezidivdiagnostik eindeutig überlegen ist. Lediglich 70% der sonographisch nachgewiesenen Rezidive konnten palpatorisch erfaßt werden (Gritzmann et al. 1986). Weiters erwies sich die Sonographie als hilfreich bei klinisch fraglichen Raumforderungen, da beim Nachweis von echoreichen Narbengewebe ein makroskopisches Rezidiv nahezu ausgeschlossen werden kann.

3.7 Radiotherapie

Bei Zustand nach Strahlentherapie kommt es häufig zu narbigen Indurationen, die sonomorphologisch ebenfalls echoreich imponieren. Über 30 Gray kommt es häufig zu einer Abnahme der Echodichte der Glandula submandibularis (siehe auch Kapitel 6). Zur optimalen Beurteilung des radiotherapeutisch behandelten Halses empfiehlt sich ein sonographischer Ausgangsbefund vor Radiatio, da nur so sicher beurteilt werden kann, ob eine Größenänderung der cervicalen Raumforderungen während Radiotherapie eintritt. Kurzfristige Kontrollen während der Radiotherapie ermöglichen die Beurteilung des therapeutischen Effektes (Bruneton et al. 1984).

3.8 Wertung

Unserer Meinung nach ist die Sonographie die wichtigste bildgebende Methode in der Rezidivdiagnostik cervicaler Raumforderungen. Sonomorphologisch ist es möglich, zwischen Narbengewebe und Rezidiv zu unterscheiden. Die echoarme cervicale Raumforderung ist jedoch nicht spezifisch für einen Rezidivtumor, da auch Abszedierungen bzw. reaktive Veränderungen die gleiche Echostruktur zeigen. Bei fraglichem Befund kann eine ultraschallgezielte Feinnadelpunktion erfolgen.

Computertomographisch ist es zumeist nicht möglich, zwischen Narbengewebe und kleinen Rezidivtumoren zu differenzieren. Lediglich der Nachweis von hypodensen Arealen im soliden Gewebe läßt auf eine Tumornekrose schließen.

Häufig besteht jedoch kein Dichteunterschied zwischen Narbengewebe und vitalem Tumorgewebe.

Auch mittels Kernspintomographie scheint eine Differenzierung von reaktivem Gewebe und Rezidivtumor nicht möglich zu sein. Zudem ist die Bildqualität mit den derzeit langen Aufnahmezeiten infolge von Bewegungsartefakten häufig deutlich eingeschränkt.

Zusammenfassend hat sich die hochauflösende Real-time-Sonographie als wertvolle Ergänzung des klinischen Befundes bei operierter bzw. radio-therapeutisch behandelter Halsregion erwiesen. Sie sollte in die Nachsorge von malignen Kopf-Hals-Tumoren als Standarduntersuchung aufgenommen werden.

Literatur

Agha FP (1983) Recurrent laryngeal nerve paralysis: al laryngographic and computed tomographic study. Radiology 148: 149

Allgayer B, Reiser M, Ries G (1981) Computed tomographic demonstration of venous thrombosis of different etiologies. Eur J Radiol 1: 204—206

Archer CR, Sagel SS, Yeager VL, Martin S, Friedman WH (1981) Staging of carcinoma of the larynx: comparative accuracy of CT and laryngography. Am J Roentgenol 136: 571

Archer CR, Yeager VL, Herbold DR (1983) Improved diagnostic accuracy in the TNM staging of laryngeal cancer using a new definition of regions based on computed tomography. J Comput Assist Tomogr 7: 610

Archer CR, Yeage VL, Friedmann WH, Katsantonis GP (1978) Computed tomography of the larynx. J Comput Assist Tomogr 2: 404

Bähren W, Haase ST, Lenz M, Ranzinger G, Wirschin W (1983) Computertomographie zervikaler Lymphknotenmetastasen bei Malignomen des Kopf-Hals-Bereiches. Fortschr Röntgenstr 139: 281

Bähren W, Haase ST, Wierschin W, Lenz M (1982) Wertigkeit der Computertomographie bei der Diagnostik bösartiger Tumoren der Mundhöhle und ihrer regionären Metastasierung. Fortschr Röntgenstr 136: 525

Ballantyne AJ (1964) Singificance of retropharyngeal nodes in cancer of the head and neck. Am J Surg 108: 500

Batsakis JG (1979) Tumors of the head and neck. Clinical and pathologic considerations, 2nd edn. Williams & Wilkins, Baltimore

Beahrs O (1977) Surgical anatomy and technique of radical neck dissection. Surg Clin North Am 57: 663—700

Biller HG, Davis WH, Ogura JH (1971) Delayed contralateral cervical metastases with laryngeal and laryngopharyngeal cancers. Laryngoscope 81: 1499—1502

Binder RE, Pugatch RD, Faling LJ, Kanter RA, Sawin CT (1980) Diagnosis of posterior mediastinal goiter by computed tomography. J Comput Assist Tomogr 4: 550

Bocca E (1982) Chirurgie der Halslymphknoten. In: Naumann HH (Hrsg) Kopf- und Halschirurgie: Hals I. GTV

Bocca E (1975) Conservative neck dissection. Laryngoscope 85: 1511—1515

Bohndorf W (1972) Klinische und therapeutische Probleme bei Lymphknotenmetastasen am Hals. Fortschr Röntgenstr 116: 246

Brady JV (1971) The present status of treatment of cervical metastases form carcinoma arising in the head and neck region. Am J Surg 111: 56

Brandenburg JH, Lee CYS (1981) The eleventh nerve in radical neck surgery. Laryngoscope 91: 1851

Brenner W, Hermann IF, Wünsch PH (1982) Die Feinnadelpunktion zur Tumordiagnostik im Kopf-Hals-Bereich. Eine Methode für die Praxis. HNO 30: 447

Bruneton JN, Caramella E, Manzino JJ, Fenart D, Ocelli JP, Balu-Maestro C (1985) Ultrasound examination of superficial lymphnodes in lymphomas. J Ultrasound Med 4: 11

Bruneton JN, Fenart D (1987) Other cervical sites. In: Bruneton JN (ed) Ultrasonography of the neck. Springer, Berlin Heidelberg New York Tokyo

Bruneton JN, Fenart D, Vallicioni J, Demard F (1980) Semiologie echographique des tumeurs de la parotide. A propos de 40 observations. J Radiol 61: 151

Bruneton JN, Normard F (1987) Cervical lymph nodes. In: Bruneton JN (ed) Ultrasonography of the neck. Springer, Berlin Heidelberg New York Tokyo

Bruneton JN, Roux P, Caramella E, Demard F, Vallicioni J, Cauvel P (1984) Ear, nose and throat cancer: Ultrasound diagnosis of metastases to cervical lymphnodes. Radiology 152: 771—773

Cachin Y, Sanco-Garnier H, Michea C, Marandas P (1979) Nodal metastasis from carcinomas of the oropharynx. Otolaryngol Clin North Am 12: 145—154

Chervenak A, Isaacson G, Tortora M (1985) A sonographic study of fetal cystic hygromas. J Clin Ultrasound 13: 311—315

Di Santo LW, Holt JJ, Beahrs OH, O'Fallon WM (1982) Neck dissection: it is worthwhile? Laryngoscope 92: 502—509

Di Santis DJ, Balfe DM, Hayden RE, Sagel SS, Sessions D, Lee JKT (1984 b) The neck after total laryngectomy: CT study. Radiology 153: 713

Di Santis DJ, Balfe DM, Hayden R, Sessions D, Sagel SS (1984 a) The neck after vertical hemilaryngectomy: computed tomographic study. Radiology 151: 683

Didolkar MS, Fanous N, Elias EG, Moore RH (1977) Metastatic carcinomas from occult primary tumors. A study of 254 patients. Ann Surg 186: 625

Endicott JN, Nelson RJ, Saraceno CA (1982) Diagnosis and management decisions in infections of the deep fascial spaces of the head and neck utilizing computerized tomography. Laryngoscope 92: 630—633

Fermont DC (1980) Malignant cervical lymph adenopathy due to an unknown primary. Clin Pathol 31: 355—358

Feuerbach ST, Gullotta U, Schmeisser KJ (1982) Computed tomography of pharyngo-laryngeal carcinoma. Europ J Radiol 2: 105

Fletcher GH, Old JW, Loquvam GS (1954) A topographic approach to the roentgenologic and pathologic examination of the laryngopharyngeal tumors. Radiology 63: 361

Fletcher GM (1980) Textbook of radiotherapy, 2nd edn. Lea & Febiger, Philadelphia

Friedman AP, Haller JO, Goodman JD, Nagar H (1983) Sonographic evaluation of non-inflammatory neck masses in children. Radiology 147: 693—697

Gatenby RA, Mulhern CB, Strawitz J (1983) CT-guided percutaneous biopsies of the head and neck masses. Radiology 146: 717—719

Gatenby RA, Mulhern CB, Strawitz J, Moldofsky PJ (1983) A comparison of clinical and computed tomographic staging in patients with head and neck tumors (abstr). Radiology 149/P: 69

Gebarski KS, Glazer GM, Gebarski SS (1982) Brachial plexus: anatomic radiologic, and pathologic correlation using computed tomography. J Comput Assist Tomogr 6: 1058

Giovanello J, Grieco RV, Bartone NF (1970) Laryngocele. Am J Roentgenol 108: 825

Glazer HS, Aronberg DJ, Lee JKT, Sagel SS (1983) Extralaryngeal causes of vocal cord paresis: CT evaluation. AJR 141: 527—531

Gold BM (1980) Second brachial cleft cyst and fistula. Am J Roentgenol 134: 1067

Gooding GAW (1979) Gray-scale ultrasound detection of carotid body tumors. Report of 2 cases. Radiology 132: 409

Gooding G, Herzog KA, Laing FC et al. (1977) Ultrasonographic assessment of neck masses. J Clin Ultrasound 5: 248

Gostner P, Ortore PG (1982) Computertomographie eines bilateren Glomustumors. Fortschr Röntgenstr 137: 343

Gould LV, Cunnings CW, Rabuzzi DD, Reed GF, Chung CT (1977) Use of computerized axial tomography of the head and neck region. Laryngoscope (St Louis) 87: 1270

Gritzmann N, Czembirek H, Hajek P, Türk R, Karnel F, Frühwald F (1987) Sonographie bei cervicalen Lymphknotenmetastasen von malignen Kopf-Hals-Tumoren. Radiologe 27: 113—118

Gritzmann N, Herold Ch, Haller J, Karnel F, Schwaighofer B (1987) Duplexsonography of tumors of the carotid body. Cardiovasc Intervent Radiol 10 (in press)

Gritzmann N, Karnel F, Frühwald F, Frank W, Schwaighofer B (1986) Sonographische Recidivdiagnostik cervikaler Raumforderungen. In: Bartels H, et al (Hrsg) Ultraschall in Klinik und Praxis, Suppl 1

Haagensen CD, Feind CR, Herter FT, Slanetz CA, Winberg JA (1972) The lymphatics in cancer. Saunders, Philadelphia

Hagemann J, Heller M (1981) Hals. In: Friedmann GE, Bücheler E, Thurn P (Hrsg) Ganzkörper-Computertomographie. G Thieme, Stuttgart

Hagemann J, Heller M, Lemke ThG (1981) Die Computertomographie des normalen Larynx. Fortschr Röntgenstr 134: 512

Hajek PC, Salomonowitz E, Karnel F (1986) Cervical bronchiogenic cysts. Sonographic appearance of different frequencies. Semin Intervent Radiol 3/4: 290—292

Hajek PC, Salomonowitz E, Türk R, Tscholakoff D, Kumpan W, Czembirek H (1986) Lymph nodes of the neck. Evaluation with US. Radiology 158: 739—742

Harkins GA, Sabiston DC (1960) Lymphangioma in infancy and childhood. Surgery 47: 811

Harnsberger HR, Mancuso AA, Byrd S, Muraki AS, Johnson L, Hanafee WN (1984) Branchial cleft anomalies and their mimics: the role of CT. Radiology 152: 739—748

Harnsberger HR, Mancuso AA, Muraki AS, Parkin JL (1983) The upper aerodigestive tract and neck: CT evaluation of recurrent tumor. Radiology 149: 503—510

Hatz O, Reck R (1983) Pharyngozele. Fortschr Röntgenstr 139: 455

Hawkins DB, Jacobsen BE, Klatt EC (1982) Cysts of the thyroglossal duct. Larnygoscope 92: 1254—1258

Himalstein MR (1980) Branchial cysts and fistulas. Ear Nose Throat J 59: 47—54

Holt CR, McManus K, Newman RK et al. (1982) Computed tomography in the diagnosis of deep neck infections. Arch Otolaryngol 108: 693—696

Hunter TB, Paptanus SH, Chernin MM, Coulthard SW (1983) Dermoid cyst of the floor of the mouth: CT appearance. AJR 141: 1239—1240

Imhof H, Lechner G, Roca R, Niederle B, Dinstl K (1982) Computertomographische Beurteilung des Trachealquerschnittes. Röntgen-Bl 35: 17

Itoh K, Nishimura K, Togashi K, Fujisawa T, Nakano Y, Itoh H, Toizuka K (1986) MR imaging of cavernous hemangioma of the face and neck. J Comp Assist Tomogr: 831—835

Itzchak Y, Tadmor R (1980) Evaluation of lateral neck masses by ultrasound and other modalities. Israel J Med Sci 16: 748

Jaske R, Holzer H, Popper H (1980) Der Fetthals. Symmetrische Lipomatose mit Madelung-Symptomatik. Laryng Rhinol 59: 749

Jend HH, Jend-Rossmann I, Techentin EC (1984) CT-diagnostische Kriterien der lateralen Halszyste. Röntgen-Bl 37: 312

Jesse RH (1977) The philosophy of treatment of neck nodes. Ear Nose Throat J 56: 58

Jesse RH, Fletcher GH (1979) Treatment of the neck in patients with squamous cell carcinoma of the head and neck. Cancer 39: 868—872

Kalnins IK, Leonard AJ, Sako K, Razack MS, Shedd DP (1977) Correlation between prognosis and degree of lymph node involvement in carcinoma of the oral cavity. Am J Surg: 134—150

Kalovidouris A, Mancuso AA, Dillon W (1984) A CT-clinical approach to patients with symptoms related to the Vth, VIIth, IXth, XIIth cranial nerves and cervical sympathics. Radiology 151: 671—676

Kleinsasser O (1983) Bösartige Geschwülste des Kehlkopfes und des Hypopharynx. In: Hals-Nasen-Ohrenheilkunde in Praxis und Klinik, Bd 4, Teil 2: Kehlkopf II. GTV

Koch HL (1982) Komplette laterale Halsfistel des 2. Kiemenganges. Fortschr Röntgenstr 137: 595

Kraus R, Han BK, Babcock DS, Oestreich AE (1986) Sonography of neck masses in children. AJR 146: 609—613

Kumar AJ, Kuhajda FP, Martinez CR, Fishman EK, Jezic DV, Siegelman SS (1983) Computed tomography of extracranial nerve sheath tumors with pathological correlation. J Comp Assist Tomogr 7: 857

Kuhn FP, Mika H, Schild H, Klose K (1983) Spektrum der Sonographie der lateralen Kopf- und Halsweichteile. Fortschr Röntgenstr 138/4: 435—439

Larsson SG, Mancuso A, Hanafee WN (1982) Computed tomography of the tongue and floor of the mouth. Radiology 142: 493—500

Last RJ (1971) Anatomy, regional and applied, 5th edn. Churchill-Livingstone, Edinburgh

Lenz M, Bähren W, Haase ST, Ranzinger G, Wirschin W (1983) Computertomographie cervicaler Lymphknotenmetastasen bei Malignomen des Kopf-Hals-Bereichs. RÖFO 139: 281—284

Lenz M, Bähren W, Haase ST, Ranzinger G, Wirschin W (1983) Beitrag der Computertomographie zur Diagnostik maligner Tumoren der Mundhöhle, des Hypopharynx und des Larynx sowie ihrer regionären Lymphknotenmetastasen. Röntgenpraxis 36: 333

Leopold GR (1980) Ultrasonography of superficially located structures. Radiol Clin North Am 18: 161—173

Lewis RR, Beasley MG, Coghlan BA, Ytes AK, Gosling RG (1980) Demonstration of a carotid body tumor by ultrasound. Br J Radiol 53: 368

Mafee MF, Schild JA, Valvassori GE, Capek V (1983) Computed tomography of the larynx: correlation with anatomic and pathologic studies in cases of laryngeal carcinoma. Radiology 147: 123

Mancuso AA, Hanafee WN (1983) Elusive head and neck carcinomas beneath intact mucosa. Laryngoscope 93: 133—139

Mancuso AA, Hanafee WN (1985) Computed tomography of the head and neck, 2nd edn. Williams & Wilkins, Baltimore

Mancuso AA, Harnsberger HR, Muraki AS, Sevens MH (1983 a) Computed tomography of cervical and retropharyngeal lymph nodes: normal anatomy, variants of normal, and application in staging head and neck cancer. Part I: Normal anatomy. Radiology 148: 709

Mancuso AA, Harnsberger HR, Muraki AS, Sevens MH (1983 b) Computed tomography of cervical and retropharyngeal lymph nodes: normal anatomy, variants of normal, and application in staging head and neck cancer. Part II: Pathology. Radiology 148: 715

Mancuso AA, Maceri D, Rice D, Hanafee WN (1981) CT of cervical lymph node cancer. AJR 136: 381—385

Mann WJ (1984) Kopf-Hals-Sonographie. Springer, Berlin Heidelberg New York

Martins C, Karabouta I, Lazaridis N (1979) Incidence of lymph node metastases in elective (prophylactic) neck dissection for oral carcinoma. J Maxillofac Surg 7: 182—191

McGuirt WF, McCabe BF (1978) Significance of node biopsy before definitive treatment of cervical metastatic carcinomas. Laryngoscope 88: 594—597

McGavran MH, Bauer WC, Ogura JH (1961) The incidence of cervical lymph node metastases from epidermoid carcinoma of the larynx and the relationship to certain characteristics of the larynx and the relationship to certain characteristics of the primary tumor. Cancer 14: 55—66

Mehar GI, Colley DP, Clark RA, et al (1981) Computed tomographic demonstration of cervical abscess and jugular vein thrombosis: a complication of intravenous abuse in the neck. Arch Otolaryngol 107: 313—315

Mende U, zum Winkel K, Gademann G (1987) Stellenwert der Ultraschall-Diagnostik bei Staging, Therapieplanung und Nachsorge von HNO-Tumoren. Röntgenpraxis 40: 19—27

Mika H, Kuhn FP, Schweden F (1982) Computertomographie und Ultraschall: Vergleich zu operativen Befunden ausgedehnter Metastasen des Halses. Laryng Rhinol 61: 374

Miller D, Ervin T, Weichselbaum R, Fabian RL (1981) The differential diagnosis of the mass in the neck. A fresh look. Laryngoscope 91: 140—145

Miller EM, Norman D (1979) The role of computed tomography in the evaluation of neck masses. Radiology 133: 145—149

Muraki AS, Mancuso AA, Harnsberger HR (1984) Metastatic cervical adenopathy from tumors of unknown origin: the role of CT. Radiology 152: 749—753

Muraki AS, Mancuso AA, Harnsberger HR, Johnson LP, Meads GB (1983) CT of the oropharynx tongue base and floor of the mouth: normal anatomy and range of variations, and applications in staging carcinoma. Radiology 148: 725

Nahum AM, Bone RC, Davidson TM (1977) The case for elective prophylactic neck dissection. Laryngoscope 87: 588—599

Newmark III H, Mellon jr WS, Bhagwanani DG, Baumann DH, Duerksen R (1983) Carotid body tumor seen on computed tomography. Comput Tomogr 7: 155

Noon MA, Brant-Zawadski M, Castellino RA (1979) Radiographic findings of lymphoma involving the larynx: a report of two cases. Am J Roentgenol 132: 457

Nystrom JS, Weiner JM, Wolf RM, et al (1979) Identifying the primary site in metastatic cancer of unknown origin. JAMA 241: 381—383

Ogura JH, Biller HF, Wette R (1971) Elective neck dissection for pharyngeal and laryngeal cancer. Ann Otol 80: 646—651

Pearce JM, Griffin D, Campel S (1985) The differential prenatal diagnosis of cystic hygromata and encephalocele by ultrasound examination. J Clin Ultrasound 13: 317—320

Patel S, Brannan J (1981) Diagnosis of internal jugular vein thrombosis by computed tomography. J Comput Assist Tomogr 5: 197

Picus D, Balfe DM, Koehler RE, Roper CL, et al (1983) Computed tomography in the staging of esophageal carcinoma. Radiology 146: 433—438

Paley WG, Koddie NC (1970) The aetiology and management of branchial cysts. Br J Surg 57: 822

Patel S, Brennan J (1981) Diagnosis of internal jugular vein thrombosis by computed tomography. J Comput Assist Tomogr 5: 197

Rahmani MR, Fong KW, Connor TP (1986) The varied sonographic appearance of cystic hygromas in utero. J Ultrasound Med 5: 165—168

Rauschkolb EN, Keen SJ, Patel S (1983) High-dose computed tomography in the evaluation of low attenuation lesions in the neck. Comput Tomogr 7: 159

Reede DL, Whelan MA, Bergeron RT (1982 a) Computed tomography of the infrahyoid neck-parts I and II. Radiology 145: 389—402

Reid MH (1984) Laryngeal carcinoma: high-resolution computed tomography and thick anatomic sections. Radiology 151: 698

Riedler L, Hölzl HR (1974) Zur Klinik und Therapie der medialen und lateralen Halszysten und Halsfisteln. Langenbecks Arch Chir 336: 247

Rouvier H (1938) Anatomy of the human lymphatic-system, 1st edn. Edwards Brothers, Ann Arbor, Mich, pp 1—82

Sako K, Pradier RN, Marchetta FC, Pickren JW (1964) Falliability of palpation in the diagnosis of metastasis to cervical nodes. Surg Gynecol Obstet 118: 989

Schaefer SD, Merkel M, Diehl J, Maravilla K, Anderson R (1982) Computed tomographic assessment of squamos cell carcinoma of oral and pharyngeal cavities. Arch Otolaryngol 108: 688—692

Scheible FW, Leopold GR (1978) Diagnostic imaging in head and neck disease: current applications of ultrasound. Head Neck Surg 1: 1

Scherl MP, Som PM, Biller HF, Kumudini S (1986) Recurrent infiltrating lipoma of the head and neck. Arch Otolaryngol Head Neck Surg 112: 1210—1212

Shah JP, Tollefsen HR (1974) Epidermoid carcinoma of the supraglottic larynx: role of neck dissection in initial surgical treatment. Am J Surg 128: 494—499

Sherman NH, Rosenberg HK, Heyman S, Templeton J (1985) Ultrasound evaluation of neck masses in children. J Ultrasound Med 4: 127—134

Silver AJ, Mawad ME, Hilal SK, Sane P, Ganti SR (1984a) Computed tomography of the carotid space and related cervical spaces. Part I: Anatomy. Radiology 150: 723

Silver AJH, Mawad ME, Hilal SK, Ascherl jr GF, Chynn KY, Baredes S (1984b) Computed tomography of the carotid space and related cervical spaces. Part II: Neurogenic tumors. Radiology 150: 729

Silver AJ, Mawad ME, Hilal SK, Ganti SR, Jane P (1983) Computed tomography of the cervical lymph nodes (abstr). J Comput Assist Tomogr 7: 199

Silverman PM, Korobkin M (1982) Computed tomographic evaluation of laryngoceles. Radiology 145: 104

Silverman PM, Korobkin M, Moore AV (1983a) Computed tomography of cystic neck masses. J Comput Assist Tomogr 7: 498

Silverman PM, Korobkin M, Moore AV (1983b) CT diagnosis of cystic hygroma of the neck. J Comput Assist Tomogr 7: 519

Silverman PM, Bossen EH, Fisher SR, Cole TB, Korobkin M, Halvorsen RA (1984a) Carcinoma of the larynx and hypopharynx: computed tomographic histopathologic correlation. Radiology 151: 697

Som PM, Biller HF (1984a) Cystic hygroma and facial nerve paralysis a rare association. J Comput Assist Tomogr 8: 110

Som PM, Biller HF (1983) Computed tomography of the neck in the postoperative patient: radical neck dissection and the myocutaneous flap. Radiology 148: 157—160

Som PM, Biller HF, Lawson W, Sacher M, Lanzieri CF (1984b) Parapharyngeal space masses: an update protocol based upon 104 cases. Radiology 153: 149

Som PM, Shugar JM, Biller HF (1982) The early detection of antral malignancy in the postmaxillectomy patient. Radiology 143: 509—512

Stark H (1975) Beobachtungen an lateralen Halsfisteln und -zysten im Laufe von 10 Jahren. Laryng Rhinol 54: 462

Templar J, Perry MC, Davis WE (1981) Metastatic cervical adenocarcinoma from unknown primary tumor. Arch Otolaryngol 107: 45—47

Termote JL, Baert A, Crolla D, Palmers Y, Bulcke JA (1980) Computed tomography of the normal and pathologic muscular system. Radiology 137: 439

Unger JM, Chintapalli KN (1983) Computed tomography of the parapharyngeal space. J Comput Assist Tomogr 7: 605

Ward PH, Fredrickson JM, Strandjord NM, Valvassori GE (1963) Laryngeal and pharyngeal pouches: surgical approach and the use of cinefluorographic and other radiologic techniques as a diagnostic aid. Laryngoscope 73: 564

Wiesman W, Galanski M, Fischedick AR (1984) Rupturiertes Aneurysma der zervikalen Arteria carotis interna. Fortschr Röntgenstr 141: 351

Wiley jr AL, Zagzebski JA, Tolbert DD, Baujavic RA (1975) Ultrasound B-scans for clinical evaluation of neoplastic neck nodes. Arch Otolaryng 101: 509

Williams JL, Kaude JV (1986) Sonographic findings in a case of Castleman disease of the neck. J Ultrasound Med 5: 593—594

Wilkinson EJ, Hause L (1974) Probability in lymph node sectioning. Cancer 33: 1269

Wilson H (1970) Carotid body tumors, familial and bilateral. Ann Surg 171: 843

Zanella FE, Mödder U, Benz-Bohm G, Thun F (1984) Die Neurofibromatose im Kindesalter. Fortschr Röntgenstr 141: 498

Zanella FE (1984) Thrombose der Vena jugularis interna. Fortschr Röntgenstr 140: 731

Zanella FE, Beyer D, Cornelius G, Schendzielorz P (1986) Real-time-Sonographie in der Diagnostik von Halszysten. Fortschr Röntgenstr 145/3: 278—282

Zaunbauer W, Haertel M (1982) Zur computertomographischen Diagnostik maligner Larynxtumoren. Fortschr Röntgenstr 136: 694

Zaunbauer W, Haertel M (1983a) Computertomographische Funktionsdiagnostik des Larynx. Fortschr Röntgenstr 138: 561

Zaunbauer W, Haertel M (1983b) Zur Computertomographie der lateralen Halszyste. Fortschr Röntgenstr 139: 55

Zaunbauer W, Haertel M (1984a) Zur Computertomographie der Laryngozele. Fortschr Röntgenstr 140: 155

Zaunbauer W, Haertel M (1984b) Computertomographie bei zervikalen Lymphadenopathien. Fortschr Röntgenstr 140: 656

Zaunbauer W, Haertel M (1985) Zervikale Computertomographie. GTV

9
Duplexsonographie der Halsgefäße

H. Czembirek, D. Tscholakoff und N. Gritzmann

1 Einleitung

Die Sonographie der Halsgefäße hat in den letzten Jahren einen festen Platz in der Diagnostik extracranieller Gefäßprozesse erhalten. Dabei sind verschiedene sonographische Verfahren zum Einsatz gekommen. Durch die Entwicklung von hochauflösenden Schallköpfen ist es möglich geworden, oberflächlich gelegene Halsgefäße im Real-time-Verfahren morphologisch zu untersuchen. Allerdings ist bei der Beurteilung der Gefäßmorphologie die Dimension der Hämodynamik nicht berücksichtigt. Bereits sehr früh wurde mit Dopplerverfahren versucht, Aussagen hinsichtlich hämodynamischer Veränderungen zu erhalten. Primär sind einfache Dopplermethoden zum Einsatz gekommen, die ohne Unterstützung des Real-time-Bildes mit relativ kostengünstigen Geräten Aufschluß hinsichtlich der Funktion gestatteten, jedoch hinsichtlich der Morphologie keinerlei Aussage boten. Die letzten Gerätegenerationen vereinigen nun die Bildgebung der hochauflösenden Real-time-Sonographie mit der funktionellen Information durch das Dopplersystem in einem Gerät. Diese Kombination wird Duplexsonographie bezeichnet. Die Mehrzahl der Gefäßlabors verwendet heute diese Duplexsysteme, deren Ergebnisse sehr befriedigend sind, und die sich im klinischen Alltag bewährt haben. Ziel dieser instrumentellen Einrichtung ist es, das gesamte Spektrum der extracraniellen Gefäßerkrankungen zu erfassen, die unterschiedlichen Grade von Stenosen zu bestimmen und eine morphologische Plaquediagnostik zu gestatten.

2 Technische Voraussetzungen

Für die Duplexsonographie sind verschiedene Systeme entwickelt worden, die entweder mechanische oder elektronische Sektorscanner, seltener Linearsanner, mit einer Continuous-wave- oder gepulsten Dopplermeßsonde verbinden.

Um eine optimale morphologische Auflösung zu erhalten, haben Real-time-Schallköpfe Frequenzen von 7,5 bis 10 MHz. Die im Nahbereich fokusierten oder elektronisch fokusierbaren Schallköpfe weisen ein axiales Auflösungsvermögen von theoretisch 0,15 mm auf, was eine subtile Analyse der Gefäßwandmorphologie gestattet. Das laterale Auflösungsvermögen ist abhängig von der Schallkeulencharakteristik und schwankt zwischen 1 und 2 mm. Das Dopplersystem kann entweder im elektronischen oder mechanischen Sektorscanner integriert sein. Dafür wird einer der Kristalle als Dopplerschallquelle umfunktioniert, was in prinzipieller Ähnlichkeit durch elektronische Steuerung auch bei elektronischen Sektorschallköpfen geschieht. Als Alternative besteht die Möglichkeit, zum Real-time-Schallkopf eine zweite unabhängige Sonde als Dopplerschallkopf zu verwenden (Gill 1985, Wells und Skimore 1985).

2.1 Dopplertechnologie

Dopplers Beobachtung, daß die Frequenz einer Welle sich erhöht, wenn sie sich einem Beobachter nähert und andererseits verringert, wenn sie sich vom Beobachter entfernt, läßt sich auf die corpuskulären Elemente des fließenden Blutes übertragen (Doppler 1843). In der Gefäßdiagnostik werden hochfrequente Ultraschallstrahlen auf ein Gefäß gerichtet und entweder durch denselben Transducer oder einen zweiten unabhängigen Empfänger empfangen. Die Änderung der Frequenz zwischen dem abgegebenen und reflektierten Signal ist proportional der Geschwindigkeit des fließenden Blutstromes. Dabei gilt die Dopplergleichung:

$$|fd| = 2 \frac{fv}{c} x \ \cos d$$

(fd) ist die Ultraschallfrequenzänderung, f entspricht der Frequenz des abgegebenen Ultraschallstrahles, v ist die Geschwindigkeit der zellulären Blutbestandteile und Alpha ist der Winkel zwischen dem Ultraschallstrahl und der Blutstromrichtung, c entspricht der Geschwindigkeit des Schalles im Medium. Die Geschwindigkeiten werden in Metersekunden und die Frequenzen in Hertz angegeben.

Glücklicherweise liegen die Ultraschallfrequenzänderungen, die den am Blutgefäß beobachteten Geschwindigkeiten entsprechen, in einem für das menschliche Ohr wahrnehmbaren Bereich. Das heißt, daß arterielle und venöse Gefäß ganz charakteristische, akustische Dopplersignale aufweisen.

Das Dopplersignal enthält jedoch zahlreiche unterschiedliche Frequenzkomponenten, die das breite Spektrum der Blutflußgeschwindigkeit repräsentieren, weshalb eine Spektralanalyse vorgenommen wird, um die wesentlichen Frequenzkomponenten über eine sogenannte schnelle Fourriertransformation (FFT) zu erfassen.

Die Spektralanalysen werden in Form von Frequenzkurven über die Zeit permanent im Real-time-Verfahren aufgezeichnet. In den meisten Geräten ist es möglich, durch den Computer weitere Quantifizierungen, wie Berechnungen der mittleren Geschwindigkeit, der Pulsationsindizes usw. durchzuführen. Diese Informationen dienen der weitergehenden Quantifizierung hämodynamischer Veränderungen am Gefäßsystem. Schließlich kann Dopplerultraschall für die Flowmessungen in einem Gefäß verwendet werden. Unter der Voraussetzung, daß Flußprofile über den gesamten Querschnitt des Gefäßes durchgeführt werden, der Gefäßquerschnitt exakt festlegbar ist und ein günstiger Einfallwinkel des Dopplerzielstrahles gegeben ist, läßt sich das Volumen pro Zeiteinheit berechnen. Zahlreiche apparatetechnische und meßtechnische Probleme haben jedoch die Blutvolumenbestimmung in den Hintergrund treten lassen. Aus diesem Grund wird im folgenden nicht näher auf die Flowberechnung eingegangen (Czembirek 1987, Gill 1985, Wells und Skimore 1985).

2.1.1 Continous-wave-Technik

Bei der Continous-wave-Technik werden Ultraschallstrahlen in ununterbrochener Folge ausgesendet und mit einem zweiten Detektor die zurückkehrenden Echos empfangen. Über ein entsprechendes elektronisches System kann nach Vorverstärkung eine Frequenzspektralanalyse durchgeführt werden. Die Stärke des Continous-wave-Verfahrens ist die sehr hohe Empfindlichkeit des Systems. Es können sowohl niedrige als auch hohe Blutflußgeschwindigkeiten gut erfaßt werden. Als Nachteil ist allerdings anzuführen, daß ungezielt alle in der Schallebene bzw. dem Schallstrahl liegende Gefäße Signale abgeben, die dann als Mischsignal unabhängig von ihrer Lokalisation wiedergegeben werden. Die Zuordnung eines pathologischen Signals zu einem bestimmten Gefäßabschnitt kann dadurch erschwert sein.

2.1.2 Gepulste Dopplersysteme

Um die beschriebenen Nachteile der fehlenden Definition der Gefäßtiefe zu umgehen, wurden Verfahren entwickelt, bei der gepulste kurzzeitige Ultraschallstöße ausgesendet werden. Die Sendepausen dazwischen werden dazu benützt, um das aus einer bestimmten Tiefe zurückkehrende Echo zu empfangen. Da die Geschwindigkeit des Ultraschalles im Gewebe bekannt ist, und die Zeit, die von der Aussendung des Impulses in eine bestimmte Tiefe bis zur Rückkehr des Echos bekannt ist, kann auf diese Art selektiv aus einer gewünschten Tiefe ein Signal empfangen werden.
Ist der Dopplerschallkopf im Real-time-Schallkopf integriert (Duplexsystem), so besteht die Möglichkeit, den Dopplerzielstrahl elektronisch innerhalb des real time-Bildsektors zu steuern, wodurch ein günstiger Einfallwinkel zum Gefäß gefunden wird. Andererseits ist eine exakte Positionierung des Meßvolumens auf elektronischem Weg möglich. Das Meßvolumen ist in seiner Größe variabel. Der Nachteil des gepulsten Dopplerverfahrens ist die geringere Empfindlichkeit beim Nachweis sehr hoher bzw. sehr geringer Flußgeschwindigkeiten. Dies wird über die variable Steuerung der Pulswiederholungsfrequenz teilweise wettgemacht.
Die zahlreichen unterschiedlichen Entwicklungen der Duplexsysteme haben leider zur Verwirrung der Nutzer beigetragen. So gibt es Systeme, die simultane Real-time-Darstellungen des Gefäßes mit gepulstem Doppler kombinieren können. Dies wird mit den rein elektronischen Phased-array-Systemen möglich, andererseits aber auch bei einigen mechanischen Verfahren. Manche Autoren bestehen auf der simultanen Real-time-Darstellung der Gefäße mit der Doppleranalyse, andere wiederum halten dies nicht für notwendig und haben vergleichbar gute Ergebnisse mit alternierenden

Methoden. Zu erwähnen ist die Kombination des Real-time-Systems mit einem unter einem fixierten Winkel angebrachten Dopplersystem. Welches der Verfahren auch immer verwendet wird, eines der wesentlichen Kriterien für die gute diagnostische Ausbeute ist der Grad der persönlichen Erfahrung.

3 Anatomie

Die rechte Arteria carotis communis entspringt aus dem Truncus brachiocephalicus, die linke als zweiter Ast aus dem Aortenbogen. Die beiden Gefäße steigen an der Seitenfläche von Luft- und Speiseröhre hoch und sind vom Musculus sternocleidomastoideus bedeckt. Sie erweitern sich in Höhe des Schildknorpels spindelig und teilen sich in Arteria carotis externa und Arteria carotis interna. Die Arteria carotis communis gibt nur in Ausnahmefällen rechts die Arteria thyreoidea ima ab, ist sonst jedoch astlos. Die beiden Carotiden liegen dorsolateral an den Schilddrüsenseitenlappen an. Die Arteria carotis interna verläuft astlos bis zum Canalis caroticus. Die Arteria carotis externa, am Vorderrand des Musculus sternocleidomastoideus verlaufend, gibt eine Reihe von Gefäßästen ab. Wichtigster und größter als erstes abgehender Ast ist die Arteria thyreoidea superior. Arteria carotis externa und Arteria carotis interna werden durch den Musculus styloglossus und stylopharyngeus getrennt, die von außen die arteria carotis interna überkreuzen.

Die Vena jugularis interna begleitet die Arteria carotis interna und Arteria carotis communis an deren Außenseite und nimmt eine Reihe von Venen des Kopfhalses auf. Sie mündet rechts im Angulus venosus dextra und links im Angulus venosus sinistra (Sieglbauer 1930).

4 Untersuchungstechnik

Aus vielen Gründen ist es wichtig, standardisierte Untersuchungsfolgen mit einer standardisierten Dokumentation durchzuführen. Die Untersuchung erfolgt in „fließender Durchleuchtung". Für die Dokumentation von Einzelschnitten haben sich sieben Positionen bewährt. Die Positionen werden rechts und links jeweils an vergleichbaren Stellen definiert. Bei pathologischen Veränderungen ist eine Zusatzdokumentation in zwei Ebenen in jedem Fall anzustreben.

Die Untersuchung beginnt mit Querschnitten der Halsregion (Abb. 1). Beginnend in der Supraclavicularregion wird im „real time mode" das Gefäßsystem bis an die Basis des Schädels in Querschnitten untersucht. Die Dokumentation der Querschnittebenen der Arteria carotis communis erfolgt in Höhe der Schilddrüse (Abb. 2, S 1). Die weitere Querschnittdokumentation erfolgt exakt über dem Bulbus der Arteria carotis an der Aufzweigungsstelle in Arteria carotis interna und externa (Abb. 3, S 2). Die nächsthöhere Schnittebene hat die Dokumentation von Arteria carotis externa und Arteria caroits interna zum Ziel (Abb. 4, S 3).

Ziel der Querschnittdokumentation ist die Abbildung der Carotisgabel mit Darstellung der anatomischen Position von Arteria carotis interna zur Aufzweigung der Carotisgabel sind in Abb. 5 (am Beispiel von rechtsseitigen Carotisbifurkationsvariationen) wiedergegeben.

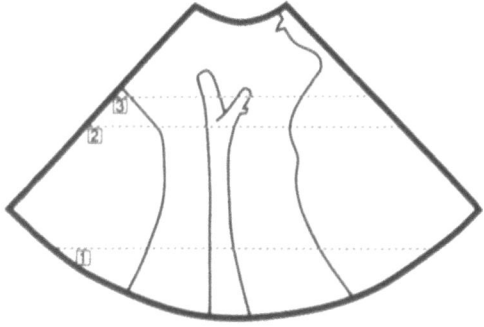

Abb. 1. Querschnittsebenen zur Standarddokumentation. *1* Arteria carotis communis, *2* Bulbus arteriae carotis communis, *3* Arteria carotis interna, Arteria carotis externa

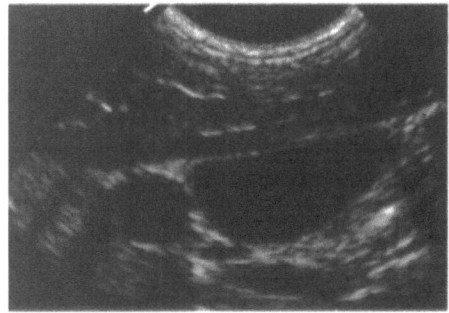

Abb. 2. Querschnitt der Arteria carotis communis, Vena jugularis interna

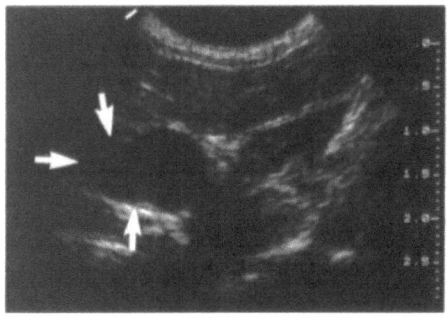

Abb. 3. Querschnitt der Arteria carotis communis in Höhe des Bulbus: liegende Achterfigur

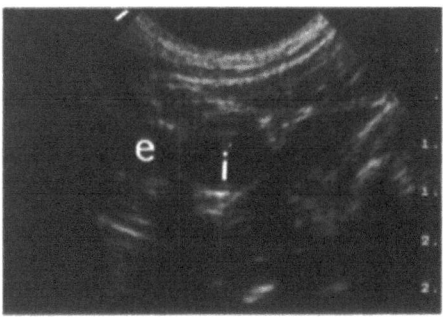

Abb. 4. Querschnitt cranial des Bulbus der Arteria carotis communis: Arteria carotis interna (*i*), Arteria carotis externa (*c*)

Die Längsschnittführung beginnt am Abgang der Arteria carotis communis aus dem Truncus brachiocephalicus, bzw. des Aortenbogens (Abb. 6). Der erste Längsschnitt erfolgt in Höhe der Schilddrüse (Abb. 7, S 4). Der zweite Längsschnitt wird in Übereinstimmung mit dem Querschnitt S 2 über dem Bulbus der Arteria carotis an der Bifurkation geführt (Abb. 8, S 5). Im weiteren Verlauf wird zunächst versucht, Arteria carotis externa und Arteria carotis interna mit der Aufzweigungsstelle zu dokumentieren. Dies gelingt jedoch in Abhängigkeit der anatomischen Situation nur in 20% der

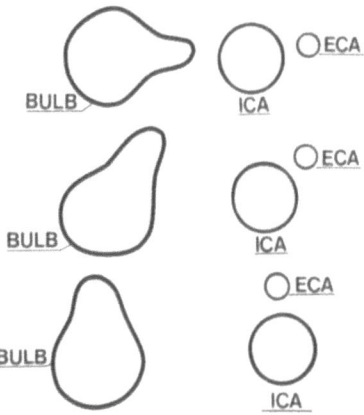

Abb. 5. Anatomische Variationen der Carotisgabel

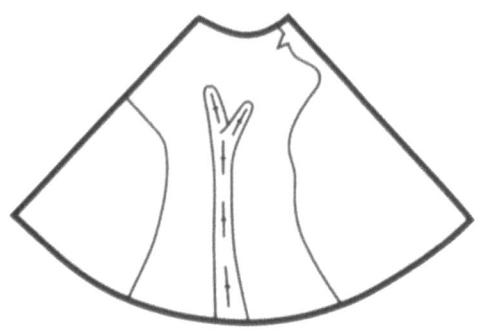

Abb. 6. Schema der Längsschnittführungen: Schnitt 4, 5 über der Arteria carotis communis bis in Höhe des Bulbus. Schnitt 6 über der Arteria carotis interna. Schnitt 7 über der Arteria carotis externa

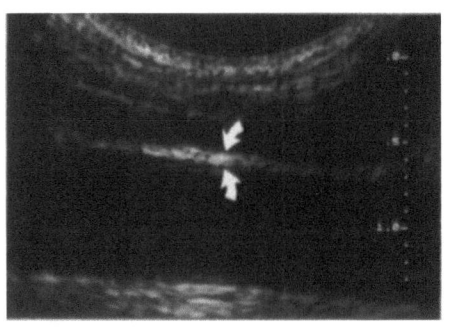

Abb. 7. Längsschnitt 4 über der Arteria carotis communis. 3-Schichtung der Gefäßwand, echofreies Lumen (abgesehen von Artefakten)

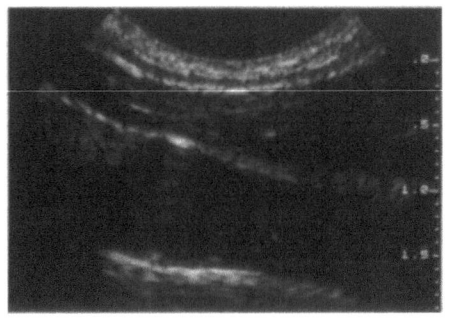

Abb. 8. Längsschnitt über dem Bulbus der Arteria carotis communis. Diskrete Ausweitung des Gefäßes vor der Aufzweigung in Arteria carotis externa und interna

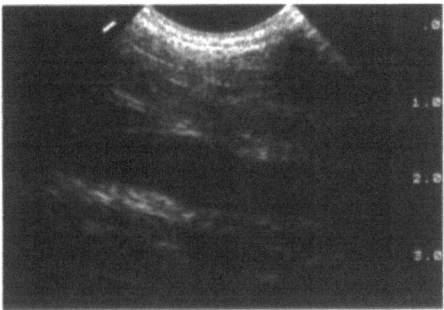

Abb. 9. Längsschnitt über der Arteria carotis interna unter Miteinbeziehung des Bulbus

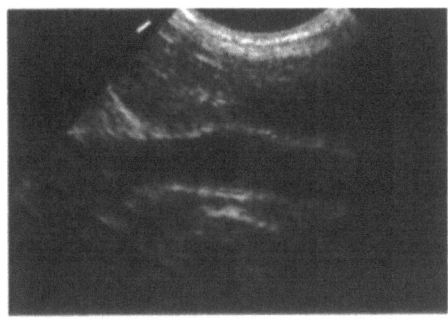

Abb. 10. Längsschnitt über der Arteria carotis externa unter Miteinbeziehung des Bulbus. Abgang der Arteria thyreoidea superior

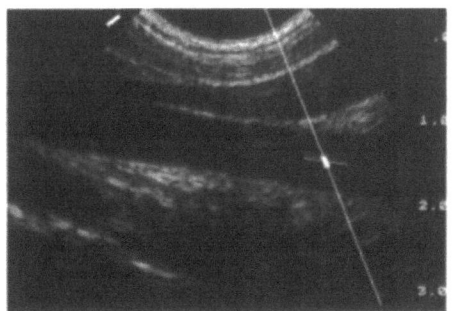

A

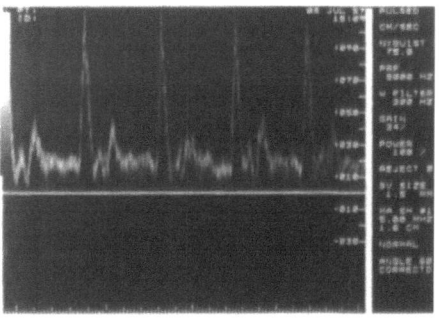

B

Abb. 11. A Längsschnitt über der Arteria carotis communis. **B** Dopplermeßvolumen zentral im Gefäß mit Winkelkorrektur. Typisches 2-gipfeliges Dopplerspektrum bei laminarem Flow

Fälle (Abb. 2). Häufiger müssen Arteria carotis externa und Arteria carotis interna separat aufgesucht und abgebildet werden (Abb. 9, S 6; Abb. 10, S 7).

Die Dokumentation der Dopplersignale erfolgt auf den Längsschnitten (S 4, 5, 6 und 7; Abb. 11, 12, 13, 14, 15, 16).

Am Längsschnitt S 4 wird die Dopplerflußkurve der Arteria carotis communis abgenommen. Unter Beibehaltung eines möglichst kleinen Winkels zwischen Gefäßverlauf und Dopplerzielstrahl wird das Flußspektrum bestimmt. Die normale Spektralanalyse der Frequenzverschiebungen zeigt in der Arteria carotis communis einen biphasischen Verlauf. Einem schnellen systolischen Geschwindigkeitsanstieg folgt ein zweiter Gipfel bei permanenten diastolischen Blutflußsignalen. Es herrscht laminarer Blutfluß, gekennzeichnet durch ein schmales Kurvenband mit einem Fenster unterhalb der Blutflußkurven. Idente Dopplerkurven sollten über dem Bulbus caroticus, repräsentiert auf S 5, erhalten werden. Auf Längsschnitt 6 wird der Blutfluß in der Arteria carotis interna dokumentiert. Der Kurvenverlauf gleicht jenem der Arteria

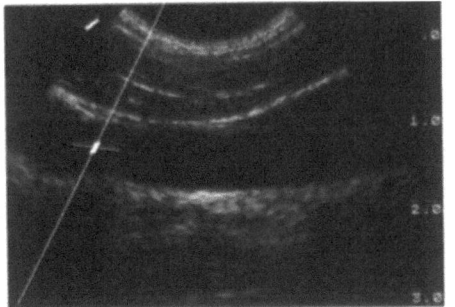
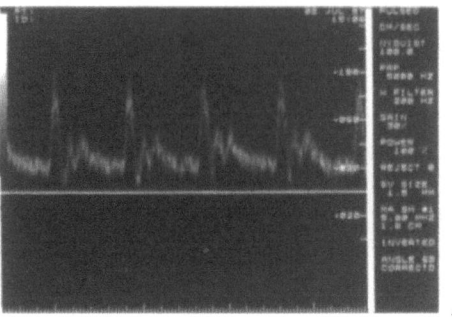

Abb. 12. A Längsschnitt über der Arteria carotis communis. **B** Das Dopplermeßvolumen ist im Bulbus der Arteria carotis eingeblendet. Typisches 2-gipfeliges Carotis communis-Dopplersignal

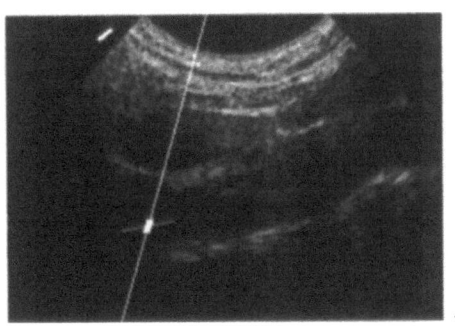
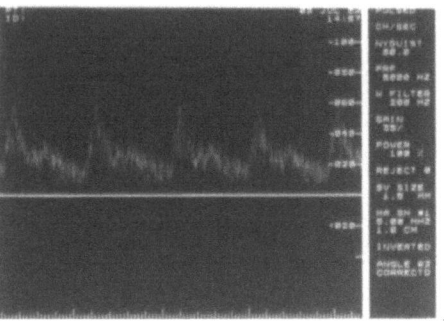

Abb. 13. A Längsschnitt über der Arteria carotis interna. Das Dopplermeßvolumen zentral ins Gefäß eingeblendet. **B** Typische Dopplerflußkurven mit diastolischem Fluß

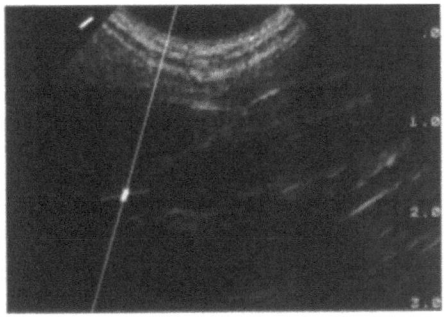
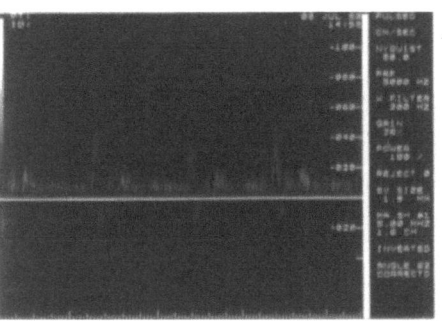

Abb. 14. A Längsschnitt über der Arteria carotis externa. Das Meßvolumen des Dopplerzielstrahles zentral im Gefäß. **B** Typisches Flußmuster. Monophasischer Kurvenverlauf. Nahezu fehlender diastolischer Flow als Ausdruck des erhöhten Widerstandes im Externagebiet

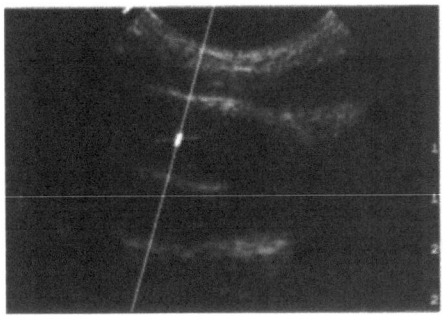
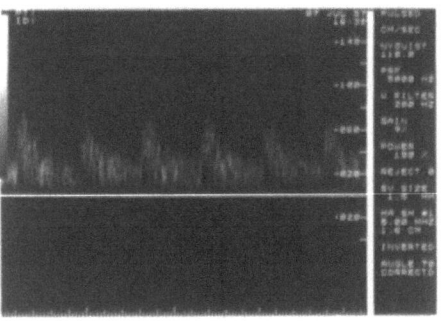

Abb. 15. A Simultane Darstellung von Arteria carotis interna und externa. Das Dopplermeßvolumen ist in das Zentrum der Arteria carotis interna eingeblendet. **B** Typischer Kurvenverlauf mit diastolischem Flow im Sinne des geringen peripheren Widerstandes

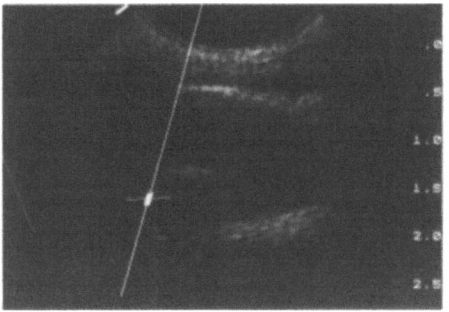 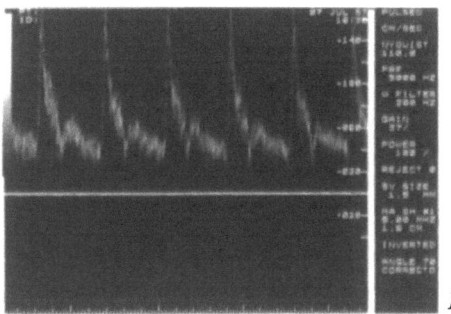

Abb. 16. (gleicher Fall wie Abb. 15 A, B). *A* Das Meßvolumen ist in die Arteria carotis externa eingeblendet. *B* Die Dopplerflußkurven zeigen nahezu fehlenden diastolischen Flow bei monophasischem Kurvenverlauf

carotis communis und ist wie beschrieben zweiphasisch. Charakteristisch ist wiederum der diastolische Flow. Im Gegensatz dazu zeigen die auf Schnitt 7 dokumentierten Blutflußkurven der Arteria carotis externa die Charakteristika des höheren peripheren Widerstandes, gekennzeichnet durch einen schnellen diastolischen Flußabfall, der der Kurve einen monophasischen Verlauf gibt. Die Flußgeschwindigkeiten sind in der Arteria carotis externa im allgemeinen höher als in der Arteria carotis interna. Die Relation der Blutflußgeschwindigkeit von Arteria carotis externa zur Arteria carotis interna beträgt weniger als 1 : 1,5 (1, 2, 15).

Für die Dokumentation des venösen Systemes gilt, daß die Arteria carotis und Vena jugularis auf den Querschnitten in den Schnittebenen 1, 2 und 3 simultan dargestellt werden. Die Längsschnittführung (S 4, 5) erfolgt bei Schnitt 4 knapp vor der Einmündungsstelle der Vena cava superior bzw. Vena subclavia. Die nächsthöhere Schnittführung wird in Höhe des Bulbus der Arteria carotis angesetzt.

5 Sonoanatomie der Halsgefäße

5.1 Arterien

Die Arterienwände weisen charakteristischerweise sonographisch eine Dreischichtung auf. Die äußerste Gefäßschicht bildet sich als Echoband hoher Amplitude ab. Nach innen anschließend folgt eine schmale echoarme Zone, die wiederum nach innen von einem echoreichen Band begrenzt ist. Diese ist auch die Grenzfläche zum Gefäßlumen, welches je nach Geräteeinstellung echofrei dargestellt wird. Durch Änderung der Verstärkerkurve kann es jedoch auch innerhalb des Gefäßlumens zur Darstellung von bewegten Echokomplexen kommen. Auch bei niedrigen Flußgeschwindigkeiten sind vermehrt bewegte Echos nachzuweisen. Die beschriebenen sonographischen Gefäßwandstrukturen sind in allen arteriellen Bereichen des Halsgebietes nachweisbar (Hajek et al. 1986, Zwiebel 1981).

5.2 Venen

Die Venenwand des Halsbereiches zeigt im Gegensatz zu den Arterien keine sonographische Dreischichtung. Die Venen begleiten die Arterien an der anterolateralen Seite, sind durch den Schallkopf leicht komprimierbar und zeigen beim Preßversuch erhebliche Ausweitungen. In Abhängigkeit von der Blutflußgeschwindigkeit sind mehr oder weniger Echos im Gefäßlumen erkennbar.

6 Pathologie

Der Schlaganfall ist eine der häufigsten Todesursachen. Etwa 40% aller Patienten, die mit einem Schlaganfall eingeliefert werden, bieten einen Verschluß der Arteria carotis interna oder eines Hauptastes der Circulus Willisi. Prädilektonsstelle für Stenosen auf der Basis arteriosklerotischer Plaques ist die Bifurkation der Arteria carotis communis. Um diese Gefäßaufzweigung morphologisch darzustellen, werden eine Reihe von Techniken eingesetzt. Die meisten dieser Techniken waren teuer, zum Teil invasiv (Arteriographie). Die Entwicklung der Sonographie hat jedoch die Möglichkeit geschaffen, auf nichtinvasivem Weg zur Diagnose zu kommen. Unter dieser Voraussetzung gilt es, jene Patientengruppen zu erfassen, die gefährdet sind und die einer adäquaten chirurgischen Therapie zugeführt werden können. Viele dieser Patienten haben transiente ischämische Attacken (TIA). Das Auftreten von TIAs ist von großer prognostischer Bedeutung, denn das Risiko, einen Schlaganfall innerhalb von 5 Jahren zu erleiden, ist mit 40% anzusetzen. Diese Daten unterstreichen die Notwendigkeit eines nichtinvasiven Screeningverfahrens (Bündiger et al. 1982, Garth et al. 1983, Reilly et al. 1983).

Aufgrund der Ergebnisse der letzten Jahre kann die Duplexsonographie als jenes Verfahren ausgewiesen werden, welches mit hoher Treffsicherheit Stenosen und Verschlüsse der extracraniellen Abschnitte der gehirnversorgenden Arterien erfassen kann.

Diagnostische Kriterien

a) *Hochauflösender Real-time-B-Ultraschall*: Das Bild des hochauflösenden Real-time-Ultraschallverfahrens wird dazu verwendet, die Gefäßwand hinsichtlich anatomischer und morphologischer Informationen zu analysieren (Abb. 17 A, B). Neuere Untersuchungen belegen, daß die Veränderungen innerhalb der Gefäßwand und innerhalb eines Plaques mit dem Nachweis von Blutungen und Ulcerationen wichtiger sein dürften als das Ausmaß einer Stenose hinsichtlich der Beurteilung der Gefährdung eines Patienten. Das würde bedeuten, daß die Stenosegradbestimmungen hinsichtlich ihrer klinischen Relevanz neu überdacht werden müssen.

Plaques in der Gefäßwand können, abhängig vom Aufbau, sonographisch sehr unterschiedlich imponieren. Fibröse Plaques zeigen Echos hoher Amplitude und sind im

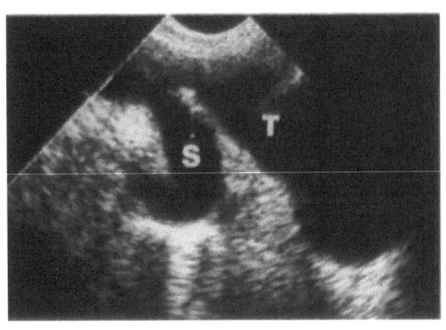
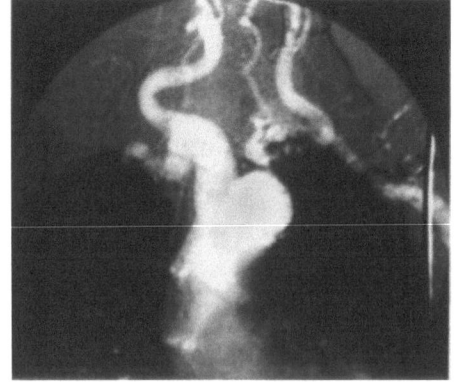

Abb. 17. **A** Querschnitt knapp supraclaviculär rechts. Kinking der supraaortischen Äste: *S* Arteria subclavia, *T* Truncus coeliacus. **B** Subtraktionsangiogramm

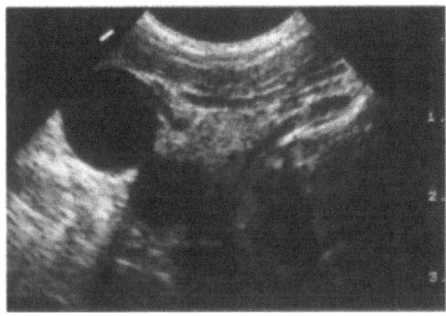

Abb. 18. Querschnitt 1 in Höhe der Schilddrüse: Die Vena jugularis ventrolateral an das Schilddrüsenparenchym angelagert, dorsomedial davon die Arteria carotis communis. Das echoreiche Schilddrüsenparenchym wird von der echoärmeren Muskulatur (Musculus thyreohyoideus ventral, Musculus longus colli dorsal) umgeben

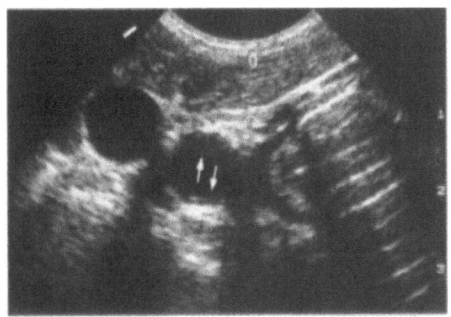

Abb. 19. Querschnitt 1 knapp oberhalb der Schilddrüse: Hinter dem Musculus sternocleidomastoideus lateral die Vena jugularis, mediodorsal davon gelegen die Arteria carotis communis. Die Gefäßwand ist verdickt und zeigt Echos niedriger Amplitude, läßt sich jedoch gegenüber dem Zentrum, welches echofrei ist, gut absetzen: echoarme „weiche" arteriosklerotische Plaques (↑). Multiple Wiederholungsechos durch die Trachea

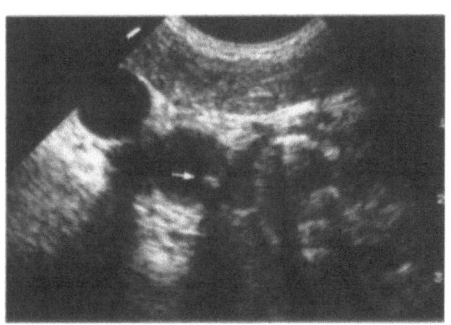

Abb. 20. Querschnitt 2 in Höhe des Bulbus der Arteria carotis: Lateroventral, hinter dem Musculus sternocleidomastoideus gelegen, die Vena jugularis interna. Mediodorsal davon die Bifurkation der Arteria carotis communis in Form einer liegenden Acht. Wie auf Schnitt 1 erkennt man die Intima deutlich verdickt. Das harte Eintrittsecho mit dem nachfolgenden Schallschatten an der Innenseite der Arteria carotis communis entspricht einem arterosklerotischen verkalkten Plaque (↑). Wiederholungsechos: Trachea

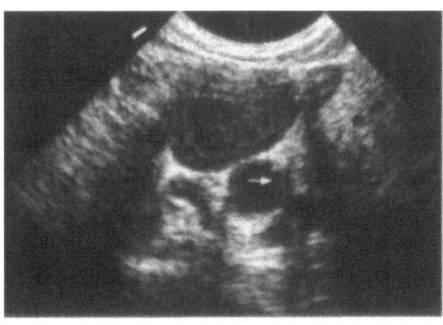

Abb. 21. Querschnitt 3 cranial der Bifurkation der Arteria carotis communis: Ventral das aufgeblähte Lumen der Vena jugularis interna im Müller-Valsalva-Preßversuch. Das Gefäßlumen ist durch multiple Echos mittlerer Amplitude ausgefüllt, die langsam bewegenden Erythrozytenaggregaten entsprechen. Arteria carotis externa und Arteria carotis interna zeigen, ähnlich wie auf den tiefer gelegenen Schnitten die Arteria carotis communin, eine Gefäßwandverdickung im Sinne sklerotischer Veränderungen (↑)

allgemeinen homogen. Nimmt der Lipidgehalt innerhalb der Laesion zu, so werden die Echoamplituden kleiner und echofreie Zonen können gesehen werden (Abb. 18, 19, 20, 21, 22, 23, 24). Viele Plaques enthalten Kalk, der die klassische Symptomatik im Sonogramm hervorruft. Harte breite Eintrittsechos mit sehr hohen Amplituden und dahinterliegende Schallschatten. Schallauslöschungsphänomene können dann die subtile Analyse der Plaquemorphologie auch verhindern. Gelegentlich kann durch die hohe Schallabsorption des Kalziums die Bestimmung des Stenosegrades erschwert

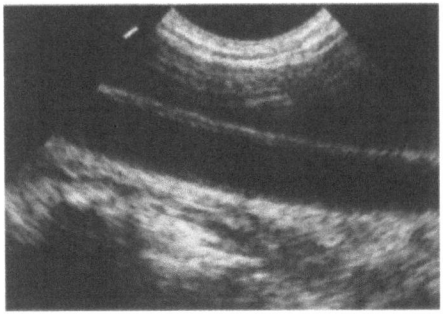

Abb. 22. Längsschnitt 4 über der Arteria carotis communis oberhalb der Clavicula: Glatt begrenztes Gefäß. Die Gefäßwand ist dreigeschichtet, jedoch dicker als normal: geringe arteriosklerotische Wandveränderungen

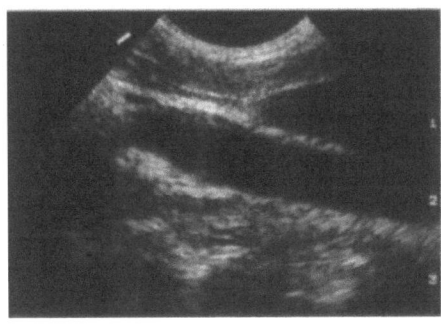

Abb. 23. Längsschnitt 5 über der Arteria carotis communis mit Darstellung des Bulbus

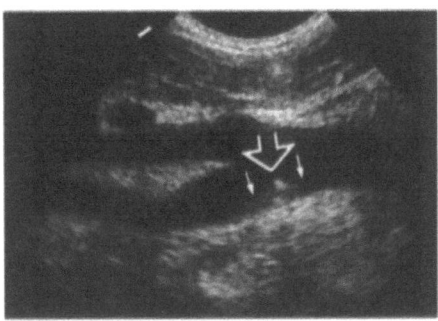

Abb. 24. Längsschnitt 6 über der Bifurkation der Arteria carotis: Das ventral liegende Gefäß entspricht der Arteria carotis externa, das dorsal abgehende der Arteria carotis interna. Vor der Arteria carotis externa, schräg getroffen, die Arteria thyreoidea superior. Im Bulbus der Arteria carotis, an der Dorsalseite, eine Vorwölbung, die zentral einen verkalkten sklerotischen Plaque (↑↑), cranial und caudal davon „weiche" Plaques aufweist (↑)

oder behindert werden. Bei Blutungen in einem Plaque werden inhomogene echofreie Zonen sichtbar. Unter Berücksichtigung der guten Darstellungsmöglichkeiten der Gefäße kann, wie zahlreiche Autoren beweisen, eine hohe Sicherheit bei der Beurteilung geringfügiger Gefäßerkrankungen erreicht werden. Höhergradige Stenosen, Kalk und gelegentlich anatomische Variationen verhindern manchmal die Darstellung des Lumens und gestatten daher keine Gefäßanalyse. Je kleiner das Gefäßlumen, um so schwieriger wird die Situation für die Real-time-B-Untersuchung (Abb. 3, 14). Auf der anderen Seite kann es auch schwierig sein, einen frischen Thrombus darzustellen (Soft-Thrombus), da die Echocharakteristik sich jenem des freien Gefäßlumens angleicht und daher eine Unterscheidung im Real-time-B-Bild nicht mehr möglich ist. Die oben angeführten Ursachen lassen daher die Doppler-Sonographie als ideale Ergänzung zum B-Scan erscheinen (Abb. 25, 26, 27, 28).

b) *Gepulste Doppelsonographie*: Viele Jahre hat das hörbare Signal der Frequenzänderung dem Erfahrenen genügend Information bei der Beurteilung der extracraniellen Gefäße geboten. Diese subjektive, häufig auch sehr wichtige Information wird heute durch die Dopplerspektralanalysendarstellung objektiviert und kann nach Dokumentation von mehreren Personen beurteilt werden. Voraussetzung dafür ist die Kenntnis der

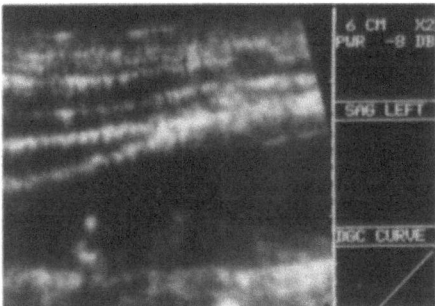

Abb. 25. Längsschnitt im Bulbus der Arteria carotis communis: Soft-Plaque vom freien Gefäßlumen im B-Bild kaum zu unterscheiden. Einige harte Eintrittsechos markieren den verkalkten Plaqueanteil

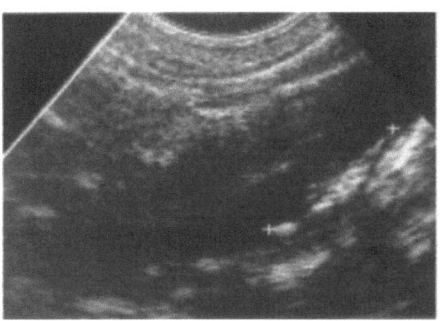

A

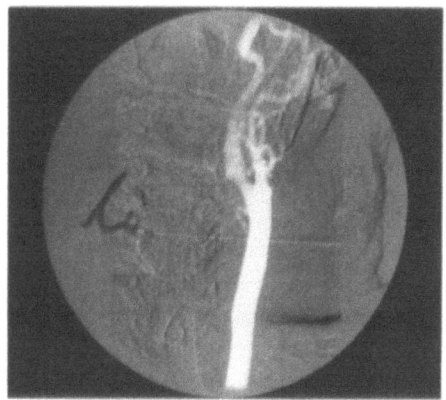

B

Abb. 26. A Längsschnitt über der Arteria carotis communis am Abgang der Arteria carotis interna. Rund 2 cm langer, dorsal gelegener, teils verkalkter Plaque mit Unregelmäßigkeiten an der Oberfläche, einem exulcerierten Plaque entsprechend. **B** Digitales Subtraktionsangiogramm: Die Einengung der Arteria carotis interna durch den Plaque ist erkennbar, die Exulceration jedoch nicht zu diagnostizieren

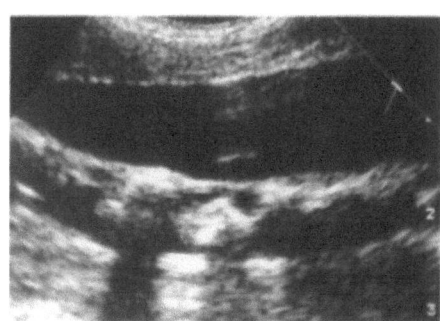

Abb. 27. Kompletter Verschluß der Arteria carotis communis und interna mit multiplen, typischen, verkalkten Plaques und Schallschatten

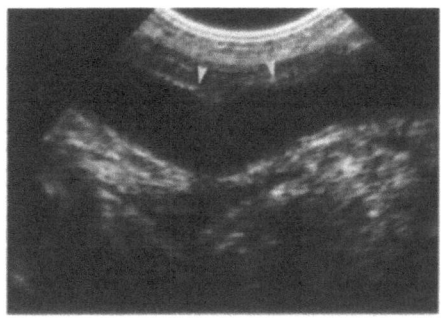

Abb. 28. Längsschnitt durch die Arteria carotis communis. Z.n. Teilresektion einer Lymphknotenmetastase bei Plattenepithelcarcinom. Unterbrechung der vorderen Gefäßwandstruktur (Pfeile). Die Gefäßwandechos der Hinterwand sind durchgehend intakt: Gefäßwandinfiltration ohne Einengung des Lumens

normalen Spektralanalysekurven. So ist das Flowspektrum im Bereich der Arteria carotis interna durch einen hohen diastolischen Flow gekennzeichnet, der anzeigt, daß der periphere Widerstand sehr gering ist, entsprechend dem hohen Blutdurchsatz durch das Gehirn (Jackson et al. 1985). Umgekehrt zeigt die Arteria carotis externa bei hohen peripheren Widerstand nahezu keinen Flow in der Diastole, gelegentlich auch umgekehrten diastolischen Fluß (zum Herzen).

Das normale Dopplerspektrum zeigt üblicherweise ein schmales Band an unterschiedlichen Geschwindigkeiten oder Frequenzen, bietet also im wesentlichen laminaren Flow, der die Kurve als einlinig mit einem klaren Fenster unterhalb der Kurve erkennen läßt (Blackshear et al. 1979, 1980, Philips et al. 1983).

In Abhängigkeit vom Grad der Einengung eines Gefäßes ändert sich das Dopplerspektrum. Der laminare Flow wird in unterschiedlichem Ausmaß gestört, das Fenster unterhalb der Flußkurve wird geschlossen, zahlreiche unterschiedliche Geschwindigkeiten (bedingt durch turbulentem Flow bzw. Frequenzen). Dies nennt man Verbreiterung des Spektrums. Das systolische Fenster wird aufgefüllt und man bezeichnet diese Kurvenform als subkritische Stenose. Dabei ändert sich die Höchstgeschwindigkeit des Blutes weder in Systole noch Diastole. Erst wenn der Gefäßdurchmesser um mehr als 50% stenosiert wird, erhöht sich allmählich die systolische Spitzengeschwindigkeit, die durch eine erhöhte Dopplerfrequenz gekennzeichnet ist. Ab einem Stenosegrad von 90% kommt es zum sogenannten „Stenose-Jet" mit maximalen Frequenzverschiebungen, die zum Teil die Kapazität des Gerätes überschreiten (Aliasing) (Abb. 29, 30, 31, 32, 33). Es gibt zahlreiche Kriterien, die aus den Dopperlflußkurven abgeleitet wurden und für die Quantifizierung von Gefäßerkrankungen im Bereich der Arteria carotis eingesetzt werden. So wurde das Geschwindigkeitsverhältnis der Arteria carotis interna zur Arteria carotis communis als eines der wichtigsten Parameter angegeben. Das Geschwindigkeitsverhältnis in Arteria carotis interna und Arteria carotis communis vergleicht die Spitzengeschwindigkeiten in der Systole. Ein Verhältnis von ACI zu ACC von mehr als 1,5 wird dabei als pathologisch angesehen und weist auf eine 50%ige oder höhergradige Stenose des Gefäßes an der Meßstelle hin. Eine Frequenzverschiebung von 4 kHz im Maximum der Systole bedeutet eine 80%ige Gefäßstenose. Man nimmt an, daß mit zunehmender Stenose zunächst lediglich die systolische Frequenzverschiebung vermehrt wird und je höher die Stenose im weiteren Verlauf dann auch diastolische Komponenten des Flußprofiles sich verändern. Enddiastolische Frequenzverschiebungen von 4,5 KHz weisen mit einer Genauigkeit von 87% eine Gefäßstenose von 80% auf (Abb. 3, 7, 8, 9, 12, 19, 21, 24).

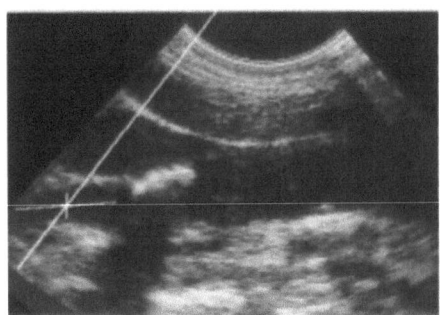
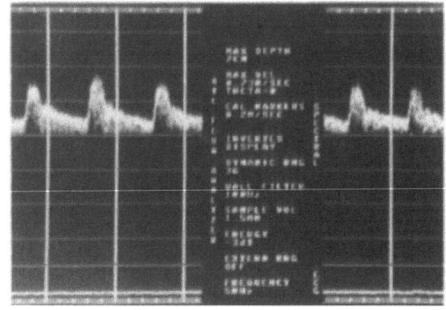

A   *B*

Abb. 29. **A** Längsschnitt über der Carotisbifurkation. Breiter Schallschatten mit Eintrittsechos an der Vorderwand der Arteria carotis interna. Der craniale Verlauf der Arteria carotis communis zeigt (**B**) nahezu normale Flußverhältnisse im Dopplersonogramm

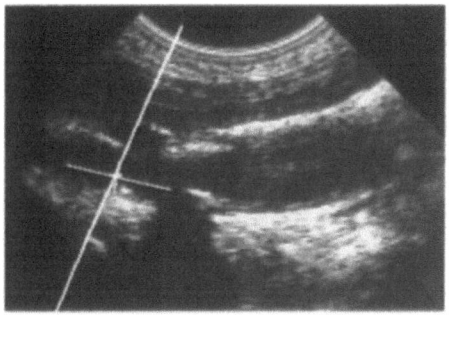
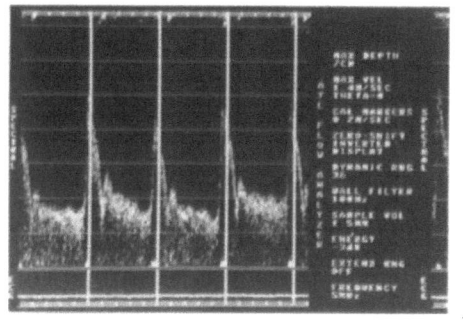
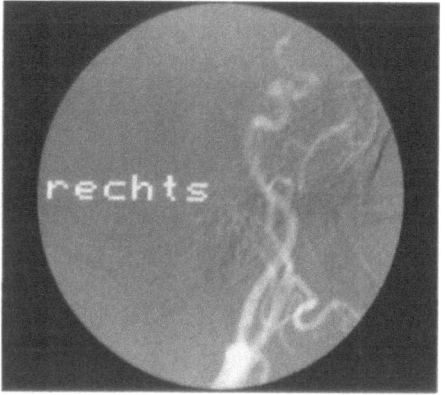

Abb. 30 A—C. Arteriosklerotische Abgangsstenose der Arteria carotis interna. Das Doppler-Flow-Spektrum im Bereich der Stenose zeigt eine deutliche Erhöhung des maximalen systolischen Blutflusses (ca. 800 cm/Sek.), sowie eine Aufsplitterung des diastolischen Flußspektrums: Mehr als 50%ige hämodynamisch wirksame Stenose. *C* zeigt die mehr als 50%ige Internaabgangsstenose im digitalen Subtraktionsangiogramm

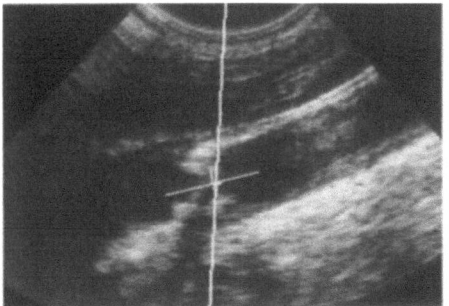
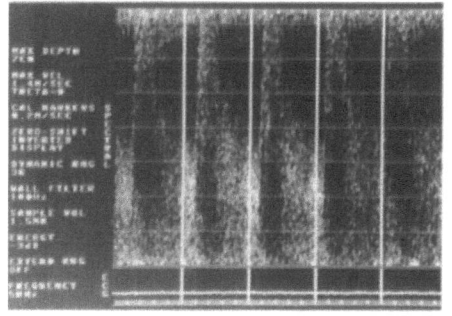

Abb. 31 A, B. Rund 90%ige Stenose der Arteria carotis interna an der Abgangsstelle. Das Dopplermeß-volumen im Stenosebereich eingeblendet. Die Flußspektren zeigen eine erhebliche Beschleunigung des Blutflusses über die Meßmöglichkeiten des Gerätes hinausgehend (Aliasing)

7 Duplexsonographische Graduierung von Stenosen

a) Hämodynamisch nicht wirksame Stenosen

Ein atherosklerotischer Plaque ist im B-Bild nachweisbar. Das Dopplersignal bleibt im Bereich der Stenose normal.

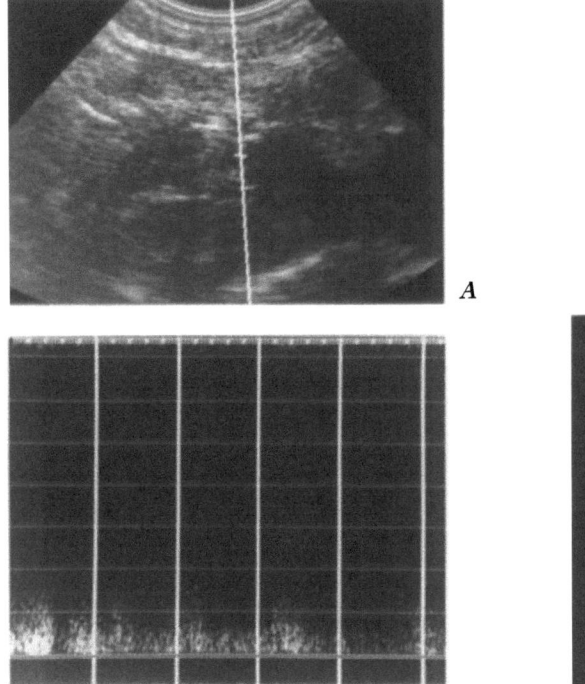

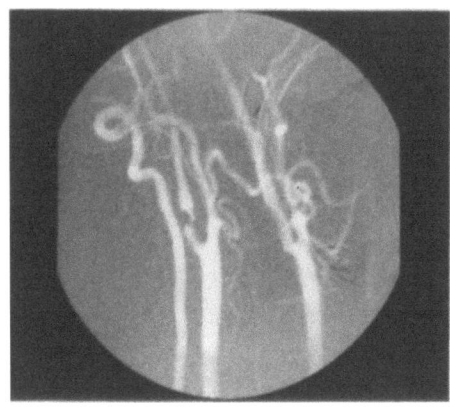

Abb. 32 A—C. Schlechte Darstellungsbedingungen im B-Bild. Das Dopplermeßvolumen zentral im Carotis interna-Bereich eingeblendet zeigt „versiegenden Blutfluß". *C* belegt im digitalen Subtraktions-angiogramm den fadenförmigen, nahezu kompletten Verschluß der Arteria carotis interna

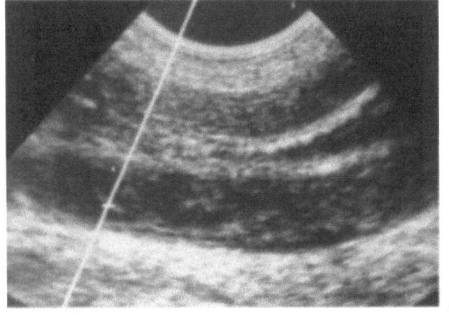

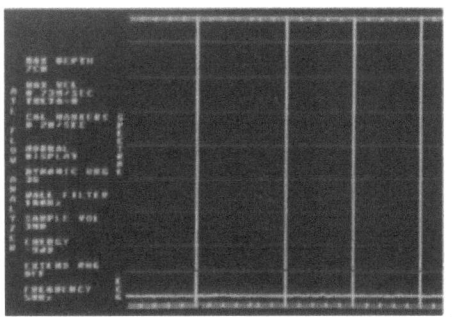

Abb. 33 A, B. Das Gefäßlumen der Arteria carotis communis ist komplett von soliden Strukturen ausgefüllt. Die Dopplermessung ergibt kein Signal aus dem thrombotisch verschlossenen Gefäß

b) Mäßiggradige Stenosen mit Änderungen in der Hämodynamik

Die Dopplerflußkurven zeigen im Bereich der arteriosklerotischen Plaques eine Spektralverbreiterung (Turbulenzen), die maximale Frequenzverschiebung in der Systole beträgt bis 4 kHz, das Verhältnis der Spitzengeschwindigkeit Arteria carotis interna zu Arteria carotis externa liegt zwischen 1,5 und 1,8.

c) Hämodynamisch signifikante Stenosen

die Dopplerflußkurven zeigen eine Frequenzverschiebung von über 4 kHz in der Systole, ein typisches akustisch warhnehmbares „Jet"-Geräusch ist feststellbar und das

Frequenzspektrum ist verbreitert. Das Fenster unterhalb der Kurve ist vollkommen ausgefüllt, das Verhältnis der Spitzengeschwindigkeiten zwischen Arteria carotis interna zu Arteria carotis externa beträgt über 1,8. Gelegentlich überschreiten die Spitzengeschwindigkeiten die Meßmöglichkeiten der Geräte (Aliasing).

8 Bewertung

Die Duplexsonographie eignet sich für die Beurteilung der Arteriosklerose im Bereich der supraaortischen extracranialen Arterien. Sie ist ein verläßliches, nichtinvasives Verfahren, um arteriosklerotische Veränderungen in ihrer Frühform aber auch um höhergradige Stenosen nachzuweisen. Die Duplexsonographie ist in der Lage, quantitative Aussagen hinsichtlich der anatomischen Verhältnisse und hinsichtlich der hämodynamischen Funktion zu geben und kann das Ausmaß der Erkrankung graduieren. In mehr als 95% der Fälle gelingt eine adäquate Untersuchung (Jakson et al. 1985). Vergleicht man Duplexsonographie und digitale Subtraktionsangiographie, so besteht eine sehr gute Übereinstimmung hinsichtlich der Treffsicherheit beider Methoden. Nimmt man die konventionelle Angiographie als Goldstandard, so beträgt die Treffsicherheit der DSA sowie jene der Duplexsonographie ebenfalls etwa 95% für die Beurteilung des Ausmaßes einer arteriosklerotischen Erkrankung der Carotiden. Die diagnostische Treffsicherheit dürfte unabhängig vom Ausmaß der Erkrankung sein, wobei die Duplexsonographie eher eine Überbewertung der Stenosegrade im Vergleich zur Angiographie ergibt. Entscheidende Voraussetzung für adäquate Untersuchungen sind die Erfahrung des Untersuchers und die sorgfältige Untersuchung selbst. Nur unter diesen Voraussetzungen ist es möglich, falsch-negative und falsch-positive Ergebnisse zu vermeiden. Vor- und Nachteile von Duplexsonographie und DSA ergänzen einander, so daß die beiden Verfahren als komplementär angesehen werden könnten. Die Beurteilung von ulcerierenden, arteriosklerotischen Plaques ist nach wie vor problematisch. Vergleicht man Continous-wave-Dopplersonographie und Duplexsonographie, so kann festgestellt werden, daß mit Hilfe der Continous-wave-Dopplersonographie höhergradige Stenosen und Verschlüsse am besten diagnostiziert werden können, während die Duplexsonographie Vorteil bei geringfügigen Stenosen und Plaquebildungen bietet (Abb. 12, 13, 19, 21, 23).

Die hohe Anzahl technisch gut durchführbarer Untersuchungen im Bereich der Gefäße des Halses sowie die niedrige falsch-negativ Ergebnisquote, die hervorragende Patientenakzeptanz und das Fehlen jeglicher Kontraindikationen zur Duplexsonographie weisen dieses Verfahren als exzellente Methode für ein Screening hinsichtlich der arteriosklerotischen Erkrankungen aus. Dies gilt auch für die Venen des Kopf-Hals-Bereiches. Als optimale Gerätekombination bietet sich jedoch die simultane oder konsekutive Einsatzmöglichkeit von gepulsten duplexsonographischen Verfahren mit Continous-wave-Zusatz an. Die ergänzende DSA ist für unklare Ausgangssituationen und in Abhängigkeit von der klinischen Notwendigkeit auch praeoperativ erforderlich.

Die farbcodierte Dopplersonographie ermöglicht ebenfalls die Darstellung von Carotisstenosen. Die simultane Darstellung von Blutfluß und Gefäßmorphologie dürften zu einer Verkürzung der Untersuchungszeit führen.

Literatur

Blackshear WM, Philips DJ, Thiele BJ, Hirsch JH, Chikos PM, Marinelli MR, Ward KJ, Strandness DE (1979) Detection of carotid occlusive disease by ultrasonic imaging and pulsed Doppler spectrum analysis. Surgery 86: 698—706

Blackshear WM, Philips DJ, Chikos PM, Harley JD, Thiele BL, Strandness DE (1980) Carotid artery velocity patterns in normal and stenotic vessels. Stroke 11: 67—71

Blasberg DJ (1982) Duplex sonography for carotid artery disease: An accurate technique. AJNR 3: 609—614

Bündigen JH, Reutern GM von, Freund HJ (1982) Dopplersonographie der extrakraniellen Hiranarterien. G Thieme, Stuttgart

Czembirek H (1987) Zum Wert der abdominellen gepulsten Duplex-Sonographie. Radiologe 27: 98—105

Doppler Ch (1843) Über das farbige Licht der Dopplersterne und einiger anderer Gestirne des Himmels. Abhandlungen der königlichen böhmischen Gesellschaft der Wissenschaften, Prag

Dreisbach JN, Seibert CE, Smazal SF, Stavros T, Daigle RJ (1983) Duplex sonography in the evaluation of carotid artery disease. AJNR 4: 678—680

Fell G, Philips DJ, Chikos PM, et al (1981) Ultrasonic duplex scanning for disease of the carotid artery. Cirulation 64: 1191

Garth KE, Carroll BA, Sommer FG, Oppenheimer DA (1983) Duplex ultrasound scanning of the carotid arteries with velocity spectrum analysis. Radiology 147: 823—827

Gill RW (1985) Measurement of blood flow by ultrasound: accuracy and sources of error. Ultrasound Med Biol 11: 625—641

Hajek P, Czembirek H, Salomonowitz E, Turk R, Tscholakoff D, Kumpan W (1986) Lymph nodes of the neck: evaluation with US. Radiology 158: 739—742

Jackson VP, Kühn DS, Bendick PhJ, Becker GJ, Holden RW, Dilley RS (1985) Duplex carotid sonography: correlation with digital subtraction angiography and conventional angiography. J Ultrasound Med 4: 239—249

Jackson VP, Becker GJ, Kühn DS, Bendick PhJ, Holden RW (1984) Extracranial carotid atherosclerotic vascular disease: Duplex sonography and digital subtraction angiography. Radiographics 4/5: 128—135

Katz ML, Comerota AJ, Cranley JJ (1982) Characterization of atherosclerotic plaque by real-time carotid imaging. Bruit 6: 17

Philips DJ, Greene jr FM, Langlois Y, et al (1983) Flow velocity patterns in the carotid bifurcations of young, presumed normal subjects. Ultrasound Med Biol 9: 39

Reilly LM, Lusby RJ, Hughes L, et al (1983) Carotid plaque histology using real-time ultrasonography: Clinical and therapeutic implications. Am J Surg 146: 188

Sieglbauer F (1930) Lehrbuch der normalen Anatomie des Menschen. Urban & Schwarzenberg

Wells PNT, Skimore R (1985) Doppler developments in the last quinquennium. Ultrasound Med Biol 11: 613—623

Widder B, Friedrich JM, Paulat K, Hamann H, Hutschenreiter S, Kreutzer C, Ott F, Arlart IP (1987) Bestimmung des Stenosierungsgrades bei Karotisstenosen: Ultraschall und i.v. DSA im Vergleich zum Operationsbefund. Ultraschall 8: 82—86

Wolverson MK, Bashiti HM, Peterson GJ (1983) Ultrasonic tissue characterization of atheromatous plaques using a high resolution real time scanner. Ultrasound Med Biol 9: 599

Wolverson MK, Heiberg E, Sundaram M et al. (1982, 1983) Carotid atherosclerosis: high-resolution real-time sonography correlated with angiography. AJNR 3: 601 (1982); AJR 140: 355 (1983)

Zwiebel WJ (1981) High resolution carotid sonography. Semin Ultrasound 2: 316

Zwiebel WJ, Crummy AB (1981) Sources of error in Doppler diagnosis of carotid occlusive disease. J Roentgenol 137: 1—12

Zwiebel WJ, Zagzebski JA, Crummy AB, Hirscher M (1982) Correlation of peak Doppler frequency with lumen narrowing in carotid stenosis. Stroke 13: 386—391

10
Venen

P. Hübsch, N. Gritzmann und *F. Frühwald*

Einleitung

Von den Venen des Halses besitzt die V. iugularis interna die weitaus größte klinische Bedeutung. Sie ist der größte und wichtigste venöse Blutleiter am Hals und kann an pathologischen Prozessen wie Entzündungen oder Tumoren beteiligt sein. Wegen der heute weitverbreiteten Anwendung von Verweilkathetern kommt es auch häufiger zur Thrombose der V. iugularis interna.

Nicht zuletzt auf Grund der einfachen Anwendung und der fehlenden Invasivität ist die Sonographie die wichtigste Methode zur Untersuchung der V. iugularis interna.

1 Anatomie

Die Halsvenen können in oberflächliche und tiefe Venen eingeteilt werden. Die oberflächlichen Venen, welche ihr Blut zum Großteil in die V. iugularis externa abgeben, drainieren ein wesentlich kleineres Gewebsvolumen als die tiefen Venen, die ihr Blut vor allem in die V. iugularis interna abgeben. Letztere erhält über verschiedene Zuflüsse Blut aus dem gesamten Stromgebiet der A. carotis communis (Abb. 1).

Die V. iugularis interna beginnt mit dem Bulbus venae iugularis superior am Foramen iugulare der Schädelbasis, wo sie das Blut aus dem Sinus sigmoideus sowie aus dem Sinus petrosus inferior empfängt. Die im Halsbereich klappenlose Vene folgt sodann der A. carotis interna bzw. der A. carotis communis, um sich im Angulus venosus hinter

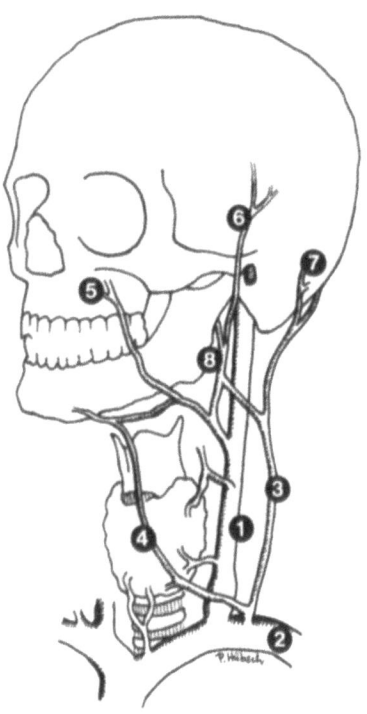

Abb. 1. Venen im Kopf-Halsbereich (nicht eingezeichnet ist die V. vertebralis und der Plexus venosus vertebralis): V. iugularis interna (*1*), V. subclavia (*2*), V. iugularis externa (*3*), V. iugularis anterior (*4*), V. facialis (*5*), V. temporalis superficialis (*6*), V. occipitalis (*7*), V. retromandibularis (*8*)

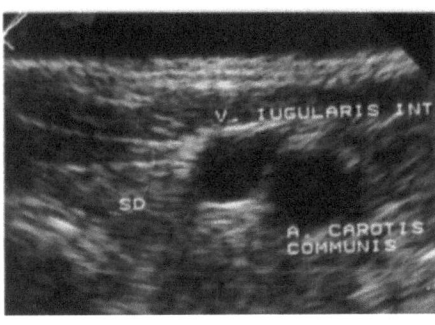

Abb. 2. Linke Halsseite, V. iugularis interna und A. carotis communis im Querschnitt: atypischer Verlauf der V. iugularis interna medial der Arterie (*SD* linker Schilddrüsenlappen)

dem Sternoclaviculargelenk mit der V. subclavia zu vereinigen und die V. brachiocephalica zu bilden. Knapp vor dieser Vereinigung findet sich der Bulbus venae iugularis inferior, welcher meistens mit einer (nicht immer suffizienten) Venenklappe ausgestattet ist.

Die V. iugularis interna verläuft an der lateralen Seite der Arterien innerhalb einer gemeinsamen Bindegewebescheide, die die Gefäße gegen die starken Verschiebungen der Halseingeweide isoliert.

An der Basis des Halses verläuft die rechte V. iugularis interna etwas entfernt von der A. carotis communis, während links die Vene oft die Arterie überlagert und manchmal sogar medial der Arterie verläuft (Abb. 2).

Entlang der V. iugularis interna liegen die tiefen Halslymphknoten, welche besondere klinische Bedeutung besitzen (siehe auch Kapitel 7 und 8). Links mündet im Angulus venosus der Ductus thoracicus, rechts der Ductus lymphaticus dexter.

2 Untersuchungstechnik

Die technischen Voraussetzungen für die Untersuchung der V. iugularis interna sind dieselben wie für die Untersuchung der Carotiden. Das Gefäß muß im Längs- und Querschnitt dargestellt werden, wobei in der Regel beide Seiten untersucht werden sollten. Die Untersuchung erfolgt in Rückenlage des Patienten mit leicht zur Gegenseite gewendetem Kopf.

Von Bedeutung ist bei der Untersuchung der V. iugularis interna die Beobachtung der respiratorisch bedingten Kaliberschwankungen (Valsalva-Versuch) sowie der Komprimierbarkeit. Auch eine Beurteilung des Blutflusses mittels Duplexsonographie ist in manchen Fällen wesentlich. Der Wall-Filter wird dazu auf 50—100 Hz und das Meßvolumen («sample volume») auf 1,5 mm eingestellt. Wenn im Liegen kein Blutfluß in der Vene nachgewiesen werden kann, sollte zusätzlich im Sitzen untersucht werden, da in dieser Körperstellung die möglicherweise vorhandene langsame Strömung beschleunigt und somit nachweisbar wird.

3 Sonoanatomie und Flußmessung

Im Gegensatz zur Arterienwand sind sonographisch an der sehr dünnen Venenwand einzelne Schichten nicht zu unterscheiden.

Das Kaliber der Halsvenen zeigt atemabhängige Schwankungen; beim Valsalva-Manöver kommt es zu einer deutlichen Erweiterung des Lumens. Besonders eindrucksvoll ist dies an der V. iugularis interna zu beobachten (Abb. 3).

Oft ist die rechte V. iugularis interna kaliberstärker als die linke; beidseits findet sich normalerweise eine Abnahme des Kalibers in den cranialen Abschnitten.

Durch dosierten Druck mit dem Schallkopf kann das Venenlumen leicht komprimiert werden. Dadurch gelingt auch bei atypisch verlaufenden Venen in den meisten Fällen eine sichere Unterscheidung von Arterien, selbst wenn keine Duplexeinrichtung zur Beurteilung der Flußsignale verfügbar ist.

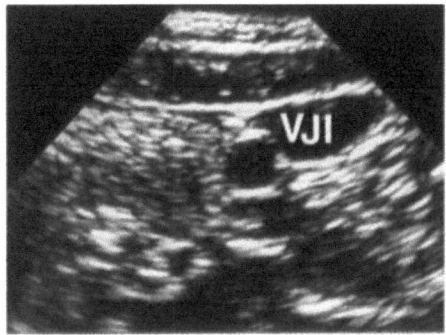

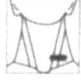
Abb. 3A. Linke Halsseite, V. iugularis interna (*VJI*) und A. carotis communis im Querschnitt: normales Venenlumen bei mäßiger Inspiration

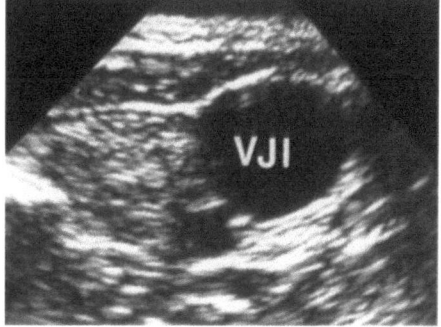

Abb. 3B. Derselbe Patient: deutliche Erweiterung des Venenlumens beim Valsalva-Manöver

Duplexsonographisch zeigt die V. iugularis interna typische Flußsignale, wobei die Strömungsgeschwindigkeit sowohl von der Atmung, als auch von der Herztätigkeit beeinflußt wird (Abb. 4). Die Geschwindigkeitsgipfel werden durch den sogenannten Ventlebenenmechanismus hervorgerufen: Der erste Gipfel (A in Abb. 4 A) entsteht durch die Sogwirkung bei der Verschiebung der Ventilebene des Herzens während der Austreibungsphase, der zweite Gipfel (B in Abb. 4 B) durch den Sog beim Einströmen des Blutes in den rechten Ventrikel nach Öffnung der Tricuspidalklappe. Das Valsalva-Manöver führt zu einer starken Verringerung der Strömungsgeschwindigkeit (Abb. 4 B).

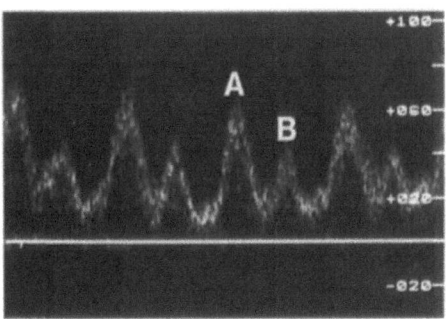

Abb. 4 A. Duplexsonographische Registrierung der Flußgeschwindigkeit in der V. iugularis interna (in cm/s): Beschleunigung des Blutflusses durch Sog bei der Verschiebung der Ventilebene des Herzens in der Austreibungsphase (*A*) und Öffnung der Tricuspidalklappe (*B*)

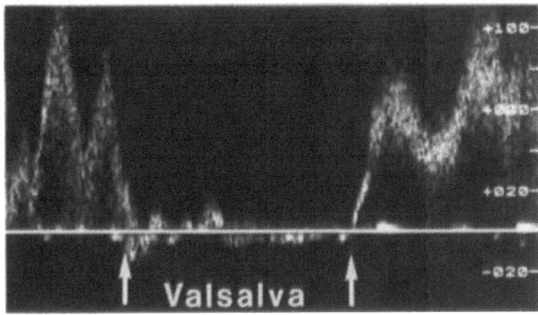

Abb. 4 B. Derselbe Patient: starke Verringerung der Flußgeschwindigkeit in der V. iugularis interna beim Valsalva-Manöver

4 Pathologie

4.1 Fehlbildungen

Fehlbildung der V. iugularis interna sind selten. Ein völliges Fehlen kommt nicht vor, die Vene kann jedoch sehr schwach ausgebildet sein. Auch Verdoppelungen kommen vor, wobei zwei annähernd gleich starke Äste bestehen, welche an ihren Enden wieder einheitlich werden. Gelegentlich werden congenitale Phlebektasien der V. iugularis interna beobachtet, welche sich klinisch als Raumforderungen mit Vergrößerung beim Valsalva-Manöver manifestieren. In solchen Fällen ist die Duplexsonographie diagnostisch hilfreich und kann invasive Untersuchungen ersetzen.

4.2 Thrombose

Relativ häufig ist die Thrombose der V. iugularis interna, wobei die Ursachen vielfältig sind.

Zu den selteneren Ereignissen zählt die Thrombophlebitis im Rahmen von entzündlichen Erkrankungen im HNO-Bereich (z. B. Peritonsillarabszeß). Ein klinischer Hinweis für eine Thrombophlebitis der V. iugularis interna ist eine druckschmerzhafte Gefäßscheide. Bei Drogensüchtigen, welche die V. iugularis interna als venösen Zugang benützen („pocket shooters"), kann es neben anderen Komplikationen (z. B. Pneumothorax) auch zur Thrombose oder Thrombophlebitis kommen.

Eine Abflußbehinderung durch Tumorkompression im Bereich des Halses oder des oberen Mediastinums kann ebenfalls eine Thrombose der V. iugularis interna zur Folge haben. Auch über Thrombosen nach halschirurgische Eingriffen und Radiatio wurde berichtet.

Die häufigste Thromboseursache ist jedoch der venöse Verweilkatheter, wobei die Liegedauer des Katheters sowie dessen Dimension von eher untergeordneter Bedeutung sind. Ausgedehnte Thrombosen können auch nach sehr kurzer Liegedauer auftreten (Abb. 5).

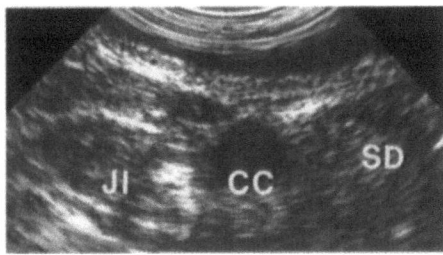

Abb. 5. Rechte Halsseite, V. iugularis interna (*JI*) und A. carotis communis (*CC*) im Querschnitt: echoreicher Inhalt im Venenlumen, einer vollständigen Thrombose entsprechend. *SD* rechter Schilddrüsenlappen (Zufallsbefund nach Entfernung eines 3 Tage liegenden Katheters)

Die einseitige blande Thrombose ist häufig asymptomatisch, wenn nur die V. iugularis interna betroffen ist. Es kann jedoch auch zu Schwellungen des Gesichts oder des Halses kommen; neurologische Symptome sind selten. Wenn sich hingegen der Thrombus bis in die V. subclavia erstreckt und akut den venösen Abfluß aus dem Arm behindert, ist eine eindrucksvolle klinische Symptomatik mit Schwellung und livider Verfärbung des Armes zu erwarten (Abb. 6). Tritt die Abflußbehinderung langsam ein, so ist die Symptomatik natürlich diskreter, eventuell sieht man im Schulterbereich subcutane Kollateralvenen. In solchen Fällen ist zusätzlich zur Duplexsonographie der infraclaviculär sehr gut zugänglichen V. subclavia eine Phlebographie der oberen Extremität angezeigt.

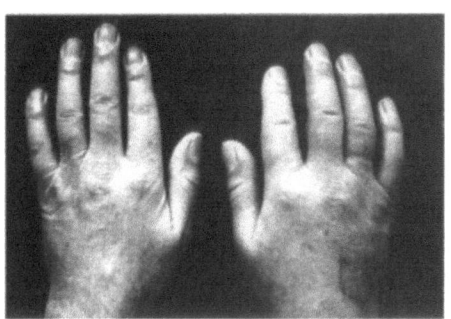

Abb. 6. Deutliche Schwellung der rechten Hand bei duplexsonographisch und phlebographisch verifizierter Thrombose der V. iugularis interna und V. subclavia, hervorgerufen durch einen 2 Wochen liegenden Jugulariskatheter

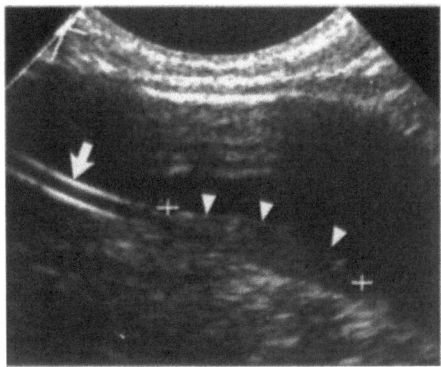

Abb. 7. Kleiner adhärenter Thrombus (markiert durch Pfeilspitzen) an einem Jugulariskatheter (Pfeil)

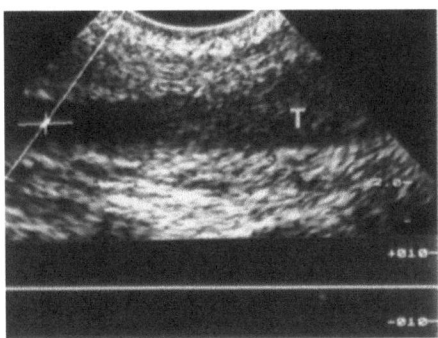

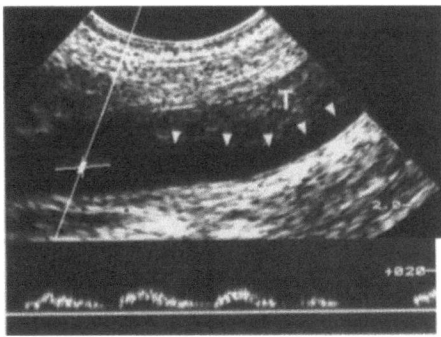

Abb. 8 A. V. iugularis interna im Längsschnitt: vollständiger Verschluß des Lumens durch echoreiches thrombotisches Material (*T*), der Cursor liegt cranial davon im freien Lumen. Duplexsonographisch kein Blutfluß registrierbar

Abb. 8 B. Derselbe Patient nach einwöchiger Antikoagulation: Rekanalisierung des Gefäßes (Pfeile); es kann wieder ein Blutfluß registriert werden. Nach wie vor thrombotisches Material vorhanden (*T*)

Mit den modernen hochauflösenden Real-time-Geräten ist auch die Entdeckung von kleinen adhärenten Thromben am Iugulariskatheter im Halsbereich gut möglich, so daß bereits vor dem vollständigen Verschluß geeignete therapeutische Maßnahmen ergriffen werden können (Abb. 7).

Eine beginnende Thrombose kann eventuell real-time-sonographisch an einer stark verlangsamten Bewegung der Erythrocytenkomplexe im Venenlumen erkannt werden. Sonographische Zeichen einer Thrombose der V. iugularis interna sind neben dem Nachweis von vermehrten Binnenechos die fehlende Erweiterung der Vene beim Valsalva-Manöver, die weitgehend fehlende Komprimierbarkeit sowie unter Umständen die retrograde Bewegung von eingedicktem Blut cranial des Thrombus. Duplexsonographisch ist bei einem vollständigen Verschluß cranial und im Thrombus kein Blutfluß mehr registrierbar (Abb. 8 A). Es kann auch bei Verlaufskontrollen der Erfolg einer Antikoagulantientherapie beurteilt werden (Abb. 8 B).

Innerhalb des mehr oder weniger homogenen thrombotischen Materials sind gelegentlich cystoide Areale zu finden, auch zwiebelschalenartige Schichtungsphänomene können beobachtet werden. Nach Entfernung eines Iugulariskatheters bleibt bisweilen ein röhrenartiger Thrombus zurück (Abb. 9).

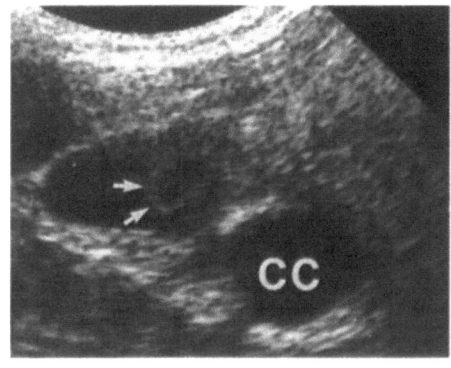

Abb. 9. Rechte Halsseite, V. iugularis interna und A. carotis communis (*CC*) im Querschnitt: röhrenartiger Thrombus (Pfeile) nach Entfernung eines Jugulariskatheters

4.3 Tumoren

Vergrößerte cervicale Lymphknoten (siehe auch Kapitel 8) führen häufig zu einer Kompression der V. iugularis interna, vorwiegend von ventral (Abb. 10). Klinisch besonders wichtig sind die Lymphknotengruppen im Bereich des Angulus venosus (großer oder iugulosubclavialer Venenwinkel), sowie in der Gegend der Einmündung der V. facialis in die V. iugularis interna (kleiner oder iugulofacialer Venenwinkel). Seltener als eine Kompression der V. iugularis inerna durch vergrößerte Lymphknoten ist die Infiltration durch Tumoren. In Frage kommt hier vor allem das sehr aggressive und rasch die Organgrenzen überschreitende anaplastische Schilddrüsenkarzinom, aber auch Karzinommetastasen (Abb. 11).

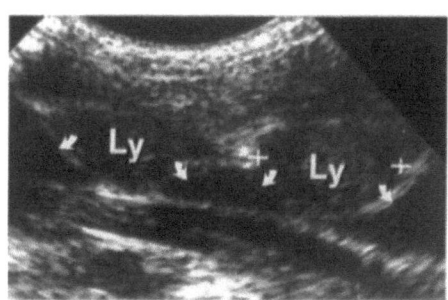

Abb. 10. V. iugularis interna im Längsschnitt: Impression der Vene (Pfeile) durch vergrößerte Lymphknoten (*Ly*)

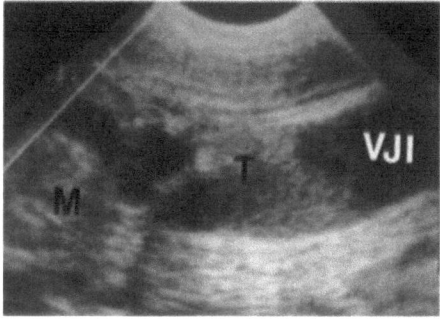

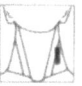
Abb. 11. V. iugularis interna (*VJI*) im Längsschnitt: Infiltration der Vene durch eine Plattenepithelkarzinommetastase (*M*) mit Thrombose (*T*). Innerhalb des Thrombus cystische Areale

4.4 Postoperative Befunde

Bei der zur Entfernung der Lymphknoten zwischen oberflächlicher und tiefer Halsfascie häufig durchgeführten radikalen Neck dissection wird die V. iugularis interna mitreseziert. Dies kann besonders bei einer Operation der zweiten Seite zu einer Behinderung des venösen Abflusses mit intracranieller Drucksteigerung führen, obwohl die Vv. vertebrales sowie der epidurale Venenplexus im Cervicalkanal als alternative Abflußwege zur Verfügung stehen. Techniken der Gefäßrekonstruktion gewinnen daher zunehmend an Aktualität, wobei die Duplexsonographie zur postoperativen Kontrolle der Durchgängigkeit mit gutem Erfolg eingesetzt werden kann.

5 Wertung

Die V. iugularis interna ist fast in ihrer gesamten Länge der sonographischen Untersuchung zugänglich, welche gegenüber anderen bildgebenden Verfahren viele Vorteile besitzt (keine Belastung des Patienten, beliebige Wiederholbarkeit, geringe Kosten, einfache Durchführung). Problemregionen sind der Angulus venosus sowie ganz besonders der am weitesten cranial gelegene Anteil der Vene mit dem Bulbus venae iugularis superior. Hier müssen gegebenenfalls andere Verfahren wie die Computertomographie oder die digitale Subtraktionsangiographie ergänzend herangezogen werden.

Eine entscheidende Erweiterung der diagnostischen Möglichkeiten hat die Sonographie durch die Einführung der Duplexsonographie erfahren, welche auch an der V. iugularis interna mit Vorteil eingesetzt werden kann.

Literatur

Becker W, Naumann HH, Pfaltz CR (1982) Hals-Nasen-Ohrenheilkunde. G Thieme, Stuttgart

Berendes J, Link R, Zöllner F (Hrsg 1978) Hals-Nasen-Ohrenheilkunde in Praxis und Klinik (in 6 Bänden), 2. Aufl. G Thieme, Stuttgart

Comerota AJ, Harwick RD, White JV (1986) Jugular venous reconstruction: a technique to minimize morbidity of bilateral radical neck dissection. J Vasc Surg 3: 322—329

Fitzgerald SP, Leckie WJH (1985) Thrombosis complicating transvenous pacemaker lead presenting as contralateral internal iugular vein occlusion. Am Heart J 109: 593—595

Gritzmann N, Czembirek H, Hajek P, Karnel F, Frühwald F (1987) Sonographische Halsanatomie und ihre Bedeutung beim Lymphknotenstaging von Kopf-Hals-Malignomen. Fortschr Röntgenstr 146: 1—7

König R, Mukhopadhyay CH, Gademann G, Lorenz D (1986) Sonographischer, computertomographischer und kernspintomographischer Nachweis einer Thrombose der V. iugularis interna. Fortschr Röntgenstr 144: 611—614

von Lanz T, Wachsmuth W (1955) Praktische Anatomie, Bd I, 2. Teil: Hals. Springer, Berlin Göttingen Heidelberg

Leung A, Hampson SJ, Singh MP, Charr D (1983) Ultrasonic diagnosis of bilateral congenital iugular venous aneurysms. Br J Rad 56: 588—591

Schmidt RF, Thews G (Hrsg1980) Physiologie des Menschen, 20. Aufl. Springer, Berlin Heidelberg New York

Terwey B, Krier C, Gerhardt P (1981) Die Darstellung der Iugularvenenthrombose mit Hilfe des hochauflösenden Ultraschallverfahrens. Fortschr Röntgenstr 134: 557—559

Warwick R, Williams PL (eds) (1973) Gray's Anatomy, 35th edn. Longman

Wing V, Scheible W (1983) Sonography of iugular vein thrombosis. Am J Roentgenol 140: 333—336

Zanella FE, Brusis T, Moedder U (1986) Der Einsatz bildgebender Verfahren in der Diagnostik der Jugularvenenthrombose. Laryngol Rhinol Otol 65: 322—326

11
Sonographie der Schilddrüse

H. Czembirek, D. Tscholakoff und *N. Gritzmann*

1 Einleitung

Die Erkrankungen der Schilddrüse nehmen einen erheblichen Anteil am Gesamtkrankengut einer Bevölkerung ein. Nuklearmedizinische Untersuchungen haben eine nahezu lückenlose Erfassung funktioneller aber auch morphologischer Veränderungen der Schilddrüse gewährleistet. Waren Klinik, Palpation und Nuklearmedizin in den vergangenen Jahrzehnten die Säulen der Diagnostik für Schilddrüsenerkrankungen, so ist mit der Entwicklung der modernen, bildgebenden, nichtinvasiven Diagnoseverfahren eine weitere Möglichkeit ins Blickfeld der Diagnostik gerückt. Dies gilt besonders für die Sonographie und in geringerem Ausmaß auch für Computertomographie und MR-Tomographie. Die hochauflösende Sonographie hat sich im Bereich der Schilddrüsendiagnostik etabliert.

2 Anatomie

Die Schilddrüse hat Hufeisenform und ein Normalgewicht von 20 bis 30 g. Sie ist beim Erwachsenen das größte endokrine Organ, bei Frauen größer als beim Mann (Sieglbauer 1930). Sie besteht aus zwei Seitenlappen die vor dem 2. bis 3. Trachealring durch eine quere Parenchymbrücke, dem Isthmus, miteinander verbunden sind. Die Lappen legen sich der Trachea und dem Oesophagus an und reichen nach cranial bis zum Schildknorpel. Die Arteria carotis communis hat an der lateralen Begrenzung engen Kontakt mit den Seitenlappen. Dorsal liegen die Schilddrüsenlappen dem

Musculus longus colli auf. Ventral werden die Schilddrüsenlappen von der oberflächlichen Halsmuskulatur bedeckt. Von innen nach außen kommt dabei der Musculus sternothyreoideus, der Musculus sternohyoideus und am lateralen Rand der Musculus sternocleidomastoideus zur Ansicht. An der Hinterfläche des linken Schilddrüsenlappens, dorsolateral neben der Trachea gelegen, findet sich eine Kontaktfläche mit dem Oesophagus.

Gelegentlich besteht ein sogenannter Lobus pyramidalis als caudales Endstück des Ductus thyreoglossus, der als schmaler Parenchymstreifen aus dem Isthmus hervorgeht und bis zum Zungenbeinkörper hochreichen kann. Der Isthmus kann mehr oder weniger stark ausgeprägt sein und gelegentlich nur durch Bindegewebe ersetzt werden. Die Schilddrüse ist von zahlreichen Gefäßen durchsetzt und von einer doppelten Bindegewebshülle umschlossen. Die Hauptgefäße, welche die Schilddrüse versorgen, sind die oberen und unteren Schilddrüsenarterien, die aus der Arteria carotis externa bzw. dem Truncus thyreocervicalis abgehen. Gelegentlich kann eine weitere Arteria thyreoidea ima nachgewiesen werden. Das Venengeflecht verläuft kollateral zu den Arterien, wobei eine Vena thyreoidea ima immer nachweisbar ist (Sieglbauer 1930).

3 Untersuchungstechnik

Die Schilddrüse wird üblicherweise in Rückenlage des Patienten untersucht, wobei es sich empfiehlt, eine Nackenrolle unter die Halsregion zu legen, wodurch eine Dorsalflexion der Halswirbelsäule und damit ein freier Zugang zur Schilddrüse gewährleistet wird. Die Untersuchung erfolgt in fließender Real-time-„Durchleuchtung", in Form von Quer- und Längsschnitten. Im allgemeinen werden rechter und linker Schilddrüsenlappen gesondert untersucht. Im Querschnitt über der Trachea wird jedoch versucht, einen Vergleich der Echostruktur zwischen rechtem und linkem Schilddrüsenlappen und dem Isthmus der Thyreoidea herzustellen. Die Beziehung zur Umgebung, insbesondere den Gefäßen, der tiefen und oberflächlichen Halsmuskulatur, ist darzustellen.

Für die sonographische Untersuchung der Schilddrüse sollten Schallköpfe mit einer Mindestfrequenz von 5 MHz verwendet werden. Die oberflächliche Lage der Schilddrüse sowie der gute Zugang für den Schallkopf lassen Frequenzen von bis zu 10-MHz-Schallköpfen erfolgreich anwenden. Nur bei tiefreichenden vergrößerten Schilddrüsenlappen müssen Schallköpfe mit höherer Eindringtiefe und damit geringeren Frequenzen verwendet werden.

Die Schallköpfe können entweder direkt über eine Kontaktflüssigkeit an der Haut aufgesetzt werden, oder aber über eine geeignete Vorlaufstrecke appliziert werden. Die Anwendung einer Vorlaufstrecke empfiehlt sich zur übersichtlicheren Darstellung der Schilddrüse, insbesondere bei der Notwendigkeit des Größenvergleiches von rechtem und linkem Schilddrüsenlappen bzw. bei der vergleichenden Strukturanalyse.

4 Sonoanatomie

Die Schilddrüsengröße ist alters- und geschlechtsabhängig. Nach Olbricht (13) ist das Volumen des rechten Schilddrüsenlappens signifikant größer als jenes des linken (Männer: 7,5/10,0 mm; Frauen: 6,5/8,4 mm).

Sonographisch ist das Parenchymbild der Schilddrüse durch eine homogene Verteilung Echos hoher Amplitude gekennzeichnet, die lediglich durch die Gefäßkanäle unterbrochen sind. Die Schilddrüse ist sehr gut von der Umgebung abgegrenzt. Der Impedanzsprung zur Muskulatur und zu den Gefäßen läßt die Schilddrüse als echoreiches Organ inmitten echoärmerer Strukturen erkennen. Die Echos hoher Amplitude dürften durch die zahlreichen bindegewebigen Septen bedingt sein, die eine große Anzahl akustischer Grenzflächen hervorrufen (Benson et al. 1983, Bruneton 1987, Cole-Beuglet und Goldberg 1983, Leopold 1980, Simeone et al. 1982).

Standarddokumentation der Schilddrüse

Um die Qualität einer Schilddrüsenuntersuchung zu gewährleisten, sind Standardschnitte über der Schilddrüse als Dokumentation zu empfehlen. Über je einem Schilddrüsenlappen sollten zwei Längsschnitte und drei Querschnitte das Organ rasterförmig abdecken. Zusätzlich muß ein Querschnitt in Höhe des Isthmus thyreoideae beide Schilddrüsenlappen simultan darstellen, um nachzuweisen, daß alle Organbereiche sonographisch untersucht wurden. Standardisierte Schnittführungen stellen sicher, daß ein Zweitbetrachter die Möglichkeit einer Bildanalyse vorfindet (Abb. 1; Schema Standarddokumentation).

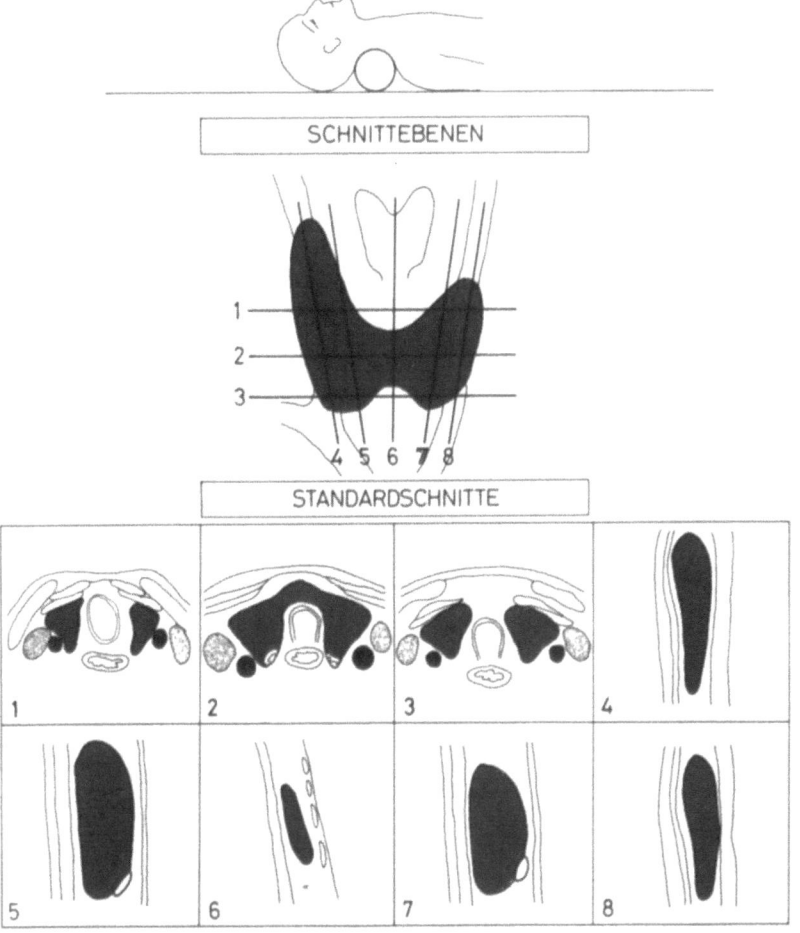

Abb. 1. Standarddokumentation Schilddrüse

Günstige Untersuchungsbedingungen vorausgesetzt, gelingt es gelegentlich beide Schilddrüsenlappen auf Querschnitten simultan zu dokumentieren. Da jedoch häufig die Kontaktfläche zwischen Schallkopf und Haut vor der Trachea zu gering ist, müssen die Querschnitte in der Mehrzahl der Fälle isoliert über den linken und rechten Schilddrüsenlappen erfolgen.

Schnitt 1: Querschnitt über dem Schilddrüsenlappen im Bereich des caudalen Schilddrüsenpoles.
Dargestellt werden: das dreieckförmige Schilddrüsenparenchym, Arteria carotis communis, Vena jugularis, tiefe und oberflächliche Halsmuskulatur, Trachea (Abb. 2).
Schnitt 2: Querschnitt über dem Isthmus der Schilddrüse (obligatorischer Versuch der simultanen Darstellung von linken und rechten Schilddrüsenlappen).
Dargestellt werden: das Schilddrüsenparenchym, Arteria carotis communis, Vena jugularis, oberflächliche und tiefe Halsmuskulatur, Trachea. *Links zusätzlich*: Kontaktfläche mit dem Oesophagus (Abb. 3, 4, 5).
Schnitt 3: Querschnitt über den oberen Schilddrüsenpolen.
Dargestellt werden: der dreieckförmig oder rundlich konfigurierte obere Schilddrüsenpol, Arteria carotis communis, Vena jugularis, oberflächliche und tiefe Halsmuskulatur, Trachea (Abb. 6).

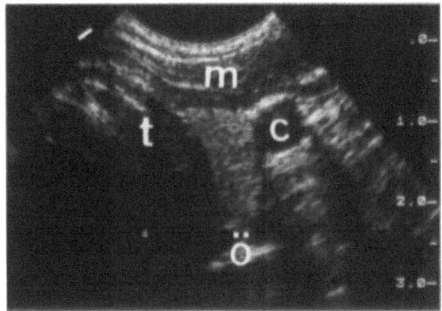

Abb. 2. Querschnitt unterer linker Schilddrüsenpol. *t* Trachealschatten, *c* Arteria carotis, *m* Halsmuskulatur, *o* Oesophagus

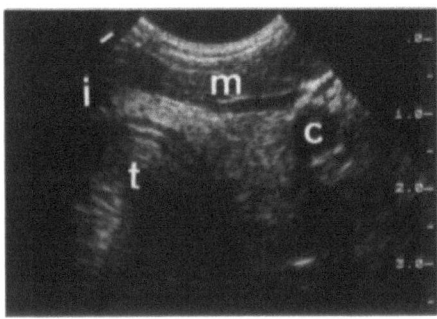

Abb. 3. Querschnitt linker Schilddrüsenlappen in Höhe des Isthmus. *t* Trachealschatten, *c* Arteria carotis, *m* Halsmuskulatur, *i* Isthmus thyreoideae

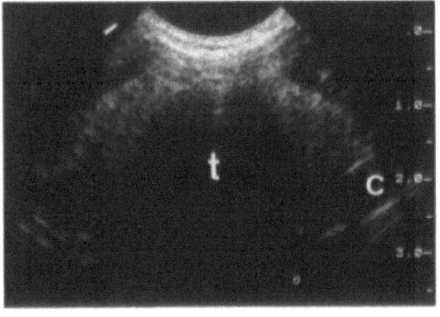

Abb. 4. Querschnitt median über der Trachea: Darstellung beider Schilddrüsenlappen. *c* Arteria carotis communis, *t* Trachea (Schallschatten)

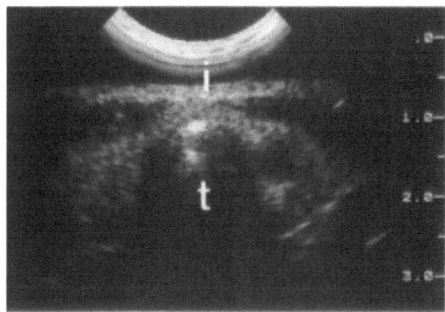

Abb. 5. Querschnitt über beide Schilddrüsenlappen in Höhe des Isthmus thyreoideae. Verwendung einer Vorlaufstrecke. *i* Isthmus, *t* Trachea

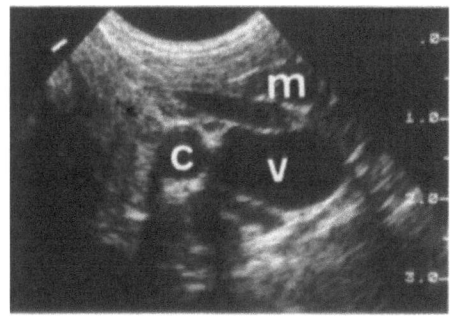

Abb. 6. Querschnitt in Höhe des oberen linken Schilddrüsenpoles. *c* Arteria carotis communis, *v* Vena jugularis, *m* Halsmuskulatur, → kleines Schilddrüsenadenom

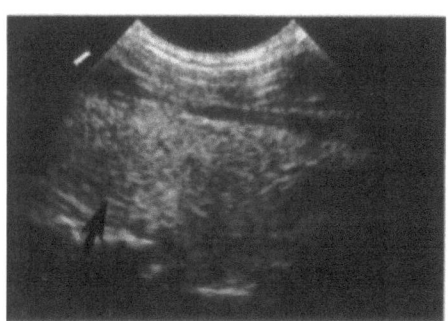

Abb. 7. Längsschnitt medial der Arteria carotis. → Venen im Schilddrüsenparenchym

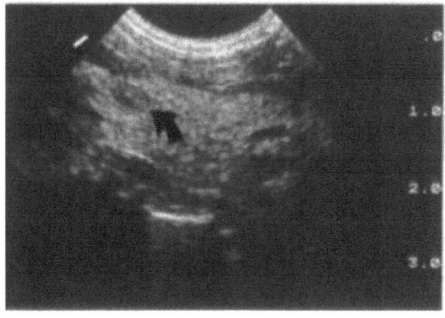

Abb. 8. Medianer Längsschnitt. → kleines Schilddrüsenadenom

Schnitt 4: Längsschnitt über einem Schilddrüsenlappen knapp medial der Kontaktfläche mit der Arteria carotis communis (Abb. 7).

Schnitt 5: Längsschnitt über der maximalen Tiefenausdehnung des Schilddrüsenlappens, der Längsachse folgend (Abb. 8, 9).

Schnitt 6: Längsschnitt über der Trachea zur Dokumentation des Isthmus thyreoideae (Abb. 10).

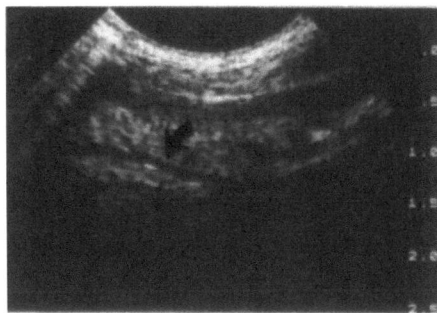

Abb. 9. Medianer Längsschnitt. → → Vena thyreoidea mit Verzweigungen

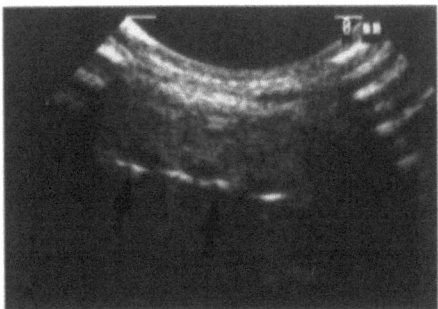

Abb. 10. Längsschnitt über dem Isthmus thyreoideae. → → Trachealknorpel

5 Thyreoiditis

Eine Reihe unterschiedlicher Ätiologien können bei der Entzündung der Schilddrüse nachgewiesen werden. Akute, subakute, bakterielle Thyreoiditiden, pseudotuberculöse Schilddrüsenentzündungen, chron. lymphocytische Thyreoiditis ohne Autoimmunerkrankungen und schließlich die bekannteren chron. lymphocytischen Thyreoiditiden im Rahmen von Autoimmunerkrankungen wie Hashimoto-Thyreoiditis mit diffuser oder fokaler Vergrößerung der Drüse.

Generell sind die Entzündungen der Schilddrüse durch eine Änderung der Parenchymstruktur gekennzeichnet. Es finden sich echoarme bis echofreie Zonen, wobei das Organ inhomogen erscheinen kann und entweder gesamthaft oder fokal betroffen ist. Gelegentlich kann durch Abszeßbildung ein Randsaum gefunden werden. Im allgemeinen wird die Diagnose jedoch auf der Basis der klinischen Erscheinungsform gestellt und die Sonographie dient lediglich zur Bestätigung oder Ergänzung des klinischen Befundes.

Die Thyreoiditis Hashimoto, die subakute Thyreoiditis de Quervain und die äußerst seltene Riedelsche Thyreoiditis bieten als echographische Charakteristik die entweder das Gesamtorgan erfassende Echoarmut bei homogenem Verteilungsmuster oder seltener fokale echoarme Zonen. Reagiert die Thyreoiditis de Quervain auf Cortison oder antiinflammatorische Pharmaka, so bildet sich wiederum ein normales sonographisches Parenchymmuster aus. Bei Hashimotos Thyreoiditis hingegen bleibt das Organ lange Zeit als echoarme Schilddrüse bestehen. Riedels Thyreoiditis imponiert als tumoröse echoarme Struktur die Tendenzen zur Überschreitung des Organgrenzen mit Infiltration der benachbarten anatomischen Strukturen zeigt (Abb. 11) (Blum et al. 1977, Bruneton 1987).

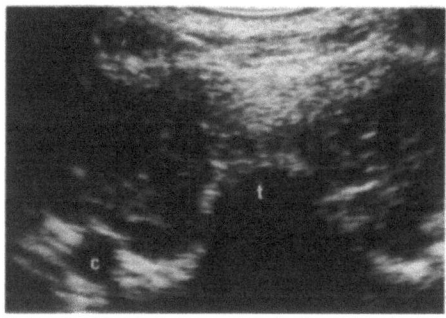

Abb. 11. Querschnitt über beiden Schilddrüsenlappen in Höhe des Isthmus thyreoideae. *t* Trachea, *c* Arteria carotis communis. Das Schilddrüsenparenchym ist echoarm und inhomogen, die Schilddrüse vergrößert: akute Thyreoiditis

6 Schilddrüsendysfunktion

Prinzipiell kann die Sonographie als morphologische Methode keine Aussagen über die Schilddrüsenfunktion machen. Im Rahmen der Hpyerthyreose kann es zu geringen Organvergrößerungen mit Vermehrung des Schilddrüsenvolumens kommen. Das Schilddrüsenparenchym ist sonographisch etwas echoärmer als das normale Organ, kann aber auch unauffällig sein. Gelegentlich finden sich Inhomogenitäten des Parenchymmusters.

Das sonographische Bild des toxischen Adenoms kann sehr unterschiedlich sein. Das Spektrum reicht von zystisch-echoarmen bis zu echoreichen Herden. Die Bedeutung der Sonographie liegt hier im Nachweis von normalen bzw. gesunden Schilddrüsengewebe, welches sich im Radioisotopen-Scan durch Einfangen der Radioaktivität im toxischen Adenom nicht darstellt. Eine weitere Aufgabe der Sonographie ergibt sich in der Verlaufskontrolle im Rahmen der Radiojod-Therapie. Die Regression der Tumorgröße kann verfolgt werden (Bastanie und Roitt 1972, Blum et al. 1977, Bruneton 1987, Cole-Beuglet und Goldberg 1983).

Die Schilddrüsendysfunktion kann durch eine Atrophie der Drüse gekennzeichnet sein. Die Parenchymstruktur weicht dabei nicht von der Norm ab.

Ultraschallmuster von Schilddrüsentumoren

Wie in allen anderen Körperregionen gelten auch im Bereich der Schilddrüse die klassischen sonographischen Tumormuster;
a) zystisch: glatt begrenzt, dünnwandig, echofrei, dorsale Echoverstärkung, Tangentialschatten (Abb. 12);

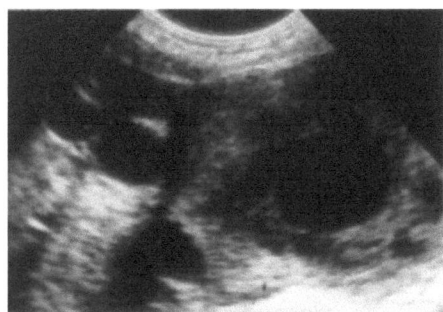

Abb. 12. Beispiel zystische Raumforderung: Zystisch degeneriertes Adenom

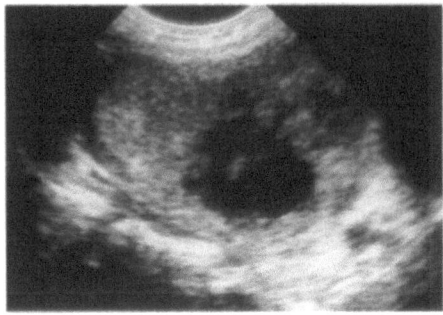

Abb. 13. Beispiel zystisch komplizierte Raumforderung: Nekrotisches Schilddrüsenadenom

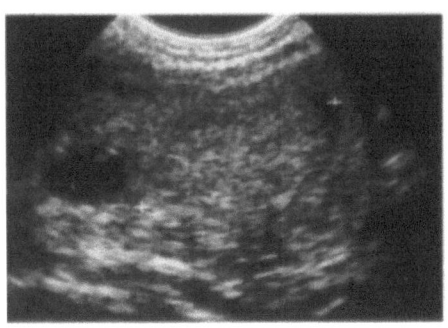

Abb. 14. Beispiel solider echoreicher Tumor: Schilddrüsenadenom. Schmaler echoarmer Randsaum: Halozeichen

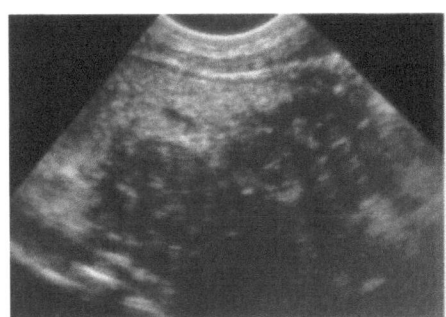

Abb. 15. Beispiel solider inhomogener Tumor: Schilddrüsencarcinom

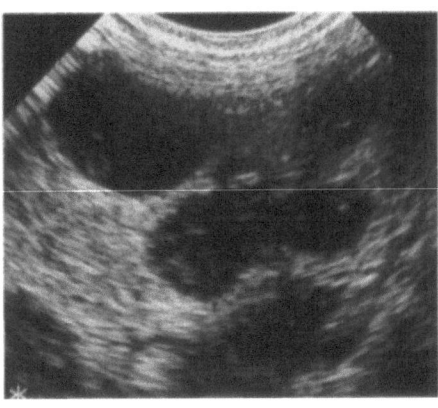

Abb. 16. Beispiel homogener echoarmer Prozeß: Multiple Schilddrüsenadenome

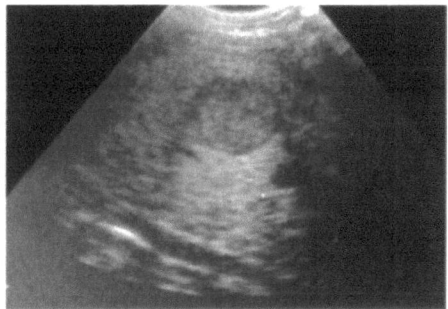

Abb. 17. Halozeichen: Schilddrüsenadenom

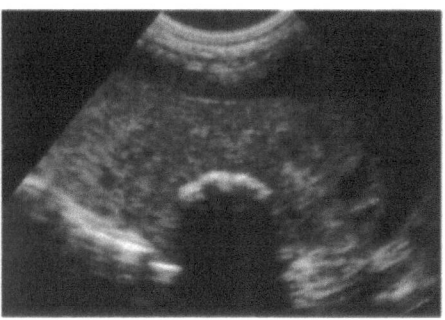

Abb. 18. Beispiel solid inhomogener Tumor mit Verkalkung: Verkalktes Schilddrüsenadenom

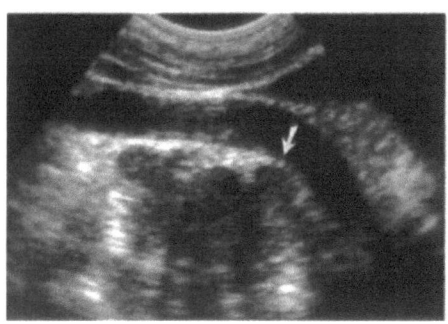

Abb. 19. Echoarmer, inhomogener gebuckelter Tumor mit Kontaktfläche an der Arteria carotis: Schilddrüsencarcinom mit Gefäßwandinfiltration (→)

b) zystisch-kompliziert: solide Anteile, echogener Inhalt (Abb. 13);
c) solide Tumore: homogen, echoreich, hohe Amplitude, glatte Begrenzung (Abb. 14);
d) solide inhomogene Tumore: gemischtes Muster, Echos hoher und niedriger Amplitude (Abb. 15, 18), meist unscharf begrenzt;
e) solide-homogen: echoarm, glatt begrenzt (Abb. 16);
f) solide mit echoarmen Randsaum: „Halozeichen", solide, scharfe Begrenzung, inhomogenes oder homogenes Muster (Abb. 17).

7 Benigne Tumoren

Durch den routinemäßigen Einsatz der Sonographie im Rahmen der Kopf-Hals-Diagnostik und im speziellen der Schilddrüsendiagnostik sind vermehrt Raumforderungen im Bereich der Schilddrüse gefunden worden, die klinisch nicht manifest waren. Auch im Rahmen der Duplexsonographie der Halsgefäße wird die Schilddrüse mituntersucht, und da diese Untersuchung heute die Standarduntersuchung für die Beurteilung der extracranialen Gefäße ist, werden auch in diesem Rahmen vermehrt Tumoren im Schilddrüsenbereich entdeckt (Carroll 1982). Zu den benignen Tumoren der Schilddrüse gehören Adenome und Zysten. Die reine Schilddrüsenzyste ist eine außerordentlich seltene Erkrankung (1% aller zystisch imponierenden Tumoren). Die meisten zystischen Laesionen der Schilddrüse sind nekrotische oder zystisch degenerierte Adenome (Tscholakoff et al. 1985).

7.1 Adenome

Die Adenome der Schilddrüse sind gut abgegrenzte, mit Kapseln versehene Raumforderungen, die entweder solitär oder multipel auftreten können. Die Vielfalt der anatomischen Erscheinungsform spiegelt sich auch im sonographischen Bild wider. So reicht das Spektrum von rein zystisch imponierenden Raumforderungen bis zu echoreichen, von inhomogenem gemischten Muster bis zum homogen echoarm und glatt begrenzten Herd. Auch vom Schilddrüsengewebe nicht unterscheidbare Herde sind beschrieben. Verkalkungen, wie sie typischerweise auch im Röntgenbild erkennbar sind, lassen sich auch sonographisch nachweisen. Einblutungen in Adenome sind charakteristischerweise zu Beginn mit Strukturen hoher Echoamplitude charakterisiert, die sich bei Beobachtung über einen längeren Zeitraum wieder in zystische Strukturen auflösen. Diese Veränderungen lassen sich in Kombination mit der plötzlich auftretenden Schmerzsymptomatik und der Sonographie klar nachweisen. Für die Beurteilung von heißen Adenomen hat die Sonographie insofern Bedeutung, als im Rahmen der Therapie die Größenreduktion kontrolliert werden kann (Cole-Beuglet und Goldberg 1983, Gerdes et al. 1987, Katz et al. 1984, Schwerk et al. 1985, Wiedemann et al. 1987).

7.2 Schilddrüsenzysten

Reine Schilddrüsenzysten sind selten. Da auch die Carcinominzidenz umstritten ist, ist ihre Bedeutung für die Sonographie zu vernachlässigen. Differentialdiagnostisch ist jedoch das zystisch degenerierte Adenom und eventuell das zystisch degenerierte Malignom von Bedeutung. Eine gewebsspezifische Diagnose ist sonographisch nicht möglich.

8 Maligne Tumore

Die Inzidenz des Schilddrüsencarcinoms ist zweifellos häufiger als angenommen. Bis zu 20% aller kalten Schilddrüsenknoten sind Carcinome. Dabei kommt den solitären Knoten besondere Bedeutung zu. Nimmt die Zahl der Knoten zu, so sinkt auch die Wahrscheinlichkeit eines malignen Neoplasmas. Die am häufigsten auftretende Variante ist das papilläre Carcinom, welches in etwa 60% aller Schilddrüsenmalignome auftritt. Bei diesen Tumoren handelt es sich im allgemeinen um scharf begrenzte, echoarme, homogen oder inhomogen aufgebaute Herde. Tumorverkalkungen sind im allgemeinen stippchenartig und schwierig zu entdecken.

Das folliculäre Carcinom der Schilddrüse ist auch histologisch schwierig zu diagnostizieren. Das sonographische Erscheinungsmuster unterscheidet sich nicht vom oben beschriebenen Adenom. Sind jedoch Gefäßinfiltrationen nachweisbar, so sind diese durch den Verlust der typischen Dreischichtung gekennzeichnet und lassen mit hoher Sicherheit auf die Malignität des Prozesses schließen. Das sogenannte Halozeichen ist bei diesen Tumoren, aber auch bei anderen Malignomen und benignen Tumoren beschrieben und hilft daher nicht in der weiteren Differenzierung. Eine ungünstige Prognose hat das undifferenzierte anaplastische Carcinom. Als sehr aggressiv wachsendes Carcinom zeigt es auch sonographisch sehr früh den Tumoreinbruch in die Gefäße mit Thrombosen im Bereich der Vena jugularis (Benson et al. 1983, Gerdes et al. 1987, Gorman et al. 1987, Hajek et al. 1986, Solbiati et al. 1985, Wiedemann et al. 1982; Abb. 17, 18).

Metastasen

Im allgemeinen lassen sich die Lymphknotenmetastasen entlang der großen Halsgefäße klar von der Schilddrüse abgrenzen. Sie sind gekennzeichnet durch eine homogene Raumforderung, die glatt begrenzt ist und Grenzflächen zur Schilddrüse aufweisen, sowie homogene niedrige Amplituden aufweisen. Innerhalb des Schilddrüsenparenchyms gelegene Metastasen sind selten und haben kein charakteristisches Erscheinungsbild.

9 Therapieeffekte

9.1 Postoperativ

Die Beurteilung von Schilddrüsenresten nach operativer Entfernung kann außerordentlich schwierig sein, da narbige Veränderungen den Kontakt mit dem Transducer erschweren. Bei der Beurteilung von Rezidivtumoren ergeben sich die oben für die Primärtumoren genannten sonographischen Kriterien.

9.2 Medikamentös

Verlaufsbeobachtungen bei medikamentöser Therapie bei entzündlichen Erkrankungen der Schilddrüse lassen in unterschiedlichem Ausmaß die primären Strukturveränderungen und Größenveränderungen wieder bis zum normalem Erscheinungsbild zurückverfolgen. Beim heißen Adenom kann der Therapieeffekt in regelmäßigen Abständen überprüft werden. An der Struktur des Adenoms ändert sich nichts, allenfalls treten Sekundärerscheinungen wie Blutungen und Nekrosen auf.

10 Bewertung

Die Schilddrüsensonographie hat heute im Rahmen der Schilddrüsendiagnostik einen festen Platz. Einer der Hauptgründe für den häufigen Einsatz dieses Verfahrens ist wohl die Tatsache, daß sie nichtinvasiv und schnell durchführbar ist, einen guten Überblick über die Größe und Struktur des Organes gibt. Klinisch relevante Aussagen sind im Rahmen der Schilddrüsensonographie jedoch nur in wenigen Situationen zu erwarten.

So ist etwa der Nachweis eines nicht palpablen, echoarmen, glatt begrenzten, solitären Herdes in der Schilddrüse eine klare Indikation zur ultraschallgezielten Punktion, da mit einer hohen Inzidenz an Carcinomen in dieser Situation zu rechnen ist (Carroll 1982).

Die Beurteilung von Schilddrüsencarcinomen in der praeoperativen Phase dient zur Klärung der Frage, ob der Tumor Anschluß an die großen Halsgefäße, insbesondere die Arteria carotis, gefunden hat oder nicht. Der Verlust der charakteristischen Dreischichtung der Gefäßwand der Arteria carotis bedeutet eine Änderung des operativen Vorgehens und hat damit entscheidenen Einfluß auf die Operationsplanung. Diese Situation kann heute durchaus mittels Sonographie geklärt werden. Für die Beurteilung von Carcinomrezidiven läßt sich die Sonographie ergänzend zu den Nuklidstudien einsetzen. Das Neuauftreten von Tumoren kann bei Verlaufskontrollen mit großer Sicherheit erkannt werden. Die topographische Zuordnung von Raumforderungen in die Schilddrüse oder außerhalb derselben gelingt leicht. Lymphknotenmetastasen sind charakteristischerweise glatt begrenzte, vom Schilddrüsenparenchym gut absetzbare, echoarme und homogene Tumore.

Ultraschallgeleitete Biopsie

Die häufige Anwendung der hochauflösenden Sonographie der Schilddrüse auch als Screeningverfahren läßt vermehrt nicht palpable Tumore erkennen (Carroll 1982). Da die Inzidenz maligner Prozesse bei Vorliegen solitärer echoarmer Tumore bis zu 30% beträgt, ist eine gezielte Punktion mit Aspirationszytologie erforderlich. Durch geeignete Punktionszusätze ist es möglich, auch kleinste Tumoren mit Sicherheit zu biopsieren. Die Trefferquote liegt bei etwa 80%. Dabei scheint die Anwendung von Feinnadeln auszureichen (Bruneton 1987, Miller et al. 1981, Prinz et al. 1980).

Für die Diagnose aller übrigen Schilddrüsenerkrankungen trägt die Sonographie nur unwesentlich bei. Ihre Bedeutung liegt bei Verlaufskontrollen von entzündlichen oder benignen tumorösen Erkrankungen, wobei bei bestehendem bekannten Grundleiden akute Änderungen der klinischen Symptomatik, wie etwa Blutungen ins Organ oder in den Tumor, mit Hilfe der Sonographie geklärt werden können.

Literatur

Bastanie PA, Roitt IM (1972) Thyroiditis and thyroid function. Pergamon, Oxford

Benson DM, Rifkin MD, Rose JL, Goldberg BB (1983) Characterization of benign and malignant tissues of the thyroid gland. An ultrasonic approach using RF waveform analysis and pattern recognition. Invest Radiol 18: 459—462

Blum M, Passalaqua AM, Sackler JP, Pudlowski M (1977) Thyroid echography of subacute thyroiditis. Radiology 125: 795—798

Bruneton JN (1987) Ultrasonography of the neck. Springer, Berlin Heidelberg New York Tokyo

Carroll BA (1982) Asymptomatic thyroid nodules: incidental sonographic detection. AJR 133: 499—501

Cole-Beuglet C, Goldberg BB (1983) New high-resolution ultrasound evaluation of diseases of the tyhroid gland. A review article. JAMA 149: 2941—2944

Gerdes H, et al (1987) Szintigraphie, Sonographie und Tumormarkerbestimmung in der Karzinomdiagnostik der Schilddrüse. Med Klinik 82/1: 9—13

Gorman B, Charboneau J, James EM, Reading CC, Wold LE, Grant CS, Gharib H, Hay ID (1987) Medullary thyroid carcinoma: role of high-resolution US. Radiology 147—150

Hajek PC, Salomonowitz E, Türk R, Tscholakoff D, Kumpan W, Czembirek H (1986) Lymph nodes of the neck: evaluation with US. Radiology 158: 739—742

Katz JF, Kane RA, Reyes J, Clarke MP, Hill TC (1984) Thyroid nodules: Sonographic-pathologic correlation. Radiology 151: 741—745

Leopold GR (1980) Ultrasonography of superficially locadet structures. Radiol Clin North Am 186: 161—173

Miller JM, Hamburger JI, Kini SR (1981) The needle biopsy diagnosis of papillary thyroid carcinoma. Cancer 48: 989—993

Olbricht T et al. (1983) Sonographische Bestimmung von Schilddrüsenvolumen bei Schilddrüsengesunden. Dtsch Med Wochenschr 108: 1355—1358

Prinz RA, O'Morchoe PJ, Barbato AL, Braithwaite SS, Brooks MH, Emanuele MA, Lawrence AM, Poloyan E (1980) Fine needle aspiration biopsy of thyroid nodules. Ann Surg 198: 70—73

Scheible W, Leopold GR, Woo VL, Gosink BB (1979) High-resolution real-time ultrasonography of thyroid nodules. Radiology 133: 413—417

Schwerk WB, Grun R, Wahl R (1985) Ultrasound diagnosis of C-cell carcinoma of the thyroid. Cancer 55: 624—630

Simeone JF, Daniels GH, Mueller PR, Maloof F, Sonnenberg E van, Hall DA, O'Connel RS, Ferucci jr JT, Wittenberg J (1982) High-resolution real-time sonography of the thyroid. Radiology 145: 431—435

Sieglbauer F (1930) Lehrbuch der normalen Anatomie des Menschen. Urban & Schwarzenberg

Solbiati L, Volterrani L, Rizzatto G, Bazzocchi M, Busilacchi P, Candiani F, Ferrari F, Guiseppetti G, Maresa G, Mirk P, Rubaltelli L, Zappasodi F (1985) The tyhroid gland with low uptake lesions evaluation by ultrasound. Radiology 155: 187—191

Tscholakoff D, Grubeck-Loebenstein B, Czembirek H, Haller J, Leitner H (1985) Sonographie der Schilddrüse mit hochauflösenden Real-time-Geräten. Fortschr Röntgenstr 142/3: 309—313

Wiedemann W, Baum K, Reiners Chr, Börner W (1982) Möglichkeiten und Grenzen der Schilddrüsensonographie bei der Diagnostik des Schilddrüsenmalignoms. Fortschr Röntgenstr 137: 247—254

12
Nebenschilddrüsen

N. Gritzmann

1 Anatomie und Sonoanatomie

Die normale Nebenschilddrüse ist durchschnittlich $5 \times 4 \times 2$ mm groß und weist eine abgeplattete Form auf. $7:5:4$ mm bzw. $10:6:4$ mm werden als maximale Größen angegeben (Sample 1978, Wang 1976). In über 90% sind zwei obere und zwei untere Nebenschilddrüsen vorhanden. In 2—7% sind drei bzw. mehr als 4 Epithelkörperchen vorhanden (Black 1971, Wang 1976).

Die oberen Nebenschilddrüsen liegen in typischer Weise dorsolateral der Schilddrüse zwischen dem oberen und mittleren Schilddrüsendrittel medial der A. Carotis comm., ventral des M. longus colli und lateral des oesophago-trachealen Sulcus, sie zeigen eine geringere Schwankungsbreite der Lokalisation als die unteren Nebenschilddrüsen. Sie sind typischerweise in der Schilddrüsenkapsel gelegen. Die eutopen unteren Nebenschilddrüsen liegen normalerweise dorsal des caudalen Schilddrüsenpols bzw. bis zu 2 cm caudal der Schilddrüse, jedoch stets cranial des Sternums. Die Nebenschilddrüsen kommen jedoch auch in ektopen Positionen vor; im Bereich der Gefäßscheide, in der Region des Nervus phrenicus, retrooesophageal, im Bereich der Oesophagus- bzw. Pharynxwand und in der Thymusdrüse.

Epithelkörperchen im vorderen Mediastinum gehören stets der unteren Nebenschilddrüsengruppe an. Nebenschilddrüsen im hinteren Mediastinum gehören zu den oberen Epithelkörperchen. In bis zu 3% besteht eine intrathyroidale Lage eines Epithelkörperchens.

Sonographisch lassen sich die normal großen Epithelkörperchen nur ausnahmsweise als kleinste, längliche, echoarme Strukturen in typischer Lokalisation nachweisen. Eine regelmäßige Darstellung aller vier Nebenschilddrüsen gelingt nicht. Dies ist aufgrund der geringen Größe sowie des geringen Impedanzunterschiedes zwischen normalem Nebenschilddrüsengewebe und umgebendem Fett bedingt.

Die Schilddrüse kommt sonographisch als homogen echoreiche Struktur zur Darstellung. Die A. carotis comm. als tubuläre, echofreie Struktur, die V. jug. interna ist im Gegensatz zur Arterie gut kompressibel. Die Muskulatur erscheint gefiedert strukturiert, wobei der wichtigste Bezugsmuskel der praevertebral gelegene M. longus colli ist, die A. thyroidea inferior ist ein wichtiges Bezugsgefäß, sie unterkreuzt die A. carotis comm. in typischer Weise in Höhe des unteren bzw. mittleren Schilddrüsendrittels und zieht nach medial in Richtung Schilddrüse. Zudem sind häufig intra- und parathyreoidale Venen als tubuläre, echofreie Gebilde nachweisbar.

2 Untersuchungstechnik

Der Patient wird in maximaler Retrofelxion des Kopfes untersucht. Dies bewirkt eine Verschiebung der Schilddrüsen- und Nebenschilddrüsenregion nach cranial.

Wir führen die sonographische Untersuchung mittels 7,5- bzw. 10-MHz-Real-time-Sektorscanner durch. Geräte ab 5 MHz erscheinen geeignet. Ein sektorförmiger Bildausschnitt hat den Vorteil der leichteren Orientierung in der Tiefe. Zudem ermöglicht die sektorförmige Schallausbreitungsrichtung bei jugulärer Schallkopfposition die sonographische Beurteilung eines Teiles des oberen Mediastinum. Die Nahfeldartefakte sind mittels Silikonelastomer einfach auszugleichen, zudem kann die „Region of interest" in die optimale Focuszone gebracht werden. Auch Linearscanner haben sich in der Nebenschilddrüsendiagnostik bewährt.

Wichtig ist die Untersuchung der Nebenschilddrüsenregion sowohl von ventraler als auch von seitlicher Position. Von dieser aus werden möglichst coronale (frontale) Schnitte angefertigt, um den oesophago-trachealen Sulcus zu erfassen. Die Untersuchung der Nebenschilddrüsenregion sollte stets in Längs- und Querschnitten erfolgen. Bei Raumforderungen im parathyreoidalen Bereich sollte stets die Schluckverschieblichkeit geprüft werden.

Gelegentlich treten untere Nebenschilddrüsenadenome erst während des Schluckens aus dem retrotrachealen Schallschatten nach cranial.

3 Pathologie

3.1 Primärer Hyperparathyreoidismus

Der primäre Hyperparathyreoidismus ist in 80 bis 90% durch ein Nebenschilddrüsenadenom bedingt. Bis zu 15% sind durch Hyperplasien zweier oder mehrerer Epithelkörperchen bedingt. In 1 bis 3% ist die Ursache des vermehrten Parothormons ein Carcinom.

Charakteristische Laborveränderungen sind die Hypercalcämie und Hypophosphatämie. Bis zu 70% der Patienten weisen Nephrolithiasis bzw. Nephrocalcinosen auf.

Weiters zeigen Patienten mit primärem Hyperparathyreoidismus eine häufigere Inzidenz von Duodenalulcera, Cholelithiasis, Pankreatiditen und Gicht.

Die Diagnose des Hyperparathyreoidismus erfolgt durch den Nachweis des erhöhten Parathormons (Radioimmuno-Assay).

3.1.1 Nebenschilddrüsenadenom

Nebenschilddrüsenadenome sind bei Frauen doppelt so häufig wie bei Männern.
80% der Nebenschilddrüsenadenome sind im Bereich der typischen Nebenschilddrüsenregion gelegen (Romanus 1973). 3—10% der Nebenschilddrüsenadenome sind im Mediastinum lokalisiert, wobei von diesen ²/₃ im hinteren (obere Epithelkörperchen) und ¹/₃ im vorderen (untere Epithelkörperchen) gelegen sind. 3% der Nebenschilddrüsenadenome sind intrathyreoidal gelegen (Abb. 1) und 2% entlang der Gefäßscheide (Abb. 2).
Relativ typisch für das sonomorphologische Erscheinungsbild sind folgende Erkennungsmerkmale:
Nebenschilddrüsenadenome zeigen häufig eine längliche bzw. ovale Form (Abb. 3 A).

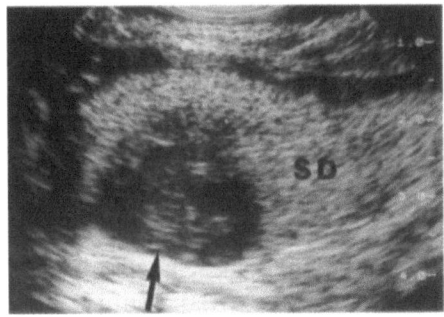

 Abb. 1. Längsschnitt linker Schilddrüsenlappen (*SD*): 18 mm große, echoarme Raumforderung (↑) in der Schilddrüse: Histologisch: Nebenschilddrüsenadenom

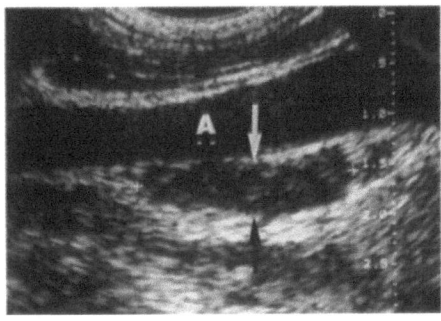

 Abb. 2. Längsschnitt linke A. carotis communis (*A*): Dorsal des Gefäßes längliche, 2,3 cm im Durchmesser haltende, glatt begrenzte, echoarme Raumforderung (↑↓): Nebenschilddrüsenadenom

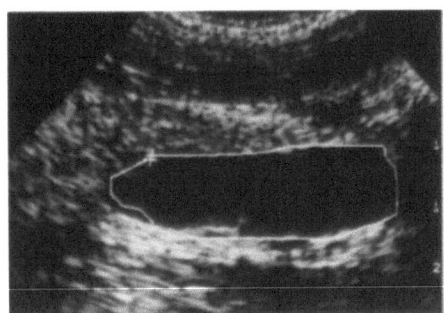

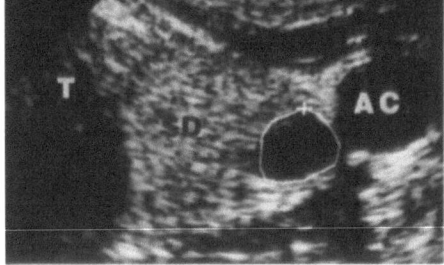

 Abb. 3 A. Längsschnitt linker Schilddrüsenlappen: Längliche, echoarme Raumforderung im Bereich des unteren Schilddrüsenlappens: unteres Nebenschilddrüsenadenom

Abb. 3 B. Gleicher Patient wie Abb. 3 A. Querschnitt linker Schilddrüsenlappen (*SD*): Nebenschilddrüsenadenom medial der A. carotis communis (*AC*). *T* Trachea

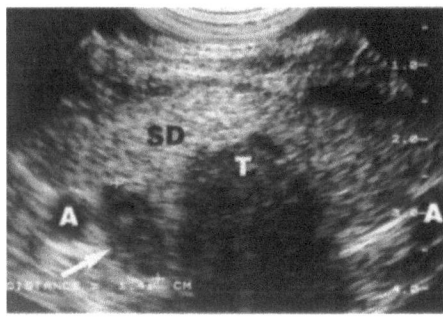

Abb. 4. Querschnitt Schilddrüse (*SD*): 1,4 cm großes Nebenschilddrüsenadenom (+ +) dorsal des rechten Schilddrüsenlappens (↑). *A* A. carotis communis, *T* Trachea

Zumeist ist ein homogenes, echoarmes Reflexmuster nachweisbar (Abb. 3, 4). Es besteht zum Teil ein schmaler, echoreicher Randsaum. In bis zu 13% sind cystische Degenerationen bzw. Kalzifikationen nachweisbar (Abb. 1). Ein echoarmer Halo ist ungewöhnlich. Die eutopen Nebenschilddrüsenadenome verschieben sich beim Schluckversuch mit der Schilddrüse. Die Sensitivität der Sonographie im Nachweis eines Nebenschilddrüsenadenoms beträgt ca. 80%. Auch Nebenschilddrüsencysten können sonographisch diagnostiziert werden (Krudy et al. 1984b).

3.1.2 Nebenschilddrüsenhyperplasie

20% aller Nebenschilddrüsenhyperplasien kommen im Rahmen von multiplen, endokrinen Neoplasien (MEN) vor (Castleman und Roth 1977). 50% zeigen eine gleichmäßige Hypertrophie aller vier Drüsen und bei 50% ist nur eine Drüse deutlich vergrößert, während die anderen 3 normal oder nur gering vergrößert sind. Histologisch kann zwischen der häufigeren Hauptzellhyperplasie und der selteneren Klarzellhyperplasie differenziert werden.
Sonographisch lassen sich lediglich bei 30—40% kleine, echoarme Raumforderungen nachweisen (Abb. 5).

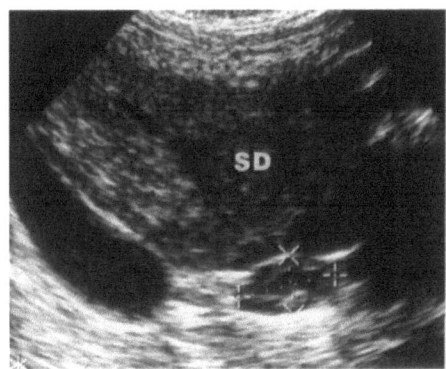

Abb. 5. Schrägschnitt rechter Schilddrüsenlappen (*SD*): 12 × 8 mm große (+ + +) echoarme Raumforderung dorsal des Schilddrüsenlappens: Histologisch: Nebenschilddrüsenhyperplasie

3.1.3 Nebenschilddrüsencarcinome

1—3% des primären HPT sind durch Carcinome bedingt, wobei die Adenocarcinome die häufigsten Malignome sind. Knapp 70% der Nebenschilddrüsencarcinome sind palpabel. Die prae- und intraoperative Diagnose ist äußerst schwierig, lediglich der Nachweis einer Infiltration in die umgebenden Strukturen bzw. der Nachweis von

Lymphknotenmetastasen ist äußerst malignomsuspekt (Moreau 1987). Bei kleinen Raumforderungen kann häufig nicht zwischen benignen und malignen Nebenschilddrüsentumoren differenziert werden (Edmondson et al. 1986) (Abb. 6). In 30—60% kommt es postoperativ zu Rezidivien.

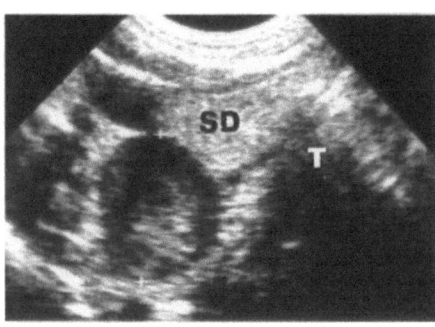

 Abb. 6. Querschnitt rechter Schilddrüsenlappen (*SD*). 2 cm im Durchmesser haltendes Nebenschildddrüsencarcinom (+ +). *T* Trachea

3.2 Sekundärer Hyperparathyreoidismus

Eine regulative Erhöhung des Parathormons tritt vorwiegend bei Dialysepatienten im Rahmen der chronischen Niereninsuffizienz auf, wobei diese Patienten üblicherweise normo- bis hypocalcämisch sind. Aber auch gastrointestinale Erkrankungen können Ursache eines sekundären HPT sein. Die Entwicklung einer Hypercalcämie ist eine absolute Operationsindikation.

3.3 Tertiärer Hyperparathyreoidismus

Falls eine Autonomie der Nebenschilddrüsenhormonsekretion im Rahmen eines sekundären Hyperparathyreoidismus entsteht, spricht man von tertiären Hyperparathyroidismus.

4 Pitfalls und Fehlermöglichkeiten

Mediale retrotracheale Nebenschilddrüsenadenome, retrooesophageale Nebenschilddrüsenadenome und Epithelkörperchentumoren im vorderen und hinteren Mediastinum entgehen häufig dem sonographischen Nachweis.
Fakultativ können jedoch noch Nebenschilddrüsenadenome im oberen Mediastinum dargestellt werden, wobei sich der sektorförmige Bildaufbau bei transjugulärer Schallkopfposition bewährt.
Intrathyreoidale Nebenschilddrüsentumoren sind sonomorphologisch nicht sicher von echoarmen Schilddrüsenadenomen differenzierbar (Abb. 1).
Dorsomarginal gelegene Schilddrüsenadenome können häufig nicht von Nebenschilddrüsenadenomen differenziert werden. Schilddrüsenadenome sind oft echoreicher bzw. inhomogener als Nebenschilddrüsenadenome.
Ein echoarmer Randsaum (Halo) spricht eher gegen das Vorliegen eines Nebenschilddrüsenadenoms.

Die Nebenschilddrüsendiagnostik ist bei Strumen deutlich schwieriger als bei normaler Schilddrüse. Tangentialschatten infolge von Schilddrüsenadenomen können kleine Nebenschilddrüsenadenome überlagern. Weiters können die Epithelkörperchen infolge der Struma nach caudal, substernal verlagert werden.

Bei echoarmen paraglandulären Raumforderungen ist auch an vergrößerte cervicale Lymphknoten, die jedoch nicht mit der Schilddrüse schluckverschieblich sind, zu denken. Andere Raumforderungen, wie atypisch lokalisiertes Thymusgewebe und Neurinome bzw. Glomustumore, stellen seltene Differentialdiagnosen dar.

Der cervicale Anteil des Oesophagus kann insbesondere dorsal des linken Schilddrüsenlappens mit einem Nebenschilddrüsenadenom verwechselt werden. Im Querschnitt erscheint der cervicale Oesophagus als kokardenartige, zentral echoreiche Struktur, die von einem bis zu 5 mm breiten, echoarmen Saum umgeben ist. Im Längsschnitt kommt die tubuläre Struktur des Oesophagus im allgemeinen gut zur Darstellung. In Zweifelsfällen kann durch einen Schluckversuch die Differenzierung erfolgen. Die umgebende Muskulatur sowie der praevertebrale M. longus colli bzw. die Scalenusgruppe sind real-time-sonographisch sicher von Nebenschilddrüsenadenomen zu differenzieren. In seltenen Fällen ist die Differenzierung von Gefäßen (A. thyreoidea inf.) bzw. Schilddrüsenvenen real-time-sonographisch schwierig. Die Gefäße weisen eine tubuläre, echofreie Struktur auf, wobei die Arterien Pulsationen zeigen und die Venen gut kompressibel sind. In Zweifelsfällen ermöglicht die gepulste Duplexsonographie die Differenzierung zwischen vasculären Strukturen und umschriebenen Raumforderungen.

5 Wertung

Die Nebenschilddrüsensonographie sollte unter dem Gesichtspunkt erfolgen, daß die Trefferquote von erfahrenen Operateuren in der Lokalisationsdiagnostik von Nebenschilddrüsenadenomen über 90% beträgt (Satava et al. 1975). Ziel der bildgebenden Methoden ist es, bei der Primäroperation die Operationszeit durch eine exakte, praeoperative Lokalisation zu verkürzen. Die Sonographie weist eine Sensitivität von 66—85% auf. Die Treffsicherheit beträgt 87—94% (Moreau 1987).

Beim Rezidiv bzw. Zweiteingriff sind bildgebende Verfahren obligat einzusetzen, da die Operationszeit durch narbige Veränderungen und geänderte anatomische Verhältnisse deutlich länger ist. Dies trifft auch für alle bildgebenden Verfahren wie Computertomographie, Kernspintomographie, Arteriographie, selektive venöse Parathormonbestimmung und Nebenschilddrüsenszintigraphie (Doppeltracer — Subtraktionsszintigraphie) zu.

Die cervicale Computertomographie ist der hochauflösenden Sonographie im Halsbereich etwas unterlegen. Sie kann vorzugsweise zum Nachweis mediastinaler Nebenschilddrüsentumoren eingesetzt werden. Die Kernspintomographie weist im Halsbereich, nach eigenen Erfahrungen, die gleiche Treffsicherheit wie die hochauflösende Sonographie auf. Zudem ermöglicht sie den Nachweis mediastinaler Nebenschilddrüsenadenome ohne die Notwendigkeit der Applikation von jodhältigen Kontrastmitteln. Die Angiographie ist lokalisationsdiagnostisch lediglich bei Raumforderungen über 1 cm Größe sinnvoll einzusetzen. Die selektive Parathormonbestimmung aus den Nebenschilddrüsenvenen ermöglicht nur selten die exakte topographische Lokalisierung von Nebenschilddrüsentumoren. Beim Rezidiv bzw. bei der Zweittumordiagnostik ist die selektive Sondierung von Schilddrüsenvenen infolge narbiger Veränderungen schwierig bzw. unmöglich.

Beim operierten Patienten ist unserer Meinung nach die Sonographie der Computertomographie deutlich überlegen, da eine Differenzierung zwischen Narbengewebe und Rezidiv- bzw. Resttumor möglich ist.

Zusammenfassend bewährte sich die Sonographie als primäre bildgebende Methode im Nachweis cervicaler Nebenschilddrüsentumoren. Beim voroperierten Pat. bzw. bei Rezidivtumoren ist sie als obligate primäre bildgebende Methode einzusetzen.

6 Ultraschallgezielte Biopsie und Therapie

Die Treffsicherheit der ultraschallgezielten Biopsie von Nebenschilddrüsenadenomen und -hyperplasien liegt bei 86,5% (Solbiati et al. 1983).

Neben der histologischen Untersuchung kann auch ein Radioimmunoassay zur Bestimmung des Parathormons durchgeführt werden (Krudy et al. 1984 a). 1985 haben Solbiati und Mitarbeiter die percutane ultraschallgeführte Injektion von Alkohol bei Patienten mit sekundären HPT vorgeschlagen. Diese Therapie wurde nur bei Patienten mit schlechtem klinischen Zustand bzw. Patienten, die die Operation verweigerten, durchgeführt. 1—2,5 ml Äthanol werden unter US-Sicht in den Tumor eingebracht, in 75% der Fälle kommt es während der nächsten 6 Monate zu einer signifikanten Größenabnahme (Solbiati et al. 1985).

Literatur

Adams JE, Adams PH, Mantora H, Isherwood I (1981) Computed tomography in localization of parathyroid tumors. Clin Radiol 32: 251

Arima M, Yokoi M, Sonoda T (1975) The preoperative identification of tumor of the parathyroid by ultrasonography. Surg Gynec Obstet 141: 242

Bambach CP, Riley JW, Picker RH, Reeve TS, Middleton WRJ (1978) Preoperative parathyroid identification by ultrasonic scan. Med J Aust 2: 227

Black BM (1971) Hyperparthyreoidism. In: Cooper Ph (ed) The craft of surgery. Little, Brown & Co, Boston

Barraclough BH, Reeve TS, Duffy PJ, Picker RH (1981) The localization of parathyroid tissue by ultrasound scanning prior to surgery in patients with hyperparathyreoidism. World J Surg 5: 91

Castleman B, Schantz A, Roth SI (1976) Parathyroid hyperplasia in primary hyperparathyreodism. Review of 85 cases. Cancer (Philad) 38: 1668

Castleman B, Roth SI (1978) Atlas of tumor pathology, vol XIV, 2nd edn. Armed Forces Institute of Pathology, Washington

Crocker EF, Bautovich GJ, Jellins J (1978) Gray scale echographic visualization of a parathyroid adenoma. Radiology 126: 233

Doppmann JL, Brennan N, Koehler JV, Marx SJ (1977) Computed tomography for parathyroid localization. J Comput Assist Tomogr 1: 30

Doppmann JL, Krudy AG, Brennan MF, Schneider P, Lasker RD, Marx SJ (1982) CT appearance of enlarged parathyroid glands in the posterior superior mediastinum. J Comput Assist Tomogr 6: 1099

Dufy P, Picker RH, Duffield S, Reeve T, Hewlett S (1980) Parathyroid sonography: A useful aid to preoperative localization. J Clin Ultrasound 8: 113

Dwarakanathan AA, Saclarides TJ, Witt TR, Ryan WG, Kath JM, Mesleh GF, Economou SG (1986) The role of ultrasonography in the evaluation of primary hyperparathyroidism. J Surg Gyn Obstet 163: 504—508

Edis AJ, Evans TC (1979) High resolution, real-time ultrasonography in the preoperative location of parathyroid tumors. New Engl J Med 301: 532

Edis AJ, Sheedy PF, Beahrs O, van Heerden JA (1978) Results of reoperation for hyperparathyroidism with evaluation of preoperative localization studies. Surgery 84: 384

Edmonson GR, Charbonea JW, James EM, Reading CC, Grant CS (1986) Parathyroid carcinoma: High frequency sonographic features. Radiology 161: 65—67

Gooding GAW, Okerlund MD, Stark DD, Clark OH (1986) Parathyroid imaging: comparison of double tracer (Tc-201, Tc-99m) szintigraphy and high-resolution US. Radiology 161: 57—64

Günther R, Georgi M, Diethelm L, Rothmund M (1976) Gegenwärtiger Stand der präoperativen Lokalisationsdiagnostik des primären Hyperparathyreoidismus. Radiologe 16: 175

Günther R (1980) Lokalisationsdiagnostik beim Hyperparathyreoidismus. In: Rothmund M (Hrsg) Hyperparathyreoidismus. G Thieme, Stuttgart

Hafferl A (1969) Lehrbuch der topographischen Anatomie. Springer, Berlin Heidelberg New York

Karo JJ, Maas LC, Kaine K, et al (1978) Ultrasonography and parathyroid adenoma. J Am Med Ass 239: 2163

König R, Teubner J, Lorenz D, Schurr W (1984) Seltene computertomographische und sonographische Befunde bei Epithelkörperchentumoren. Fortschr Röntgenstr 140: 303

Krudy AG, Doppman JL, Marx SJ, Norton JA, Spiegel AM, Santora AL, Auerbauch GD, Schaaf M (1984) Detection of mediastinal parathyroid glands by non selective digital arteriography. AJR 142: 693—695

Krudy AG, Doppman JL, Brennan MF, Marx ST, et al (1981) The detection of mediastinal parathyroid glands by computed tomography, selective arteriography and venous sampling. Radiology 140: 739—744

Krudy AG, Doppmann JL, Shawker TH, Spiegel AM, Marx SJ, Norton JA, Schaaf M, Moss ML, Weiss MA, Schachner SH (1984) Hyperfunctioning cystic parathyroid glands: CT and sonographic findings. AJR 142: 175—178

Kuhn FP, Günther R, Wagner PK, Rothmund M, Thelen M (1981) B-Scan-Sonographie zur Lokalisationsdiagnostik beim Hyperparathyreoidismus. Fortschr Röntgenstr 135: 412

Lang EK (1974) The arteriographic assessment of parathyroid adenomas. In: Gomes Lopez J, Bonmati J (eds) Radiology, Proceedings of the XIII. international congress of radiology, Madrid, 1973. Elsevier, New York

Lineaweaver W, Clore F, Mancuso A, Hill S, Rumley T (1984) Calcified parathyroid glands detected by computed tomography. J Comput Assist Tomogr 8: 975

Livesay JJ, Mulder DG (1976) Recurrent hyperparathyroidism. Arch Surg 111: 688

Lorenz D, Kaick G van, Wahl R, Meybier H (1981) Echographische Lokalisationsdiagnostik von Adenomen und Hyperplasien der Nebenschilddrüse beim primären Hyperparathyreoidismus. Fortschr Röntgenstr 134: 260

Moreau JF (1987) Parathyroid glands. In: Bruneton JN (ed) Ultrasonography of the neck. Springer, Berlin Heidelberg New York Tokyo

Muller H (1969) Sex, age and hyperparathyroidism. Lancet i: 446

Pernkopf E (1952) Topographische Anatomie des Menschen. Urban & Schwarzenberg, Wien

Rohen JW (1971) Topographische Anatomie. Schattauer, Stuttgart

Romanus R, Heimann P, Nilsson O, Hansson G (1973) Surgical treatment of hyperparathyroidism. Progr Surg 12: 22

Romanus R, Heimann P, Nilsson O (1967) Chirurgische Erfahrungen mit 130 Fällen mit Hyperparathyreoidismus. Langenbecks Arch Klin Chir 319: 197

Rothmund M (1980) Operative Behandlung des sekundären Hyperparathyreoidismus. In: Rothmund M (Hrsg) Hyperparathyreoidismus. G Thieme, Stuttgart

Rothmund M (1980) Therapie des primären Hyperparathyreoidismus. In: Rothmund M (Hrsg) Hyperparathyreoidismus. G Thieme, Stuttgart

Sample WF, Mitchel SP, Bledsoe RC (1978) Parathyroid ultrasonography. Radiology 127: 485

Satava jr RM, Beahrs OH, Scholz DA (1975) Success rate of cervical exploration for hyperparathyroidism. Arch Surg 110: 625

Scheible W, Deutsch AC, Leopold GR (1981) Parathyroid adenoma: Accuracy of preoperative localization by high-resolution real-time sonography. J Clin Ultrasound 9: 325

Simeone JF, Mueller PR, Ferrucci JT, van Sonnenberg E, Wang CA, Hall DA, Wittenberg J (1981) High-resolution real-time sonography of the parathyroid. Radiology 141: 745

Sommer B, Fenzl G, Spelsberg F (1982 a) Präoperative Lokalisationsdiagnostik der Nebenschilddrüsen mit der Computertomographie. Fortschr Röntgenstr 137: 189

Sommer B, Walter G, Spelzberg F, Scherer U, Lissner J (1982b) Computed tomography for localizing enlarged parathyroid glands in primary hyperparathyroidism. J Comput Assist Tomogr 6: 521

Spira G, Olbricht T, Löhr E, Windeck R, Littmann K (1984) Lokalisationsdiagnostik der vergrößerten Nebenschilddrüsen beim Hyperparathyreoidismus. Radiologe 24: 564

Stark DD, Moss AA, Gooding GAW, Clark OH (1983) Parathyroid scanning by computed tomography. Radiology 148: 297—299

Takagi H, Tominaga Y, Uchida K, Yamada N, Ishii T, Morimoto T, Yazue M (1982) Preoperative diagnosis of secondary hyperparathyroidism using computed tomography. J Comput Assist Tomogr 6: 527

Vogl TH, Heferle B, Hahn D, Nieden Z, Mühlig HP (1986) Ergebnisse einer Vergleichsstudie von MR, CT und Sonographie bei Patienten mit primärem Hyperparathyreoidismus. Fortschr Röntgenstr 145/2: 167—172

Wang CA (1976) The anatomic basis of parathyroid surgery. Ann Surg 183: 271

Wang CA (1971) Surgery of the parathyroid glands. Advanc Surg 5: 109

Welter G, Schmidt KR, Welter HF, Pfeiler KJ, Spelsberg F (1981) Sonographische Diagnostik vergrößerter Nebenschilddrüsen beim Hyperparathyreoidismus. Fortschr Röntgenstr 134: 254

Welter G, Welter HF, Spelsberg F (1981) Das Epithelkörperchenkarzinom beim primären Hyperparathyreoidismus. Fortschr Röntgenstr 135: 351

Zocholl G, Kuhn FP, Kraus WG, Wagner P (1986) Hochauflösende 7,5/10 MHz-B-Scan-Sonographie zur Lokalisationsdiagnostik bei Hyperparathyreoidismus. Fortschr Röntgenstr 144/4: 422—427

13
Haut

B. Schwaighofer, F. Frühwald und *N. Gritzmann*

Einleitung

Die Sonographie zur Abbildung von Veränderungen der Haut wird in der Dermatologie erst seit kurzem verwendet. Seit der Entwicklung hochfrequenter Ultraschallköpfe (ab 10 MHz) ist es möglich, Cutis und Subcutis darzustellen (Mivauchi 1983). Es ist daher naheliegend, mit hochauflösenden Ultraschallgeräten Hautveränderungen zu untersuchen und die Ausdehnung von Hauttumoren auf nichtinvasive Weise zu bestimmen (Breitbart 1983). Vor allem bei malignen Tumoren (malignen Melanomen) läßt sich dadurch das chirurgische Vorgehen exakter planen.

1 Anatomie

Die Haut besteht aus drei Schichten: Epidermis, Corium und Subcutis. Ihre Dicke schwankt zwischen 1,5 und 4 mm, wovon etwa 0,1 mm auf die Epidermis entfallen. Die Epidermis ist ein geschichtetes, verhornendes Plattenepithel. Man unterscheidet vier Schichten: Der Basalmembran sitzt das Stratum basale auf. Darüber finden sich das Stratum spinosum, das Stratum granulosum sowie die äußerste Zellschicht, das Stratum corneum. Dieses besteht aus Hornzellen und kann in Abhängigkeit vom Alter, vom Geschlecht sowie von der Lokalisation sehr unterschiedliche Dicken aufweisen. Das Corium ist ein fibroelastisches Gewebe. Es besteht aus vielen miteinander verfilzten Kollagenfaserbündeln sowie aus elastischen Fasern. Es setzt sich aus dem Stratum papillare (oberes Corium) sowie dem Stratum reticulare (tiefes Corium) zusammen.

Epidermaler Herkunft, jedoch tief im Corium eingebettet sind die Hautanhanggebilde (Haare, Nägel, Talg- und Schweißdrüsen) lokalisiert.

Die Subcutis sitzt in der Tiefe den Fascien auf und besteht aus läppchenartig aufgebautem Fettgewebe. Bindegewebige Septen sind Träger der Gefäß- und Nervenversorgung und bilden das straffe Grundgerüst der Fettläppchen.

2 Untersuchungstechnik

2.1 Ultraschallgerät

Mit handelsüblichen, hochauflösenden B-Scan-Ultraschallgeräten ab einer Frequenz von 10 MHz wird eine ausreichende Auflösung erzielt. Sowohl Sektor- als auch Linearschallköpfe sind geeignet. Diese hochfrequenten Schallköpfe besitzen eine maximale Eindringtiefe von 3 bis 5 cm, eine maximale axiale Auflösung von weniger als 0,4 mm, sowie eine laterale Auflösung von weniger als 0,8 mm.

2.2 Vorlaufstrecke

Die Ankoppelung des Schallkopfes muß mit einer echolosen Kunststoffvorlaufstrecke (z. B. auf der Basis von Polyvinylchlorid) erfolgen, da sonst die Haut sowie das subcutane Fettgewebe durch Nahfeldartefakte nicht exakt abgebildet werden können. Zusätzlich läßt sich die Dicke der Vorlaufstrecke durch leichte Kompression mit dem Schallkopf variieren. Auf diese Weise kann eine Hautläsion genau in der Fokuszone des Transducers (ca. 0,5—2 cm) abgebildet werden. Die Vorlaufstrecke sollte vor dem Auflegen auf die Haut mit Wasser benetzt werden, um einen optimalen Kontakt zwischen Vorlaufstrecke und Haut herzustellen. Auf herkömmliche Ultraschallgele sollte bei der Ankoppelung verzichtet werden, da die feinen Bläschen Schall reflektieren und auf diese Weise Fehlmessungen hervorrufen würden. Demgegenüber empfiehlt es sich, den Schallkopf mit Ultraschallgel senkrecht zur Hautoberfläche an den Vorlauf anzukoppeln. Durch den Silikonvorlauf wird eine mechanische Irritation von Tumoren weitgehend vermieden.

2.3 Meßtechnik

Die Untersuchung sollte unter maximaler Bildvergrößerung erfolgen, da nur auf diese Weise eine exakte elektronische Vermessung der Ultraschallbilder möglich ist. Manuelle Messungen mit einen Stechzirkel sind dennoch genauer und sollten daher ergänzend durchgeführt werden. Der Bereich der größten Tumordicke wird mehrmals abgebildet und vermessen.

3 Sonoanatomie

Die normale Haut kommt als mäßig echoreiches Band zur Darstellung, das sich bei maximaler Vergrößerung in mehrere Schichten auflösen läßt (Abb. 1): Hinter einem echoreichen Schalleintrittsband finden sich echodichte Strukturen, die der Epidermis und dem Corium entsprechen. Die einzelnen Hautschichten sind nicht näher differenzierbar und gehen mit einer unregelmäßigen Grenzschicht in das subcutane Fettgewebe über, das meist eine echoarme (selten auch eine echoreiche) und eher grobe Struktur besitzt. Es wird von Bindegewebssepten durchzogen, die als echoreiche Reflexlinien zur Darstellung kommen. Die Muskulatur ist ebenfalls echoarm, läßt sich jedoch durch die umgebende echoreiche Fascie sowie durch die regelmäßigere Binnenstruktur vom subcutanen Fettgewebe trennen. Die Hautdicke variiert in Abhängigkeit von Alter, Geschlecht sowie Lokalisation zwischen ca. 1,5 (ventraler Hals) und 3 mm (dorsaler Hals) und mißt im Kopf-Hals-Bereich durchschnittlich etwa 2 mm.

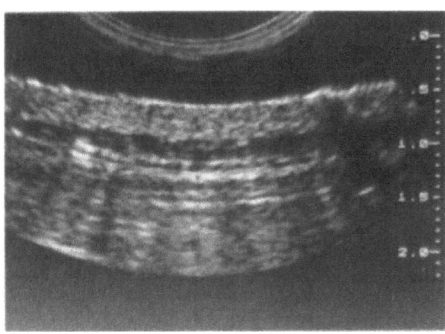

Abb. 1. Normale Haut: Epidermis und Corium kommen als breites echoreiches Band zur Darstellung. Die darunterliegende schmale, echoarme Schicht entspricht der Subcutis und ist gut von der etwas echodichteren Muskulatur abgrenzbar

4 Entzündungen

Entzündungen der Haut stellen noch keine Indikation zur Sonographie dar. Da die dabei entstehenden Verdickungen meist sehr gering sind, kommen für eine genaue Beurteilung nur höherfrequente Schallköpfe (über 15 MHz) in Frage. Mit den herkömmlichen 10-MHz-Schallköpfen ist nur in Einzelfällen die Dickenzunahme der Haut sonographisch nachvollziehbar (Lawrence).

5 Sklerodermie

Die häufigste Manifestation der progressiven Sklerodermie sind Hals und Rücken. Meist kommt es zu einer deutlichen Hypertrophie der Haut. Sonographisch läßt sich die Dickenzunahme der Haut einfach bestimmen. Die Echostruktur zeigt keinen wesentlichen Unterschied zur normalen Haut.

6 Benigne Tumoren

Da in der Haut nahezu alle Zelltypen und Gewebsarten vertreten sind, können sich in ihr eine große Zahl von Tumoren entwickeln. Benigne Hauttumoren sind anlagemäßig bedingte Fehlbildungen, davon unabhängige Geschwülste, oder sie treten im Rahmen von Viruserkrankungen der Haut auf. Sie sind oft ganz oberflächlich gelegen und müssen die Hautoberfläche nicht wesentlich überragen. Sonographisch kommen sie in solchen Fällen als echoreiches, oberflächlich gelegenes Band zur Darstellung und sind von oberflächlich gelegenen malignen Hauttumoren (z. B. SSM) nicht zu differenzieren (Abb. 4). Noduläre Formen bereiten bei starker Pigmentierung in Einzelfällen differentialdiagnostische Schwierigkeiten bei der klinischen Abgrenzung gegenüber malignen Melanomen. Sonographisch haben sie jedoch eine deutlich echoreichere Binnenstruktur und sitzen charakteristischerweise der Haut auf. Sie können daher von infiltrierenden, echoarmen bis echoleeren Melanomen gut abgegrenzt werden.

Seborrhoische Warze

Es handelt sich um bräunliche bis schwärzliche, meist breitbasig aufsitzende Papillome, die manchmal gestielt sind. Da sie unterschiedlich pigmentiert sein können, sind sie klinisch manchmal vom malignen Melanom nicht zu differenzieren. Sonographisch zeigt die seborrhoische Warze eine echoreiche Binnenstruktur und ist typischerweise der Haut aufgesetzt (Abb. 2).

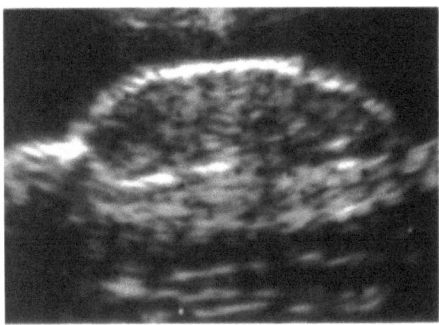

Abb. 2. Seborrhoische Warze: Die Raumforderung sitzt der Haut auf und zeigt eine echoreiche Binnenstruktur

Fibrome

Fibrome der Haut sind häufig und imponieren als derbe, in die Haut eingelassene Knötchen. Durch Hämosiderineinlagerungen sind sie manchmal blauschwarz gefärbt. Sonographisch zeigen sie eine auffallend dichte Struktur.

Lipome

Diese häufig auftretenden Tumoren sind oft im Nackenbereich lokalisiert und besitzen eine etwas geringere Echodichte als die übrigen gutartigen Hauttumoren, sind jedoch deutlich echoreicher als das maligne Melanom (Abb. 3).

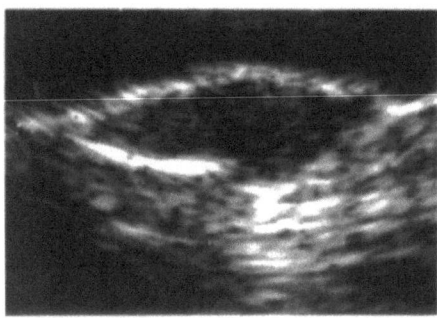

Abb. 3. Lipom: Man erkennt deutliche Binnenechos, die jedoch weniger dicht erscheinen

Angiokeratome

Angiokeratome sind nur selten im Kopf-Hals-bereich lokalisiert. Sie besitzen eine der übrigen Hautstruktur nahezu idente, echoreiche Binnenstruktur und sind daher in ihrer Größenausdehnung oft schlecht abgrenzbar.

Pigmentnaevi

Anlagemäßig bedingte Pigmentflecke (*Lentigo simplex*) sind Veränderungen mit einer Hyperaktivität des melanozytischen Zellsystems. Sie sind meist oberflächliche im Hautniveau gelegene, sonographisch daher schlecht (in Einzelfällen als schmales echoreiches Band) darstellbare Läsionen.

Naevuszellnaevi können papillomatös oder auch gestielt sein. Sie bereiten klinisch manchmal differentialdiagnostische Schwierigkeiten zum malignen Melanom, zeigen jedoch im Gegensatz zu jenen eine echoreichere Struktur.

Epidermoidzysten (Atherome)

sind oft große, noduläre, Raumforderungen. Sie gehen von den Talgdrüsen aus, sitzen typischerweise der Haut auf und haben eine echoreiche Binnenstruktur.

Gewöhnliche Warze (Verruca vulgaris)

Diese kleinen virusbedingten, rundlichen bis ovalen Tumoren sind meist nur als echoreiches, ganz oberflächlich gelegenes Band zu erkennen. In Einzelfällen ist eine echoreiche Binnenstruktur zu erkennen.

Dellwarze (Molluscum contagiosum)

Dellwarzen äußern sich in stecknadelkopf- bis erbsgroßen, halbkugeligen, zentral leicht eingedellten Papeln viraler Genese. Größere Warzen besitzen eine echoreiche Binnenstruktur, flache liegen ganz oberflächlich und kommen als Verdickung des echoreichen Schalleintrittsbandes zur Darstellung.

7 Pseudokanzer

Pseudokanzer sind Veränderungen, die aufgrund ihres aggressiven Wachstums mit malignen Tumoren verwechselt werden können, sich jedoch spontan zurückbilden.

Keratoakanthom

Dieser rasch wachsende Tumor besitzt zentral einen Krater und wächst invasiv. Sonographisch findet sich eine echoreiche Raumforderung, die in die Haut infiltriert. Der zentrale Krater ist bei großen Tumoren als umschriebenes, sehr echoreiches Areal abgrenzbar.

8 Maligne Tumoren

8.1 Maligne Melanome

Das maligne Melanom ist ein außerordentlich bösartiger Tumor, dessen Gefährlichkeit sich in einer außergewöhnlich raschen Metastasierungstendenz äußert. Begünstigt

wird das Entstehen eines malignen Melanos durch Sonnenexposition, Umweltfaktoren und genetische Disposition. Das Durchschnittsalter ist in den letzten Jahren deutlich gesunken (ca. 35—40 Jahre), wobei etwa gleich viele Frauen wie Männer betroffen sind. Der Ausgangspunkt für ein malignes Melanom ist oft ein Naevuszellnaevus, eine Lentigo maligna oder es entsteht *de novo*. Der maximale vertikale Tumordurchmesser ist der wichtigste Parameter in prognostischer Hinsicht. Die Sonographie ist die einzige Methode, mit der bereits praeoperativ nichtinvasiv die Invasionstiefe des malignen Melanoms *in vivo* gemessen werden kann und nimmt daher einen hohen Stellenwert im praeoperativen Tumorstaging ein. Bis zu einer Tumordicke von 1,5 mm wird lediglich eine großzügige lokale Resektion durchgeführt, ab einer Eindringtiefe von 1,5 mm wird von vielen Autoren eine gleichzeitige Lymphknotendissektion der regionalen Lymphknoten empfohlen.
Der Tumor sollte immer mehrmals abgebildet werden und die Stelle der maximalen Tumordicke vermessen werden.

8.1.1 Ultraschallbefunde

Oberflächlich spreitende Melanome (Superficial spreading melanom = SSM) und *Lentigo-maligna-Melanome* sind ganz oberflächlich gelegen und kommen als echoreiches Band zur Darstellung (Abb. 4). Diese Tumoren sind oft schwer abgrenzbar, da sie die Hautoberfläche kaum oder gar nicht überragen. Eine exakte Dickenmessung ist daher schwierig. Für die Operationsplanung und den Prognoseindex ist jedoch vor allem wesentlich, daß diese Raumforderung 1,5 mm nicht übersteigt. SSM werden in der Regel klinisch diagnostiziert allerdings findet sich sonographisch in Einzelfällen ein nodulärer Tumoranteil, der die Prognose deutlich verändern kann (Abb. 5). Eine Differenzierung von anderen ganz oberflächlich gelegenen Hautläsionen ist aufgrund des unspezifischen echoreichen Schallbands nicht möglich.
Maligne noduläre Melanome (NM) können pigmentiert oder amelanotisch sein, zeigen jedoch stets eine sehr echoarme bis echofreie Struktur und sind meist scharf begrenzt (Abb. 6). Die Infiltrationstiefe des Tumors bzw. die Tumordicke selbst kann sonographisch einfach bestimmt werden. (Das echoreiche Schalleintrittsband an der Tumoroberfläche darf allerdings bei der Dickenbestimmung nicht mitgemessen werden.) Zusätzlich bietet die hochauflösende Real-time-Sonographie die Möglichkeit einer differentialdiagnostischen Abgrenzung vom malignen Melanom und anderen pigmentierten Hauttumoren. Vor allem die pigmentierte seborrhoische Warze kann manchmal schwer vom malignen Melanom unterschieden werden. Sie zeigt aber eine echoreiche Binnenstruktur und ist charakteristischerweise der Haut aufgesetzt. Auf diese Weise ist ein eindeutiger Ausschluß eines malignen Melanoms mit Hilfe des Ultraschalls

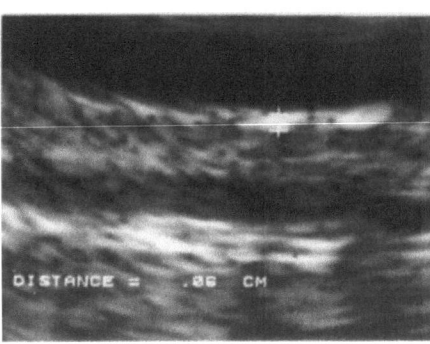

Abb. 4. Superficial Spreading Melanoma (SSM): Echoreiches ganz oberflächlich gelegenes Band. Sonographisch zeigt ein oberflächlicher gutartiger Hauttumor dasselbe Bild und ist daher vom SSM nicht zu unterscheiden

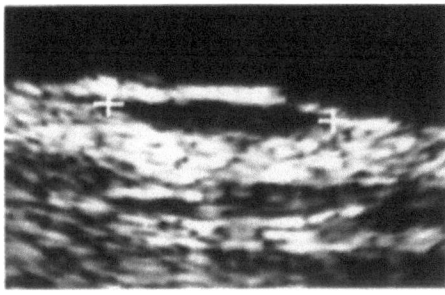

Abb. 5. Superficial Spreading Melanoma (SSM) mit nodulärem Anteil: Der noduläre echoarme Anteil war nur sonographisch nachweisbar, klinisch jedoch nicht zu erkennen

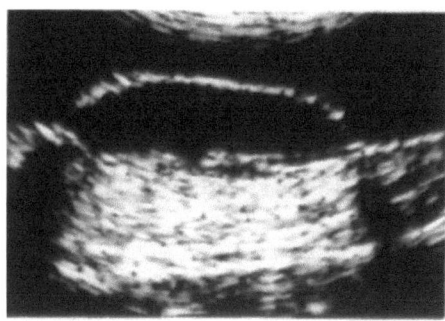

Abb. 6. Malignes noduläres Melanom: Sehr echoarmer, relativ scharf begrenzter Tumor

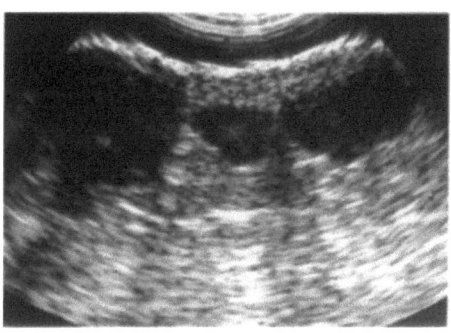

Abb. 7. Melanommetastasen: Große rundliche echoarme Raumforderungen, die subcutan gelegen sind

möglich. Einen großen Vorteil bietet die Sonographie auch bei der Frage nach Lymphknotenmetastasen. Vergrößerte Lymphknoten lassen sich sonographisch einfach nachweisen.

Rezidivtumoren maligner Melanome lassen sich durch ihre ebenfalls echoarme Schallstruktur eindeutig von Narbengewebe abgrenzen, das deutlich echoreich zur Darstellung kommt.

Hautmetastasen können auch eine etwas echoreichere Struktur aufweisen (Abb. 7). Die Tumorausdehnung bzw. die Infiltrationstiefe kann sonographisch einfach abgeklärt werden.

8.2 Andere maligne Tumoren

Basaliome

Basaliome wachsen lokal aggressiv, metastasieren jedoch nur sehr selten. In Einzelfällen sind sie stark pigmentiert und nicht vom malignen Melanom zu differenzieren. Die noduläre Form ist sonographisch vom malignen Melanom eindeutig abgrenzbar, da sie eine echoreiche Struktur aufweist. Die Infiltration in die Haut läßt sich gut nachweisen. Oberflächliche Formen sind oft nicht oder nur schlecht darstellbar.

Plattenepithelkarzinome

Diese Karzinome sind zu 90% im Gesicht und an den Ohren lokalisiert. Pigmentierte Formen müssen vom malignen Melanom abgegrenzt werden. Mit Hilfe des Ultraschalls läßt sich die Ausdehnung gut darstellen. Die Struktur ist gewöhnlich echoreich.

9 Metastasen

Metastasen fast aller Primärtumoren können in der Haut lokalisiert sein (vor allem Bronchuscarcinommetastasen). Mit Ausnahme der malignen Melanometastase (Abb. 7) (diese kommt echoarm zur Darstellung) besitzen alle Hart-Metastasen auf dem Ultraschallbild eine echoreiche Binnenstruktur.

10 Wertung

Die hochauflösende Real-time-Sonographie ist die einzige Möglichkeit, nichtinvasiv die Hautdicke und Invasionstiefe von Hauttumoren darzustellen. Eine genaue Bestimmung der Dicke der normalen Haut bzw. eine geringe Dickenzunahme (Entzündung) ist aufgrund der Meßungenauigkeit und der zu geringen Auflösung der Ultraschallgeräte nur im Einzelfall möglich. Hochfrequente Schallköpfe (30—40 MHz) bringen bei diesen Fragestellungen deutliche Mehrinformationen, sind aber für handelsübliche Ultraschallgeräte derzeit noch nicht erhältlich. Konkurrierende Verfahren wie die Magnetresonanztomographie sind derzeit im Stadium der Erprobung. Erste Ergebnisse zeigen, daß auch mit dieser Methode häufig eine Differenzierung von malignen Melanomen und benignen Hauttumoren möglich ist.
Die Sonographie ist aber die Methode der Wahl zur praeoperativen nichtinvasiven Vermessung von Hauttumoren sowie zur Darstellung ihrer Beziehung zur Umgebung (Infiltration von Gefäßen, Knochen etc.). Eine exakte Operationsplanung und ein genaues präoperatives Tumorstaging ist möglich.
In Verlaufskontrollen können Größenzunahme und Wachstumsgeschwindigkeit dokumentiert werden.

Literatur

Akesson A, Forsberg L, Hederstroem E, Wollheim F (1986) Ultrasound examination of skin thickness in patients with progressive systemic sclerosis (scleroderma). Acta Radiol (Diagn) (Stockh) 27/1: 91—94
Alexander H, Miller DL (1979) Determining skin thickness with pulsed ultrasound. J Invest Dermatol 72: 17—110
Breitbart EW, Hicks R, Rehpenning W (1986) Möglichkeiten der Ultraschalldiagnostik in der Dermatologie. Z Hautkr 61/8: 522—526
Breitbart EW, Rehpenning W (1983) Möglichkeiten und Grenzen der Ultraschalldiagnostik zur in vivo Bestimmung der Invasionstiefe des malignen Melanoms. Z Hautkr 58: 975—987
Geurts M (1984) An echofree silicone elastomere block for ultrasonography. Radiology 150/2: 596

Fornage BD, Deshayes JL (1986) Ultrasound of normal skin. JCU 14/8: 619—622

Goerz G, Schulte-Beerbuehl R, Roder K, Schoppe WD, Muenchhoff C, Jungblut RM (1986) Malignes Melanom. Welche Untersuchungen sind für Staging und Verlaufskontrollen sinnvoll? Med Wochenschr 111/33: 1230—1233

Kraus W, Schramm P, Hoede N (1983) First experiences with a high-resolution ultrasonic scanner in the diagnosis of malignant melanomas. Arch Dermatol Res 275/4: 235—238

Kraus W, Nake-Elias A, Schramm P (1985) Diagnostische Fortschritte bei malignen Melanomen durch die hochauflösende Real-time-Sonographie. Hautarzt 36/7: 386—392

Lawrence CM, Shuster S (1985) Comparison of ultrasound and caliper measurements of normal and inflamed skin thickness. Br J Dermatol 112/2: 195—200

Mivauchi S, Miki Y (1983) Normal human skin echogram. Arch Dermatol Res 275/5: 345—349

Mivauchi S, Tada M, Miki Y (1983) Echogenic evaluation of nodular lesions of the skin. J Dermatol (Tokyo) 10/3: 221—227

Myers SL, Cohen JS, Sheets PW, Bies JR (1986) B-mode ultrasound evaluation of skin thickness in progressive systemic sclerosis. J Rheumatol 13/3: 577—580

Schwaighofer B, Frühwald F, Seidl G, Neuhold A, Stiglbauer R (1985) Sonographie oberflächlicher Regionen mit einem Silikon-Elastomer Block. Ultraschall 6: 49—50

Schwaighofer B, Pohl-Markl H, Frühwald F, Stiglbauer R (1987) Der diagnostische Stellenwert des Ultraschalls beim malignen Melanom. Fortschr Röntgenstr 146: 409—411

Serup J (1984) Non-invasive quantification of psoriasis plaques-measurement of skin thickness with 15 MHz pulsed ultrasound. Clin Exp Dermatol 9/5: 502—508

Serup J (1984) Lokalized scleroderma (morphoea): thickness of sclerotic plaques as measured by 15 MHz pulsed ultrasound. Acta Derm Venereol (Stockh) 64/3: 214—219

Serup J (1984) Quantification of sclerosclerosis: measurement of skin thickness and skin-phalanx distance in females with 15 MHz pulsed ultrasound. Acta Derm Venereol (Stockh) 64/1: 35—40

Serup J (1984) Decreased skin thickness of pigmented spots appearing in localized scleroderma (morphoea). Measurement of skin thickness by 15 MHz pulsed ultrasound. Arch Dermatol Res 276/2: 135—137

Serup J (1985) Ring size measurment of the digits in females suffering from generalized scleroderma (acrosclerosis). A simple method to quantify skin and soft tissue affection. Dermatologica 171/1: 41—44

Serup J (1986) Assessment of epidermal atrophy in localized scleroderma (morphea). Dermatologica 172/4: 205—208

Serup J (1986) Localized scleroderma (morphoea). Clinical, physiological, biochemical and ultrastructural studies with particular reference to quantitation of scleroderma. Acta Derm Venereol (Stockh) [Suppl] 122: 3—61

Shafir R, Itzchak Y, Heyman Z, Azizi E, Tsur H, Hiss J (1984) Preoperative ultrasonic measurements of the thickness of cutaneous malignant melanoma. J Ultrasound Med 3/5: 205—208

Strasser W, Vanscheidt W, Hagedorn M, Wokalek H (1986) B-Scan-Ultraschall in der Dermatologie. Fortschr Med 104/25: 495—498

Tikjob G, Kassis V, Sondergaard J (1984) Ultrasonic B-scanning of the human skin. An introduction of a new ultrasonic skin-scanner. Acta Derm Venereol (Stockh) 64/1: 67—70

Sachverzeichnis

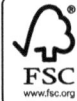

MIX
Papier aus verantwortungsvollen Quellen
Paper from responsible sources
FSC® C105338

FSC
www.fsc.org

If you have any concerns about our products,
you can contact us on
ProductSafety@springernature.com

In case Publisher is established outside the EU,
the EU authorized representative is:
Springer Nature Customer Service Center GmbH
Europaplatz 3, 69115 Heidelberg, Germany

Printed by Libri Plureos GmbH
in Hamburg, Germany